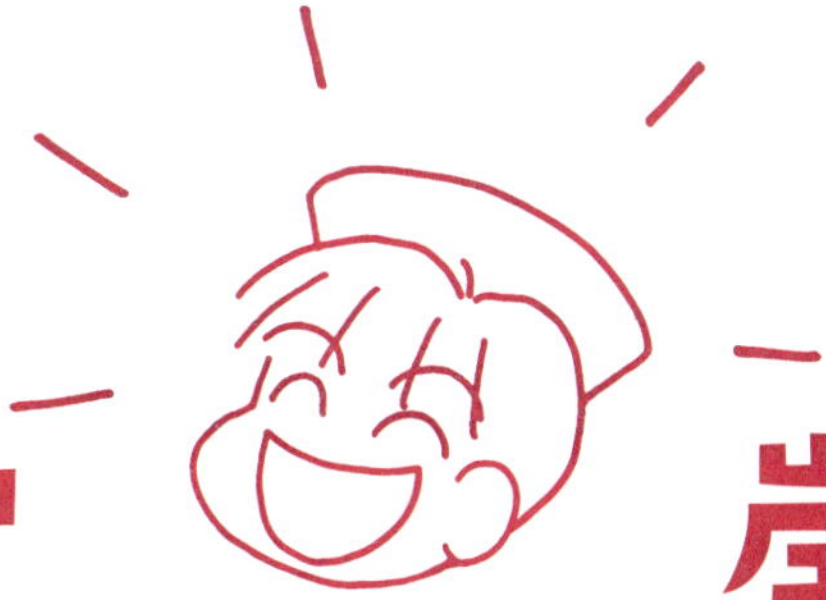

笑うナース

岸香里

いそっぷ社

笑うナース

新装増補版

◉目次

第1章 ナースのつくり方

第2章 病院の困ったちゃん

第3章　患者でナイス！

第1章

ナースのつくり方

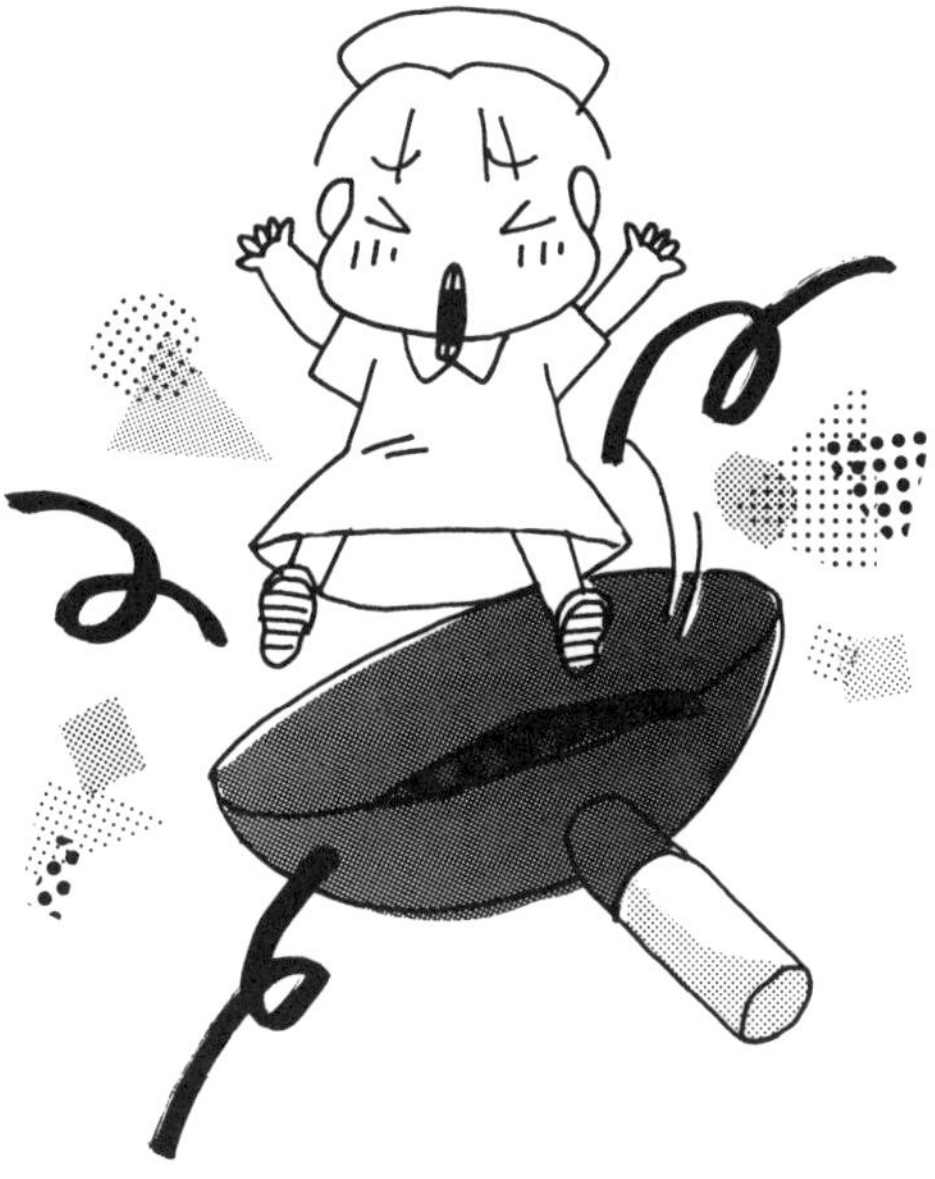

天使を夢見る頃

看護学校も三年目になると、学生たちは一斉に病院にくりだす。くりだして、一～三週間単位で、内科、外科など各病棟をめぐり、マンツーマンで受け持ち患者の看護をさせていただく。いわゆる実地訓練というやつだが、病院ではそういう看護学生たちを「実習生」と呼んでジャマにして（イエイエ）いろいろ教えてくださった。私が思うに、この実習生時代が、一番白衣の天使に近かったのではないだろうか。

毎日毎日、患者さんの顔色をうかがい、言葉の裏を考え、考えすぎてヘトヘトだった。患者の気持ちがわかるナースになりたくて、でもそう簡単にはなれないのだ。

ある日、私は患者さんの髪を洗うことになった。まずは挨拶《あいさつ》。

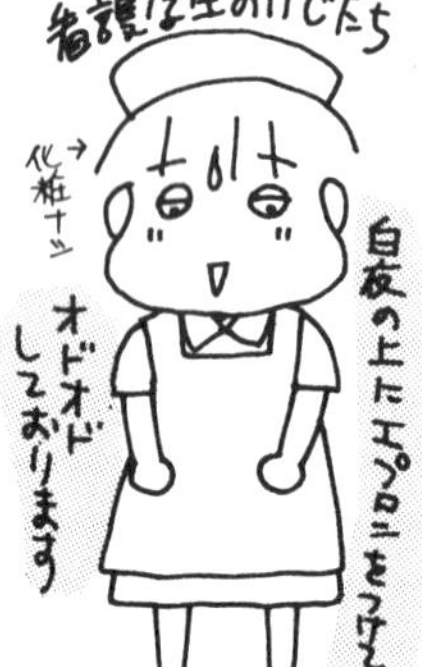

看護学生のいでたち
化粧ナシ
白衣の上にエプロンをつけて
オドオドしております

「富田さん、髪の毛を洗わせていただきます」

満面笑みを浮かべ、モミ手気味に近づく私。

「ハァ。お願いします」

無表情で、ボソッと答える富田さん。

「ん!?」

何だ？　この気のない返事は。心なしか顔色も悪いぞ!?　笑顔を見せてくれないのは、私の声かけに問題があったから？

「富田さぁん。ホーラ、髪の毛洗いますよォ」

と、ベロベロバーのポーズ。

富田さんは五〇代のおばさんだ。〝お母さんといっしょ〟じゃあるまいし、私のオーバー・アクションに、

「!?」

当惑気味。

はずした。変人だと思われたかな？　誤解です。決して、バカにしてるわけではなくて……。と、とにかく、私に悪意がないことだけは、わかってもらわなくては。愛敬《あいきょう》だ、愛敬。

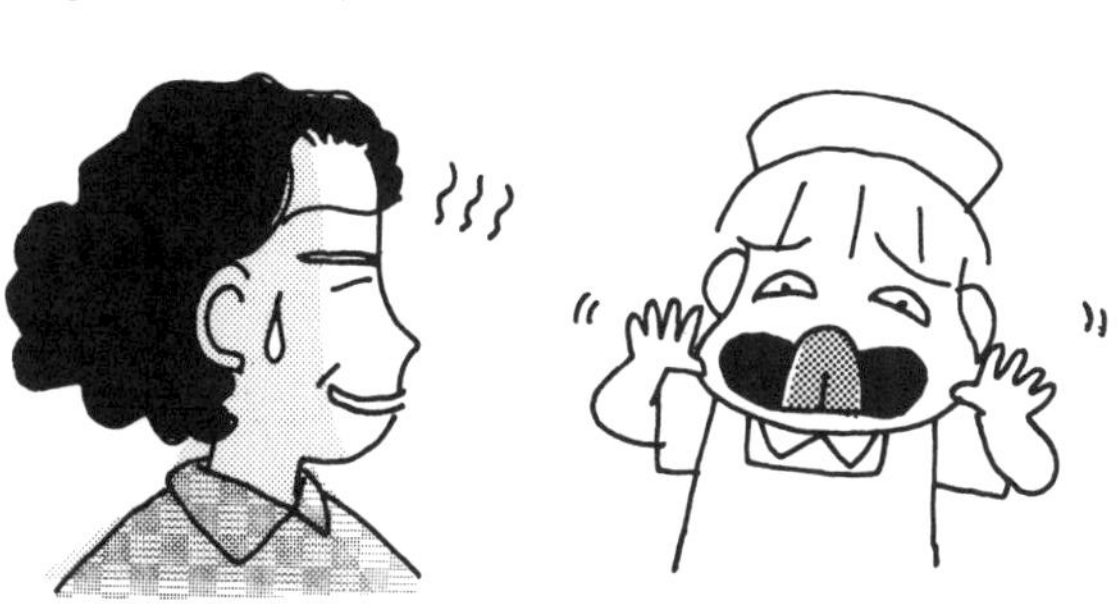

「デヘヘヘ」

ちがう！

「あのぅ、髪の毛は……？」

富田さんが不安げに声をかける。そうか、そうだった。髪の毛を洗うんだったな。

この時突然、富田さんが病人だったことを思い出す。そうか、病人なんだ。顔色が悪くて当たり前。さあ、洗うぞ。

ジャー。シャワーからお湯を出す。まず、自分の手に当てて湯かげんをみる。手順は美容院でやってもらう、あのやり方と同じだ。

「お湯かげん、どうですか？」

「ええ」

しーん。あとの言葉がない。ええ？　ええって良いの？　悪いの？　どっち!?

「ぬるくないですか？」

「ええ」

「熱くないですか？」

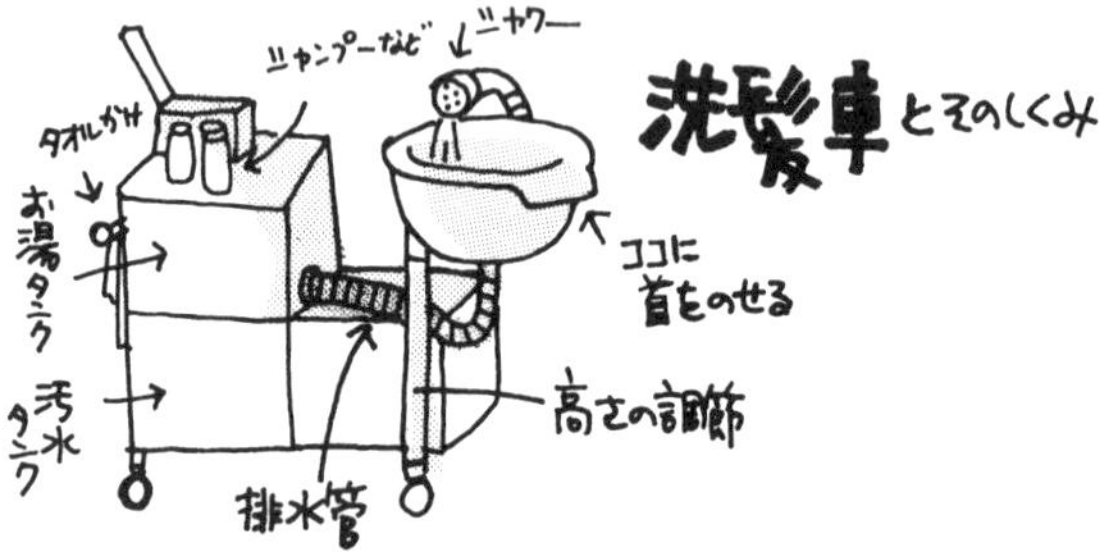

「ええ」

どっち!?

「……いいです」

点、点、点って何!?　その間《ま》が気になるのよ。いいですって、良いですのいい？　それとも、どーでもいいですのいい？　どーでもいいじゃ困るんです。意思表示はハッキリと。

「ちょうど、いいですよ」

ホッ。湯かげんはちょうどいいのか。よかった、よかった。

(でも……)

私は過去の自分の経験を思い出す。美容院で髪を洗ってもらう時、その湯かげんが本当にちょうどよかったことってある？　美容師さんが事務的に聞いてる分、洗ってもらうこっちも、よほどのことがない限り適当に合わせてしまう。でも、私はナース(を志す者)。患者さんが本当に求めているものに応えなくては！　使命感に燃え、富田さんの一番望む湯かげんを知るべく、ちょっと水温を上げてみる。

「…………」

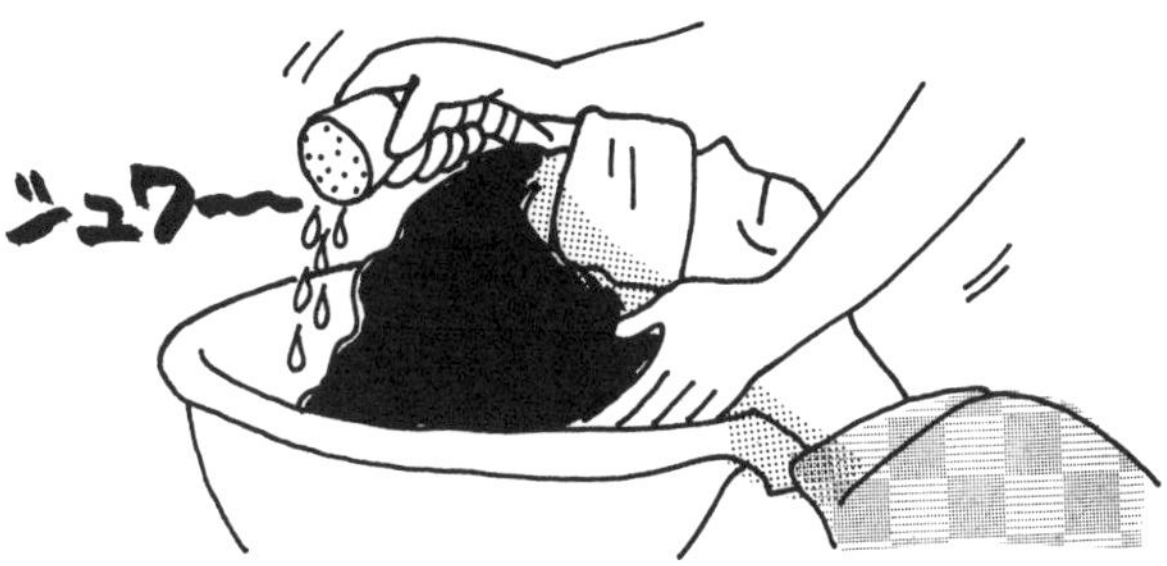

富田さんは無言だ。ということは、少なくとも不快な温度ではないワケだな。グイ、また少し水温を上げる。

「……………」

私にはちょっと熱いくらいだが、自分にベターなものが、他人にとってもそうだとは限らない。私は富田さんのベストを探って、さらに水温を上げる。

「……………」

もしかして、富田さんは江戸っ子ばーさんなのか？　火事とケンカは江戸の華、風呂は肌にピリピリくるぐらいの熱めが好みとくらあ？

「富田さん、お生まれはどちら？」

「東京よ」

さらに、水温をグイ。

「……………」

富田さんは微動だにせず、お湯は私の手をピリピリと刺激する。かなり熱い。いやあ、人それぞれ好みというものが……。

「アヂ、アヂ、アヂヂ」

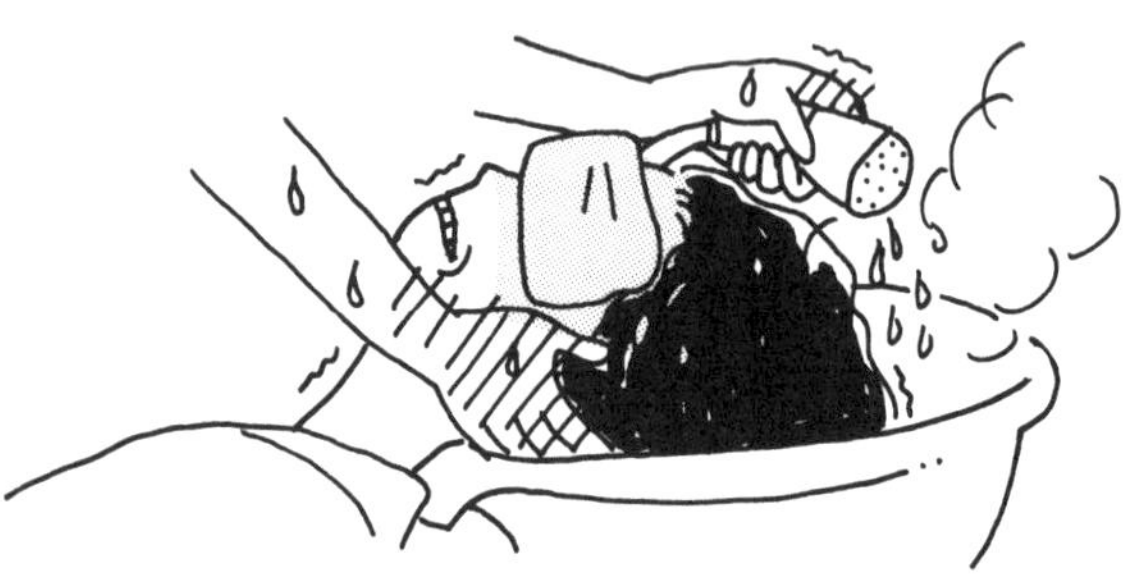

突然、富田さんは起きあがり、

「ちょっと、熱いんですけどぉ」

やっぱりね。私も、そうじゃないかと……本当にすみません。

と、万事が万事こうなのだ。やることなすこと、自信がない。けれど、一人の患者さんに向き合う時間だけはたっぷりある。それでつい考えすぎ、深読みのしすぎで墓穴を掘る。けれど真剣に、一生懸命に相手の心をわかろうとしていた。

一本気負いのナース候補生は、体力とやる気だけは人一倍。そのテンションにつきあってくださった患者さんたち、大変だったろうなあ。

あの頃、おっかなびっくりの実習生だった同級生たちも、今や中堅、何人かは学生指導をやっている。

「最近の学生たちって、ヒドイもんよ。あれで役に立ってるつもりなんだから。私たちの時って、あんなじゃなかったよね」

みんなこう言う。

あんなだったと思います。

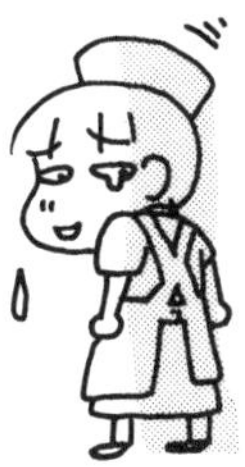

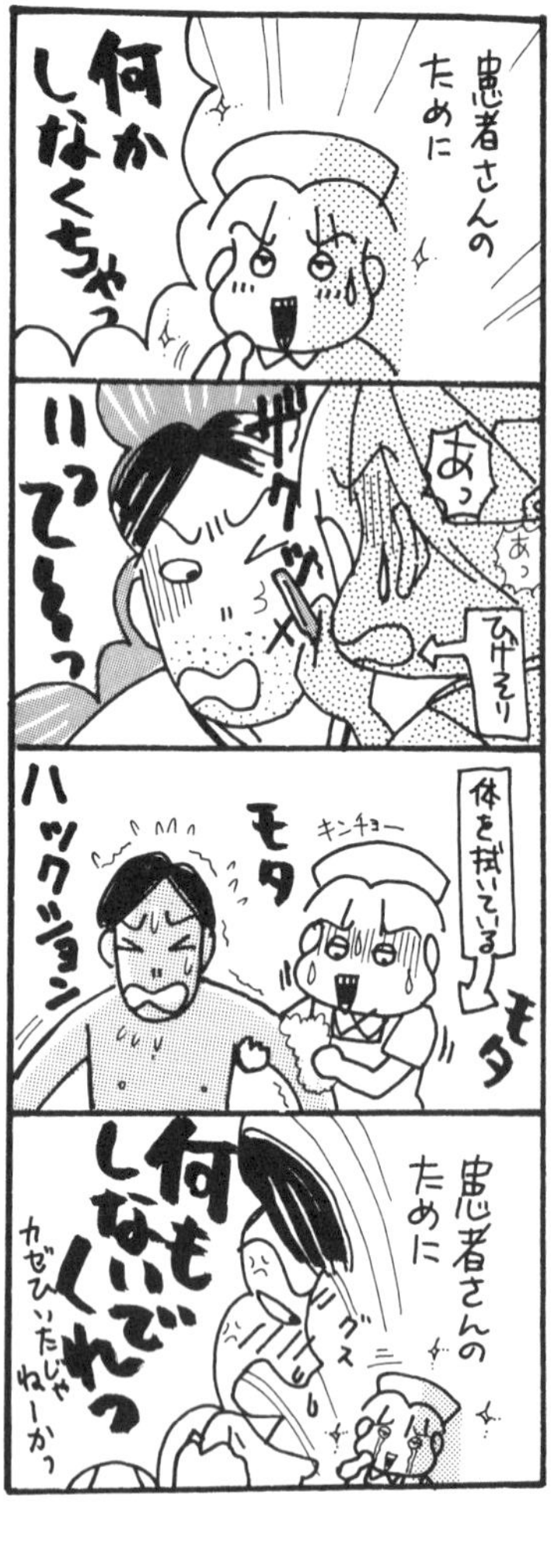
患者さんのために
何かしなくちゃっ
ザクッ
あっ
あっ
ひげそり
いって〜っ
体を拭いている
キンチョー
モタ
モタ
ハックション
患者さんのために
何もしないでくれっ
カゼひいたじゃねーかっ

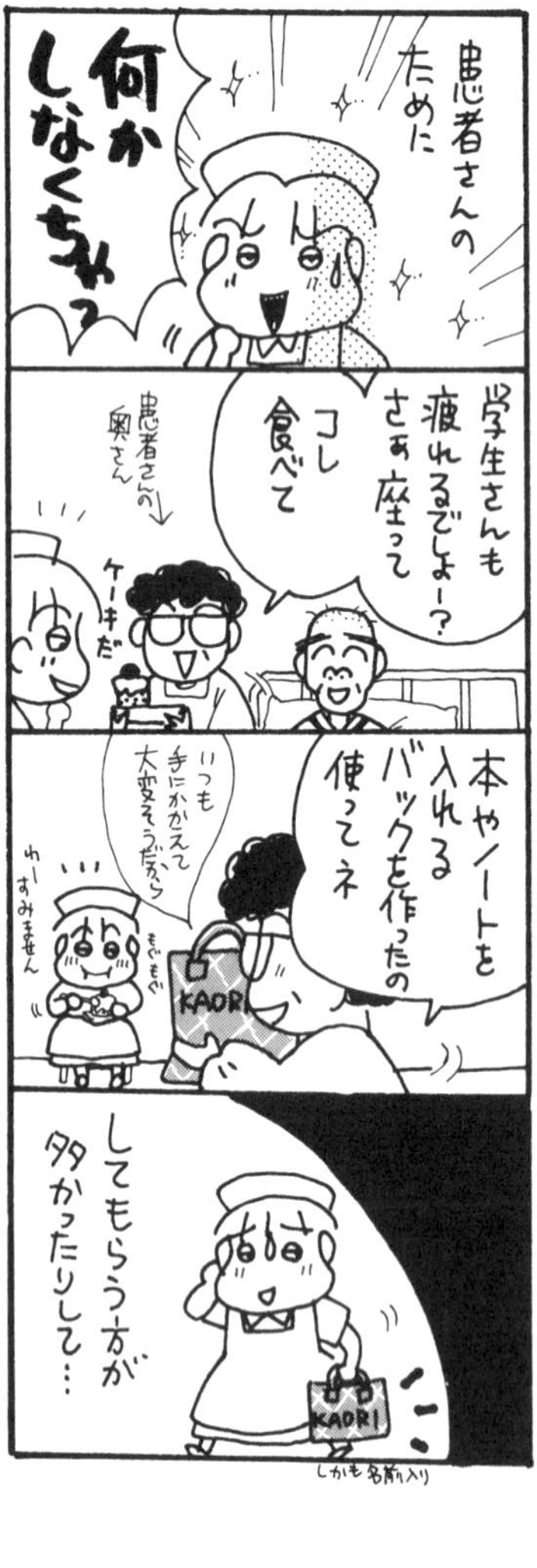
患者さんのために
何かしなくちゃっ
学生さんも疲れるでしょー？さぁ座って
コレ食べて
患者さんの奥さん
ケーキだ
本やノートを入れるバックを作ったの使ってネ
いつも手にかかえて大変そうだから
わー すみません
もぞもぞ
KAORI
してもらう方が多かったりして…
KAORI
しかも名前入り

ナースな理由《ワケ》

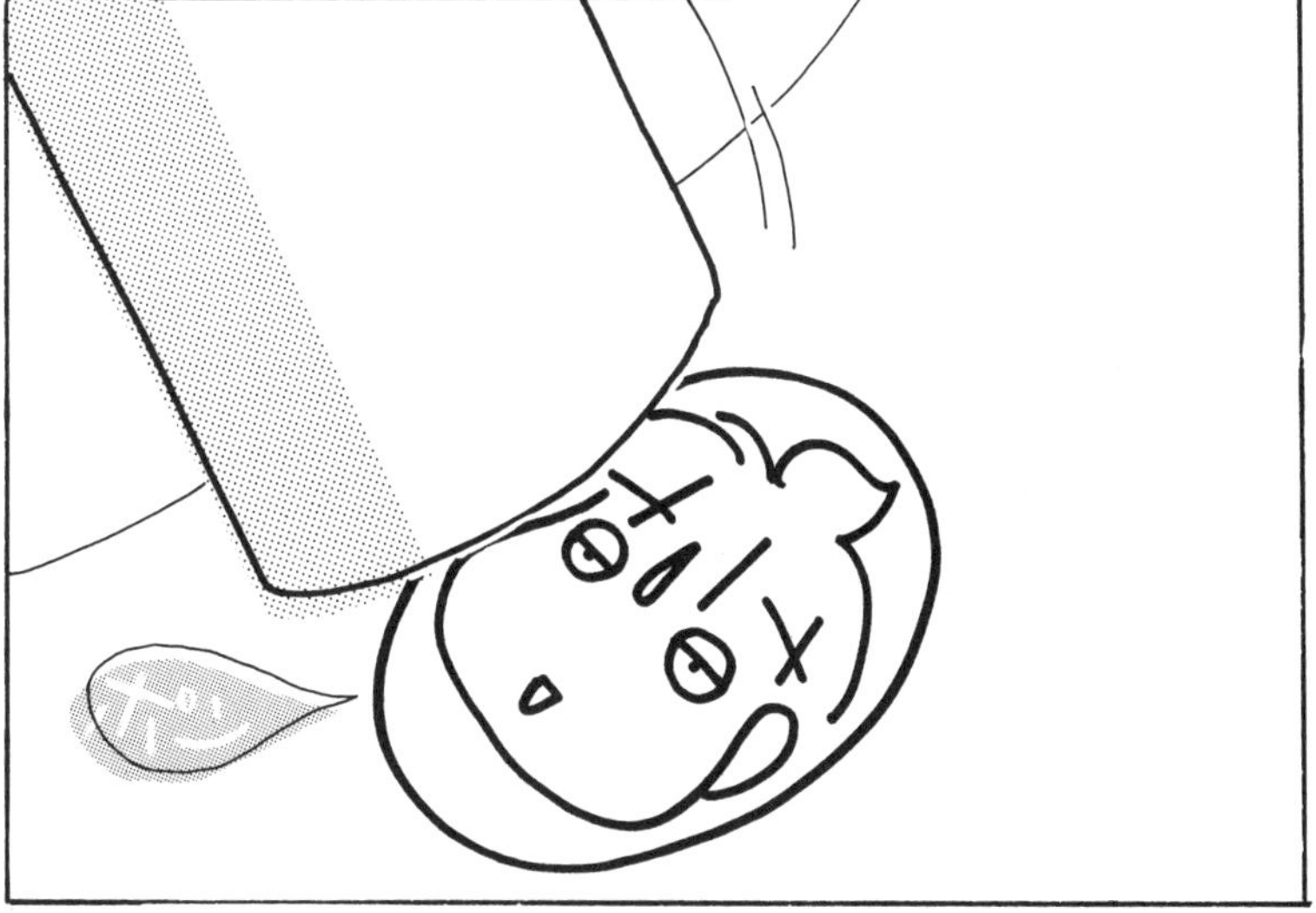
ポン

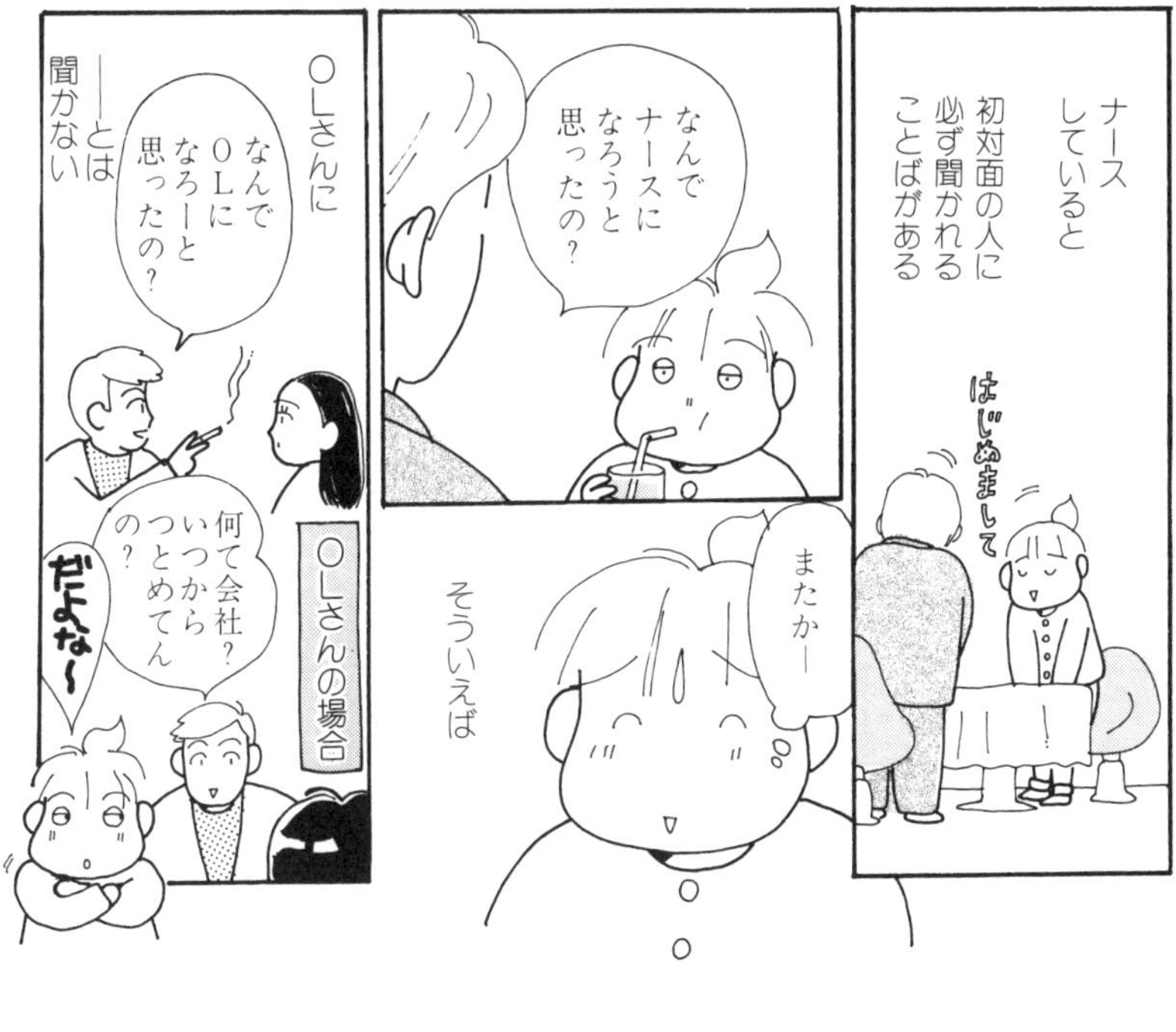
ナース
していると
初対面の人に
必ず聞かれる
ことばがある
はじめまして
なんで
ナースに
なろうと
思ったの？
またかー
そういえば
OLさんに
なんで
OLに
なろーと
思ったの？
——とは
聞かない
OLさんの場合
何て会社？
いつから
つとめてん
の？
だよなー

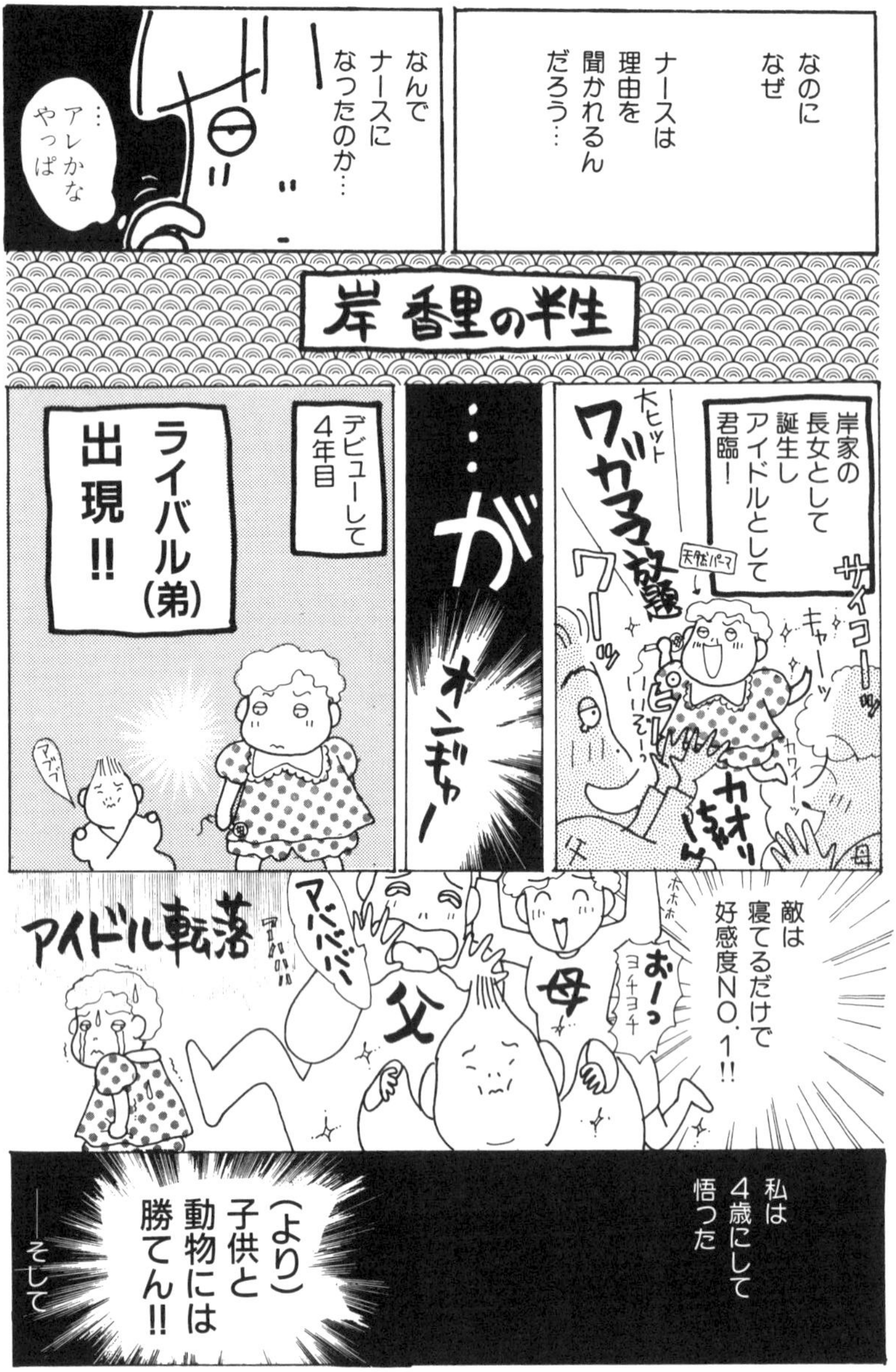

なのに
なぜ
ナースは
理由を
聞かれるんだろう…
なんで
ナースに
なったのか…
…アレかな
やっぱ
岸香里の半生
岸家の長女として誕生し
アイドルとして君臨!
大ヒット
ワガママ放題
天然パーマ
サイコー!!
キャーッ
ワーッ
カワイーッ
カオリちゃん
父
母
…が
オンギャー
デビューして
4年目
ライバル(弟)
出現!!
マブブ
敵は
寝てるだけで
好感度NO.1!!
ホホホ
お!っ
ヨチヨチ
母
父
アババババー
アイドル転落
私は
4歳にして
悟った
(より)
子供と
動物には
勝てん!!
――そして

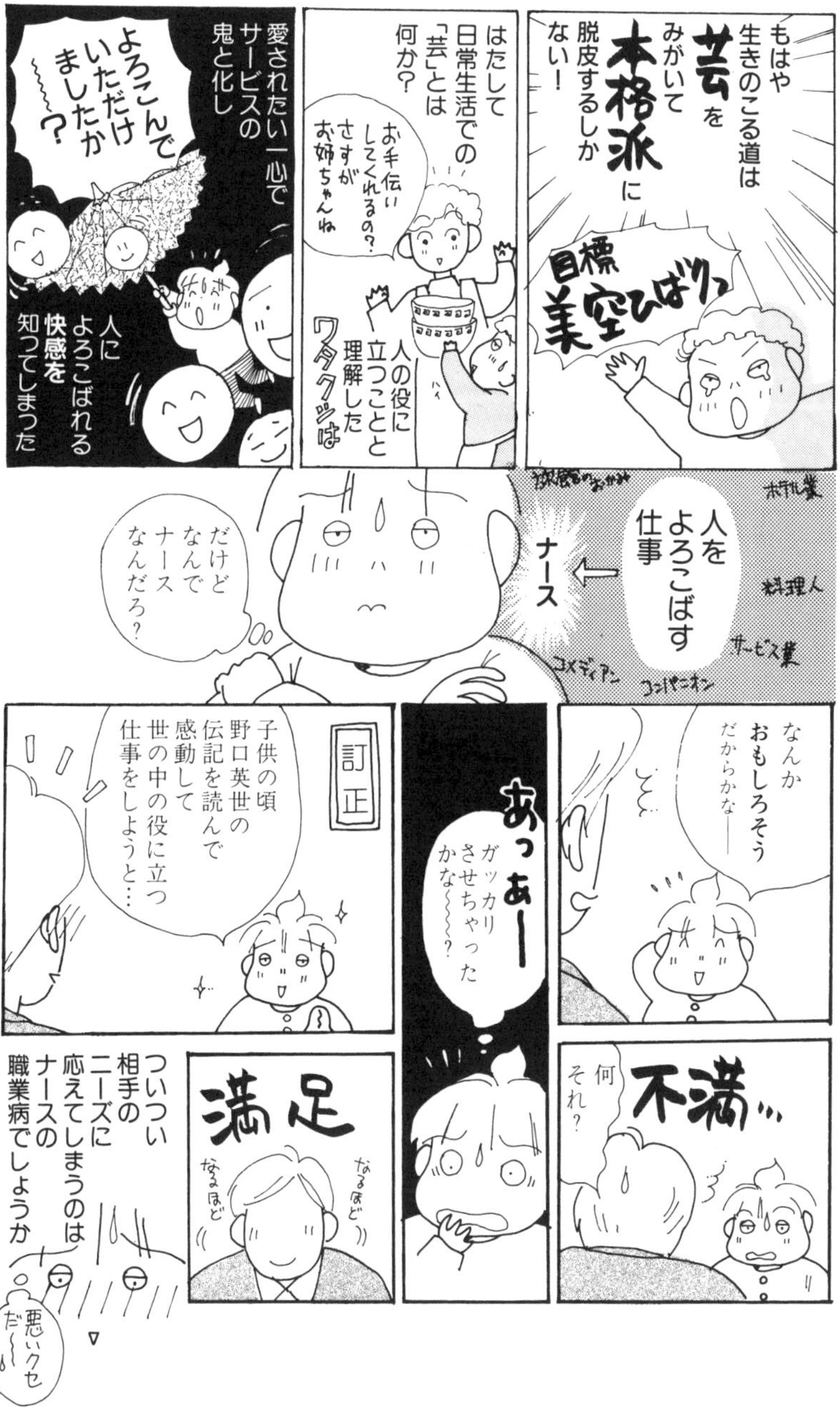
もはや生きのこる道は
芸を
みがいて
本格派に
脱皮するしかない!
目標
美空ひばりっ
はたして日常生活での「芸」とは何か?
お手伝いしてくれるの? さすがお姉ちゃんね
ハイ
人の役に立つことと理解したワタクシは
愛されたい一心でサービスの鬼と化し
よろこんでいただけましたか~~~?
人によろこばれる快感を知ってしまった
旅館のおかみ
ホテル業
人をよろこばす仕事
ナース
料理人
サービス業
コンパニオン
コメディアン
だけどなんでナースなんだろ?
なんかおもしろそうだからかな——
あっあー
ガッカリさせちゃったかな~~~?
訂正
子供の頃野口英世の伝記を読んで感動して世の中の役に立つ仕事をしようと…
何それ?
不満…
満足
なるほど
なるほど
ついつい相手のニーズに応えてしまうのはナースの職業病でしょうか
悪いクセだ~~

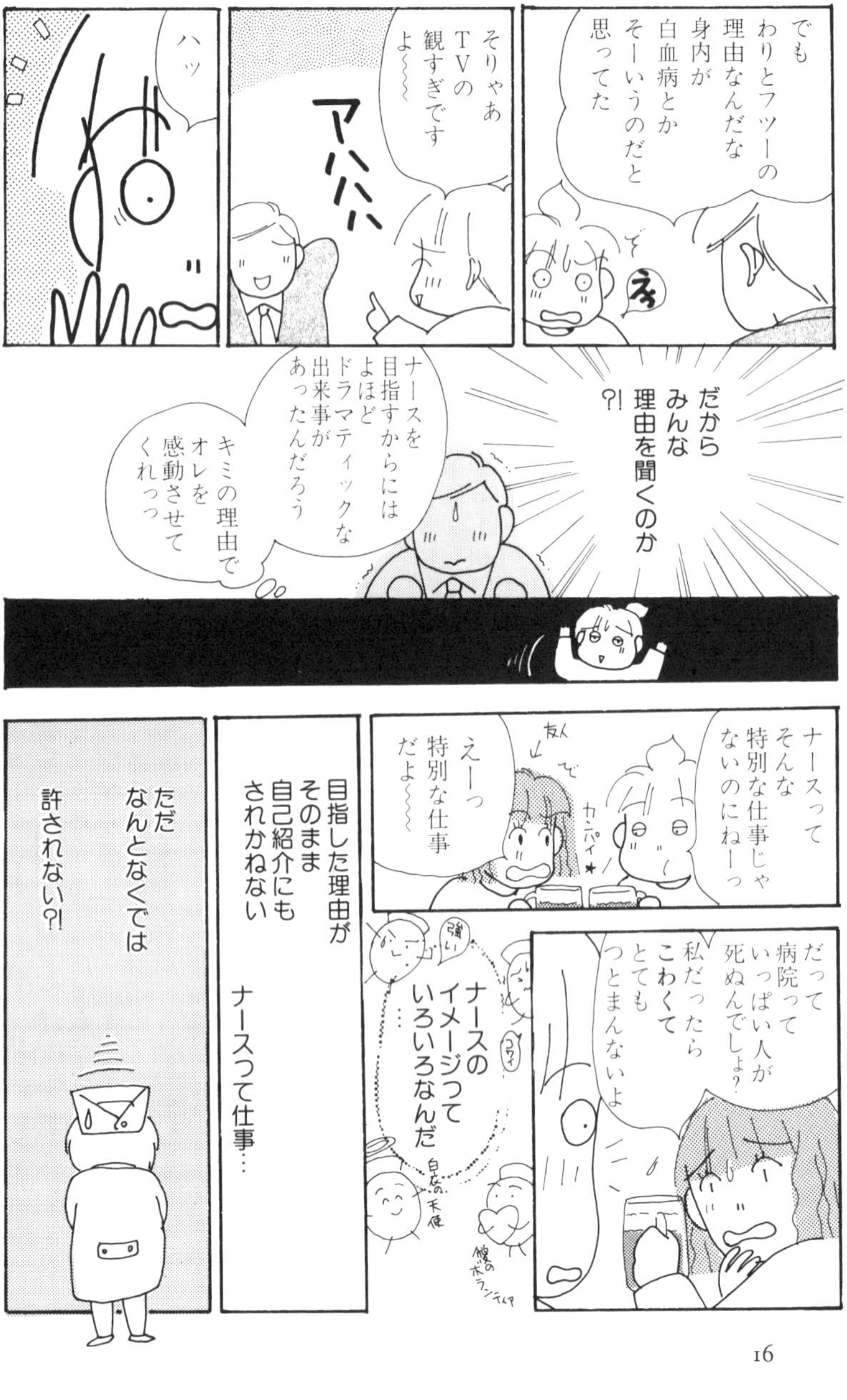
でも
わりとフツーの
理由なんだな
身内が
白血病とか
そーいうのだと
思ってた
え
そりゃあ
TVの
観すぎですよ〜〜〜
アハハハ
ハッ
だから
みんな
理由を聞くのか
?!
ナースを
目指すからには
よほど
ドラマティックな
出来事が
あったんだろう
キミの理由で
オレを
感動させて
くれっっ
ナースって
そんな
特別な仕事じゃ
ないのにねーっ
友人
カンパイ★
えーっ
特別な仕事
だよ〜〜〜
だって
病院って
いっぱい人が
死ぬんでしょ？
私だったら
こわくて
とても
つとまんないよ
ナースの
イメージって
いろいろなんだ
…
強い
コワイ
白衣の天使
目指した理由が
そのまま
自己紹介にも
されかねない
ナースって仕事…
ただ
なんとなくでは
許されない?!

食べたい気持ち

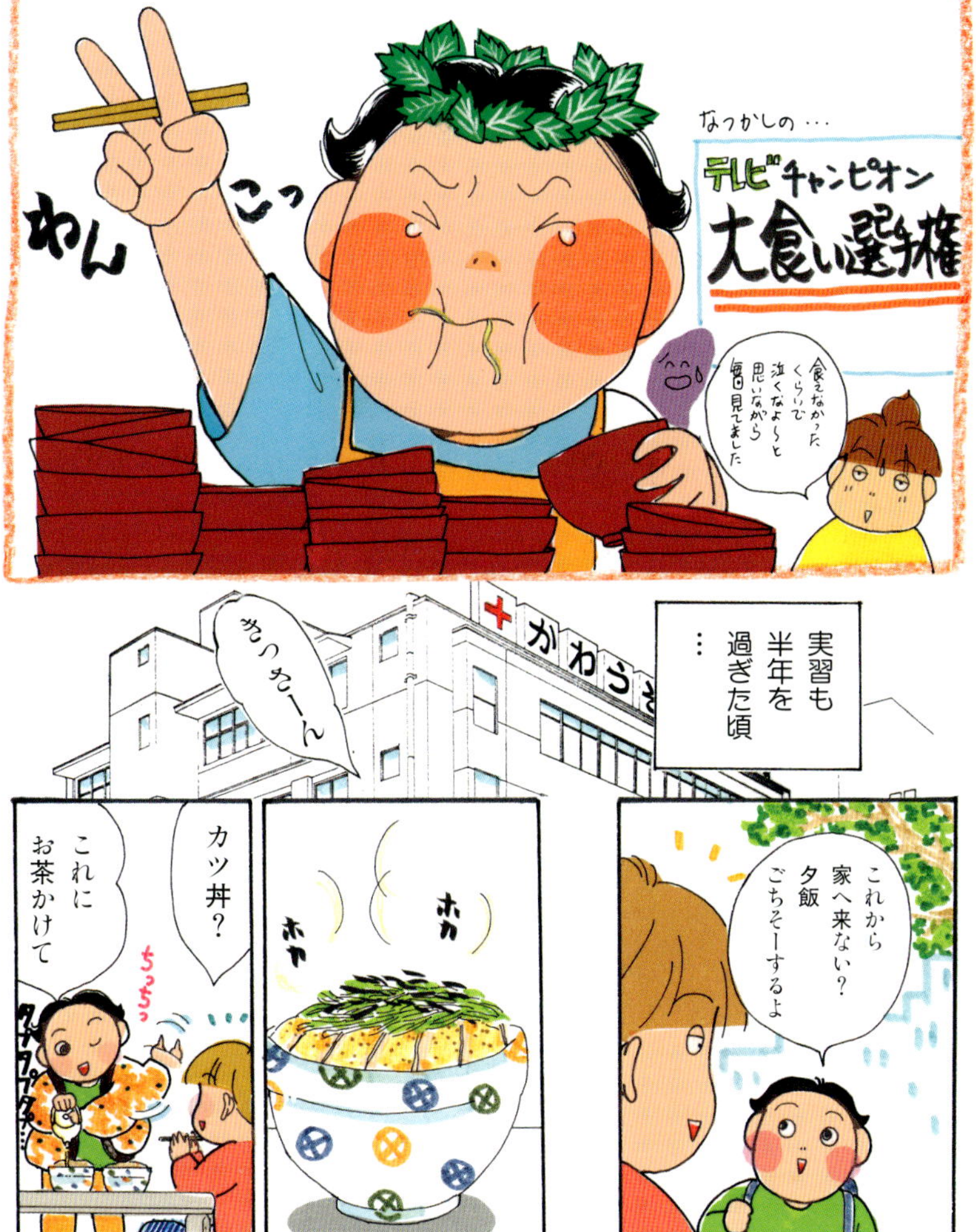

わんこっ
なつかしの…
テレビチャンピオン
大食い選手権
食えなかったくらいで泣くなよ～と思いながら毎回見てました
実習も半年を過ぎた頃…
きんこーん
かわうそ
これから家へ来ない？夕飯ごちそーするよ
ホカ
ホカ
カツ丼？
これにお茶かけて
ちっちっ

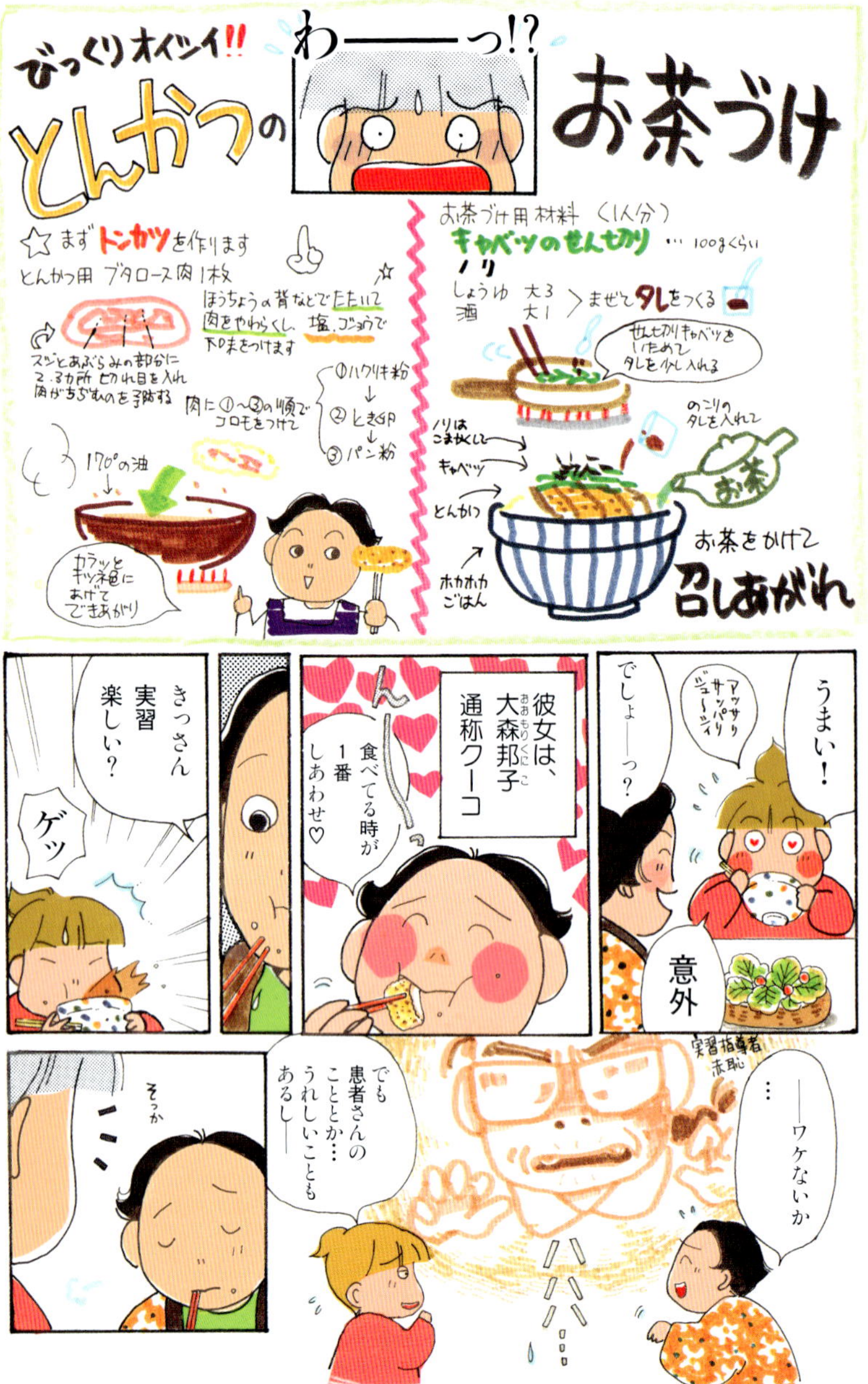
びっくりオイシイ!!
とんかつの
わ———っ!?
お茶づけ
☆まずトンカツを作ります
とんかつ用 ブタロース肉1枚
ほうちょうの背などでたたいて肉をやわらくし、塩、コショウで下味をつけます
スジとあぶらみの部分に2.3カ所切れ目を入れ肉がちぢむのを予防する
肉に①〜③の順でコロモをつけて
①ハクリキ粉
②とき卵
③パン粉
170°の油
カラッとキツネ色にあげてできあがり
お茶づけ用材料 (1人分)
キャベツのせんぎり …100gくらい
ノリ
しょうゆ 大3
酒 大1
まぜてタレをつくる
せんぎりキャベツをいためてタレを少し入れる
のこりのタレを入れて
お茶
ノリはこまかくして
キャベツ
とんかつ
ホカホカごはん
お茶をかけて
召しあがれ
うまい!
アッサリ サッパリ ジュ〜シィ
でしょ——っ?
意外
彼女は、大森《おおもり》邦《くに》子《こ》通称クーコ
ん
食べてる時が1番しあわせ♡
きっさん実習楽しい?
ゲッ
実習指導者赤恥
——ワケないか
…
でも患者さんのこととか…うれしいこともあるし——
そっか

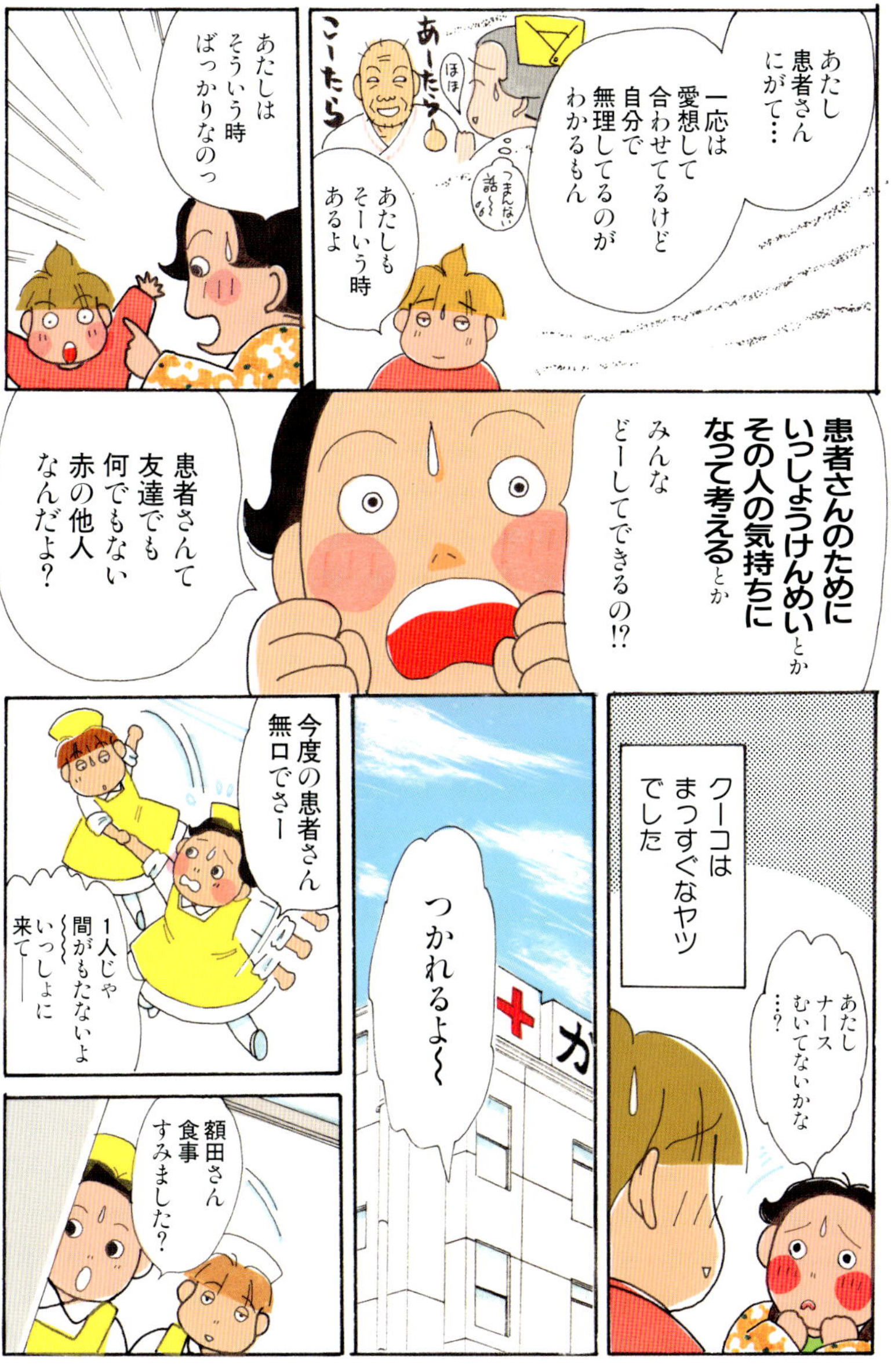

あたし患者さんにがて…
一応は愛想して合わせてるけど自分で無理してるのがわかるもん
つまんない話〜〜な
ほほ
あーたら
こーたら
あたしもそーいう時あるよ
あたしはそういう時ばっかりなのっ
患者さんのためにいっしょうけんめいとかその人の気持ちになって考えるとか
みんなどーしてできるの!?
患者さんて友達でも何でもない赤の他人なんだよ?
クーコはまっすぐなヤツでした
あたしナースむいてないかな…?
つかれるよ〜
今度の患者さん無口でさー
1人じゃ間がもたないよ〜〜〜いっしょに来て——
額田さん食事すみました?

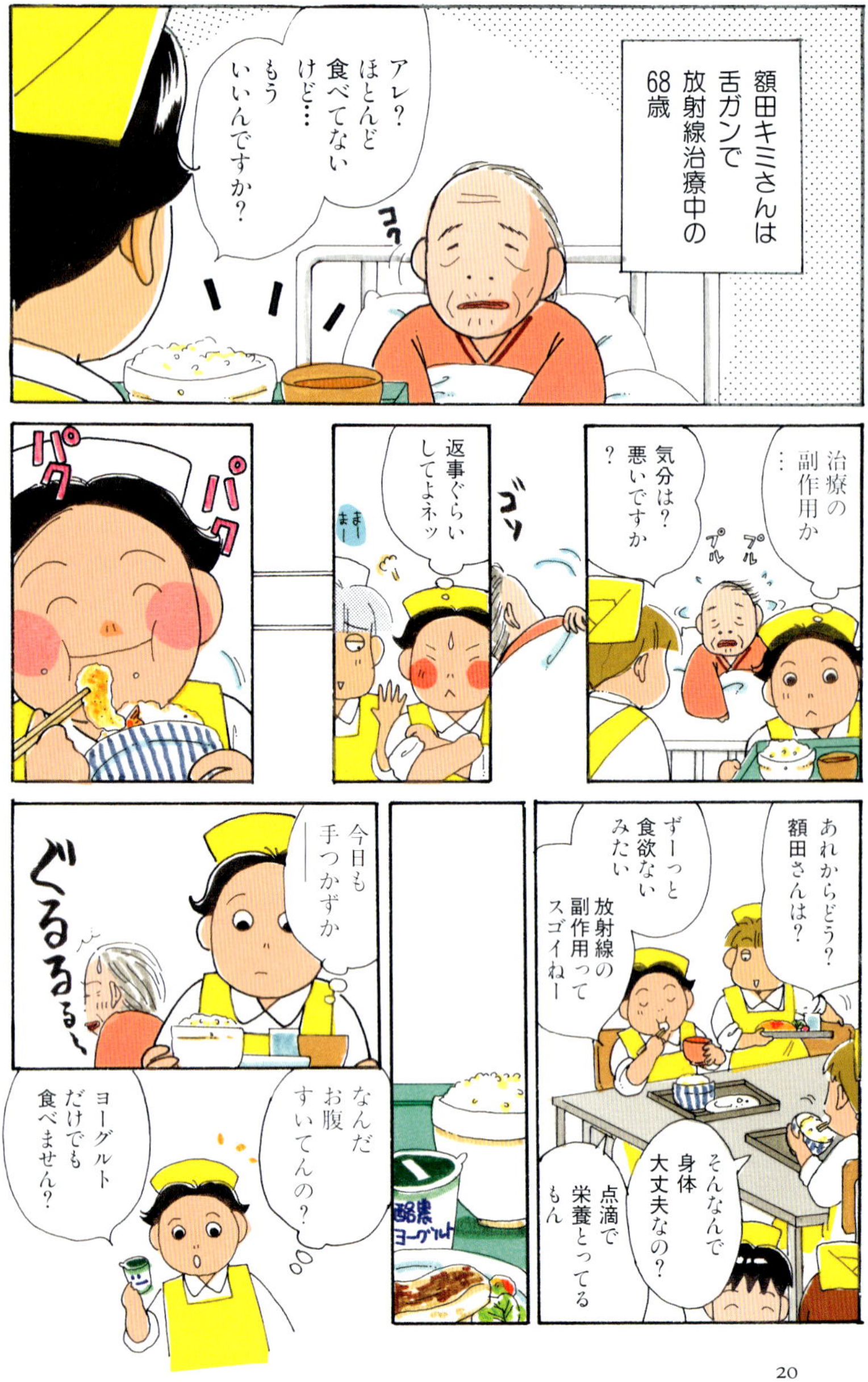
額田キミさんは舌ガンで放射線治療中の68歳
コク
アレ? ほとんど食べてないけど… もういいんですか?
治療の副作用か…
プル プル
気分は? 悪いですか?
ゴソ
返事ぐらいしてよネッ
まーまー
パク パク
あれからどう? 額田さんは?
ずーっと食欲ないみたい
放射線の副作用ってスゴイねー
そんなんで身体大丈夫なの?
点滴で栄養とってるもん
酪農 ヨーグルト
今日も手つかずか
ぐるるる〜
なんだお腹すいてんの?
ヨーグルトだけでも食べません?

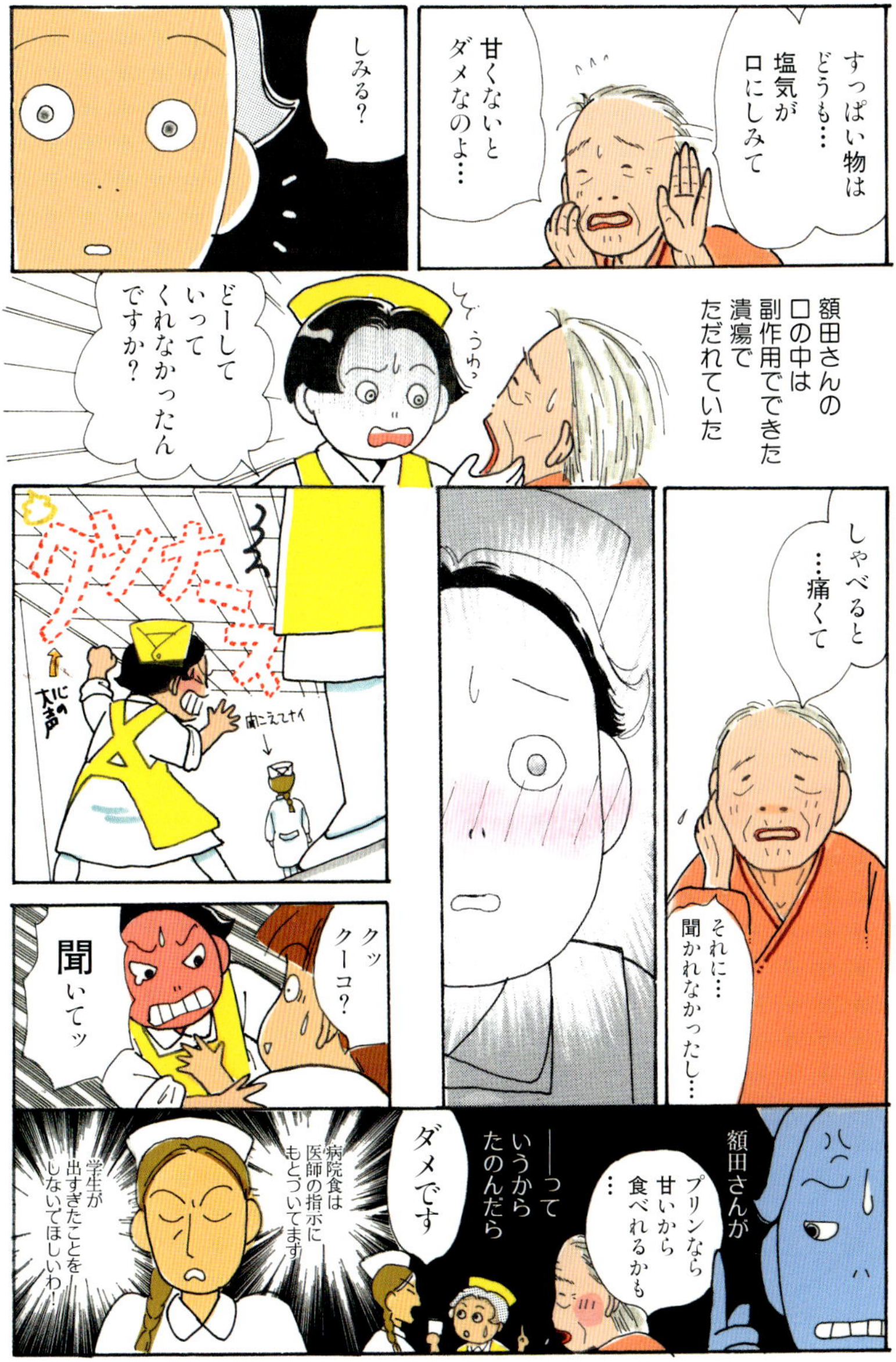
すっぱい物は どうも… 塩気が 口にしみて
甘くないと ダメなのよ…
しみる?
額田さんの 口の中は 副作用でできた 潰瘍で ただれていた
どーして いって くれなかったん ですか?
しゃべると …痛くて
それに… 聞かれなかったし…
心の大声
聞こえてナイ
クッ クーコ?
聞いてッ
額田さんが
プリンなら 甘いから 食べれるかも …
——って いうから たのんだら
ダメです
病院食は 医師の指示に もとづいてます
学生が 出すぎたことを しないでほしいわ!

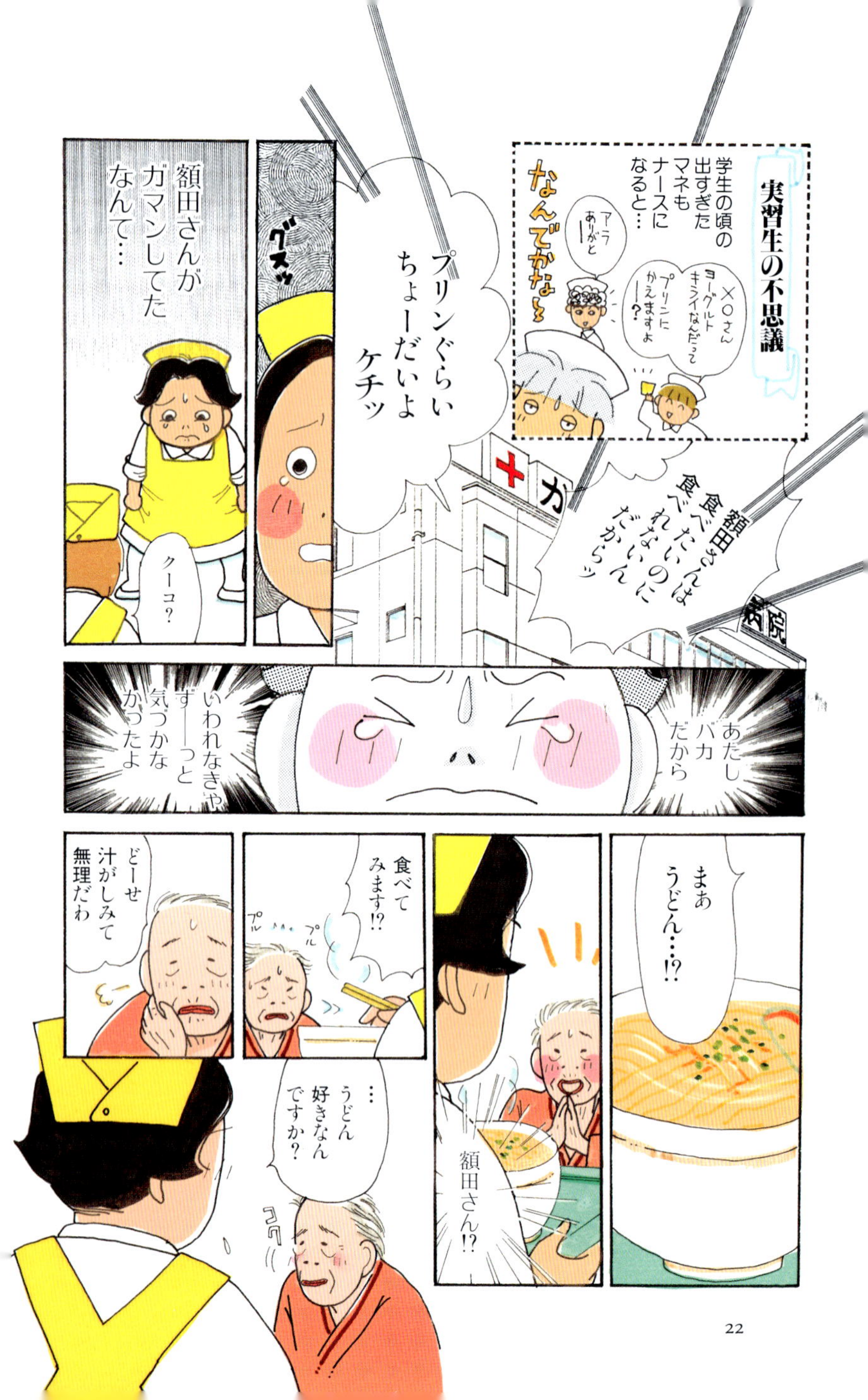
実習生の不思議
学生の頃の出すぎたマネもナースになると…
×○さんヨーグルトキライなんだって
プリンにかえますよ―?
アラありがと―
なんでかなぁ
額田さんは食べたいのに食べれないんだからッ
プリンぐらいちょーだいよ ケチッ
グズッ
額田さんがガマンしてたなんて…
クーコ?
あたしバカだから
いわれなきゃずーーっと気づかなかったよ
まあうどん…!?
額田さん!?
食べてみます!?
プル プル
どーせ汁がしみて無理だわ
…うどん好きなんですか?
コク

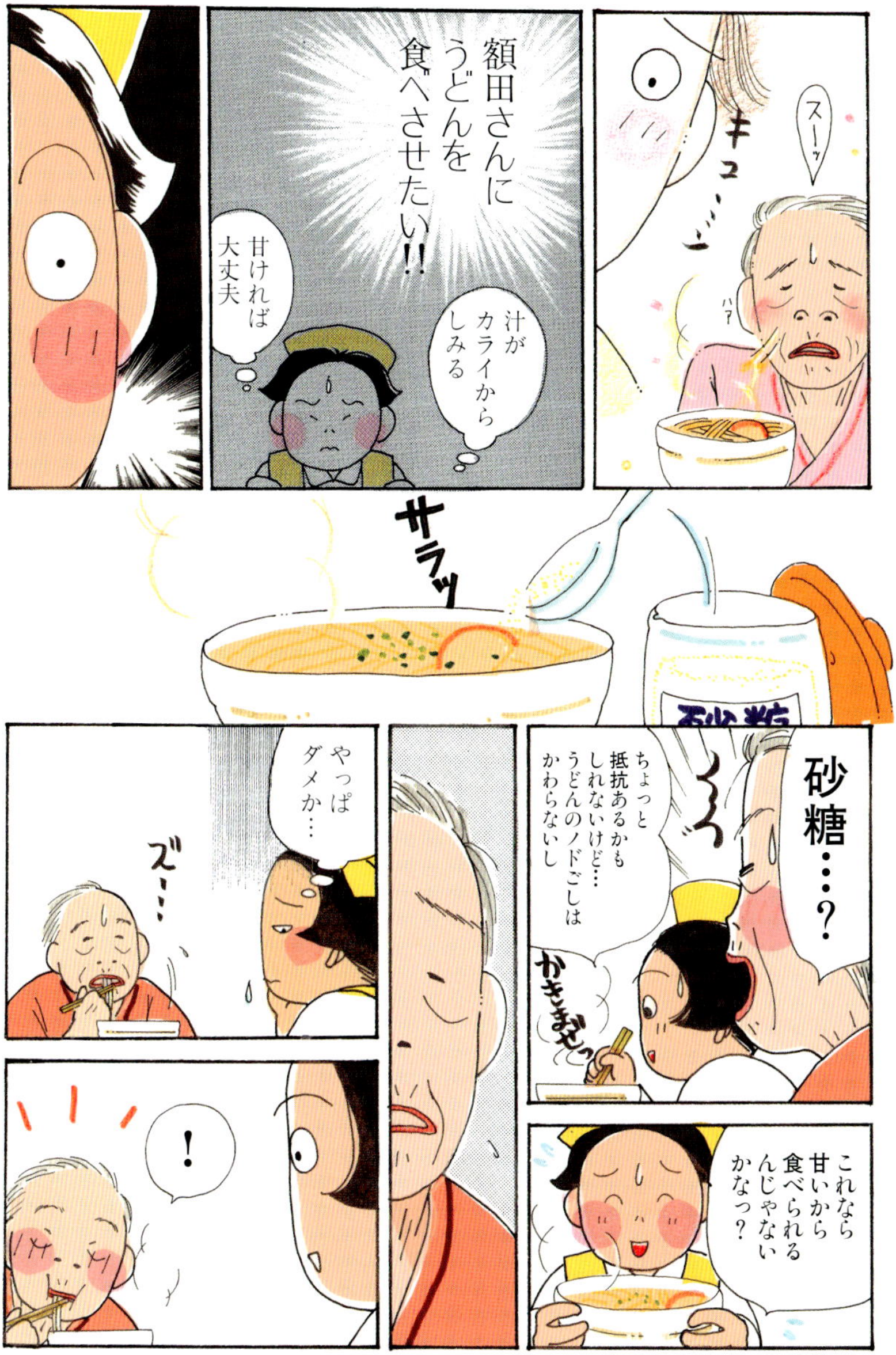
スーッ
ハァ
キュ…
額田さんにうどんを食べさせたい!!
汁がカライからしみる
甘ければ大丈夫
サラッ
砂糖…?
ちょっと抵抗あるかもしれないけど…うどんのノドごしはかわらないし
かきまぜっ
これなら甘いから食べられるんじゃないかなっ?
やっぱダメか…
ズ…
!

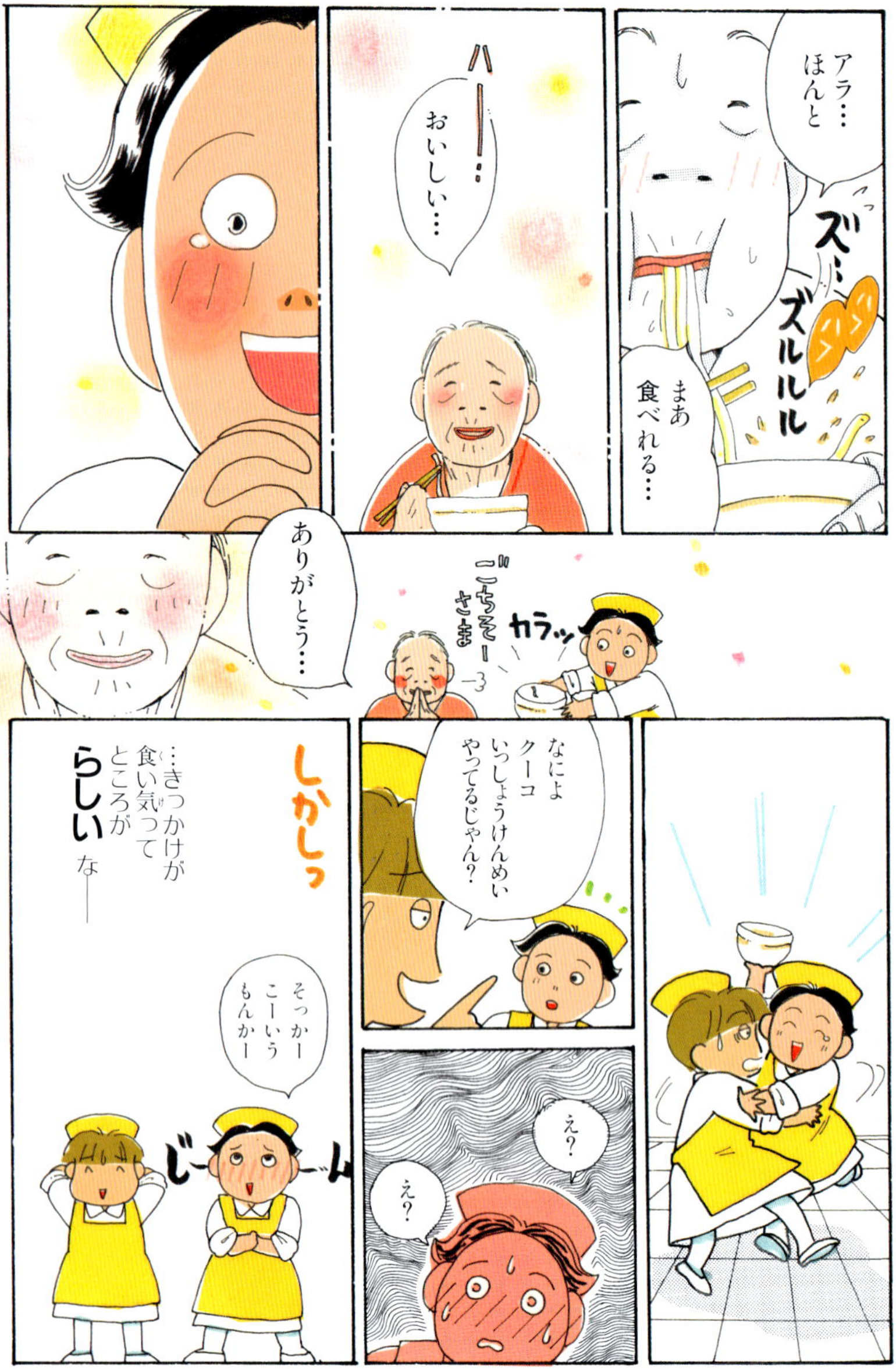
アラ…ほんと
ズ…
ズルルル
まあ食べれる…
ハー…!!
おいしい…
ごちそーさま
カラッ
ありがとう…
なによクーコいっしょうけんめいやってるじゃん?
え?
え?
しかしっ
…きっかけが食《く》い気《け》ってところがらしいな――
そっかーこーいうもんかー
じーーん

おいしい出産

私は子供を産むことが嫌いだ。

もちろんまだ産んだことがないので、それは食わず嫌いに等しい。理由は、世間一般の食わず嫌いな人々にありがちな、シンプルなものだ。

見た目が、ダメだった。

つまり、そう、とても痛そうだったのだ。


出産は痛い。

それは一般常識的なことだ。そんなことは二〇歳、看護学生だった私にだって、わかっていた。時代劇では、

「湯を沸かせ！」

村のとりあげ婆に言われ、村人たちが右往左往しているあいだに、天井

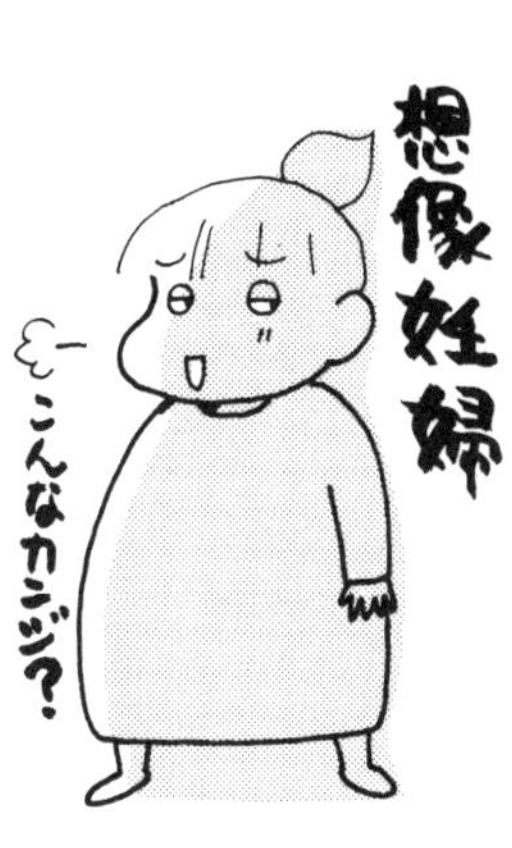

からさがった長いたすきのようなものにつかまった妊婦が、

「うーっ」

額に汗して痛そうに、五、六回うめくと、

「オンギャー」

赤ん坊誕生であった。

そう、五、六回なら痛さにも耐えよう。だが本当の陣痛は続くよ、どこまでも。私がそんな痛そうなお産を見たのは、学生時代の産婦人科実習の時だった。

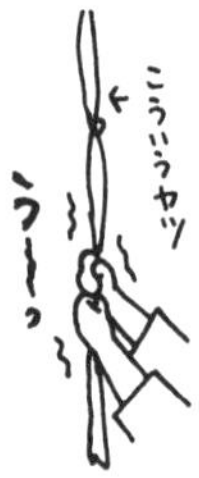

そこは一般の開業医院で、医師は五〇歳過ぎの、残りわずかな髪の毛をバームクーヘン状に頭上高く積み上げた、顔面脂《あぶら》ギッシュな中年だった。そのいかにも産婦人科という先生は、私たち実習生が病院に着く早々、
「君たちは運がいい、初日からお産に立ち会えるなんて。今陣痛中の妊婦が控室にいるから、すぐ行って見せてもらいなさい」
と、言い放った。
看護の実習生とは、間抜けな存在だ。勉強のためにと、患者さんの大変

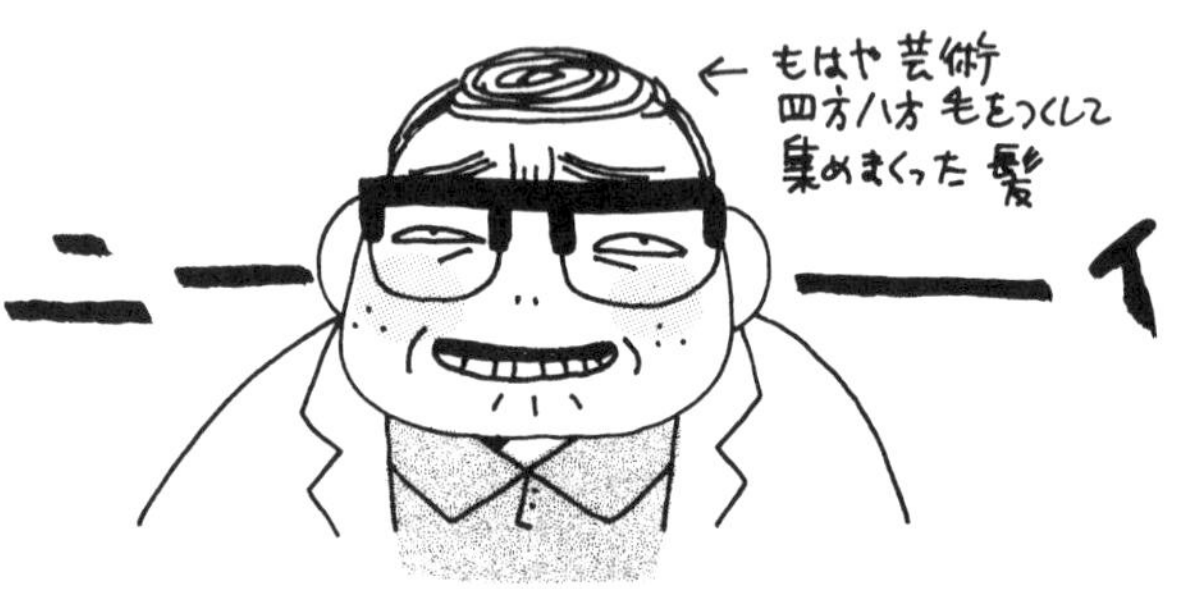

な場面をこうして見学しなくてはならない。内心、患者さんに迷惑がられているのを知りつつ、口に出して言われないのをいいことに、たたずむ孤独なギャラリー。

　控室からは、叫び声が聞こえている。

「痛……痛いー。うー、ぐー」

　今、陣痛の真っ只中にいるのは一九歳の妊婦。若くてカワイイ女性だった。

「ちょっと！　実習生、ボッとしてないで。心音聞いたり、陣痛の時間を計ったりして」

　つきそっている看護婦さんの声に、ギャラリー化していた私たちは、ハッと我にかえる。急いで、看護に参加しようとするが、総勢五人である。職にあぶれた私は、とりあえず、

「が、がんばって」

　と、言いたいだけの励ましを送る。

　だが、陣痛は、今まさに感極まり、妊婦は私の口先だけの励ましをものともせず、

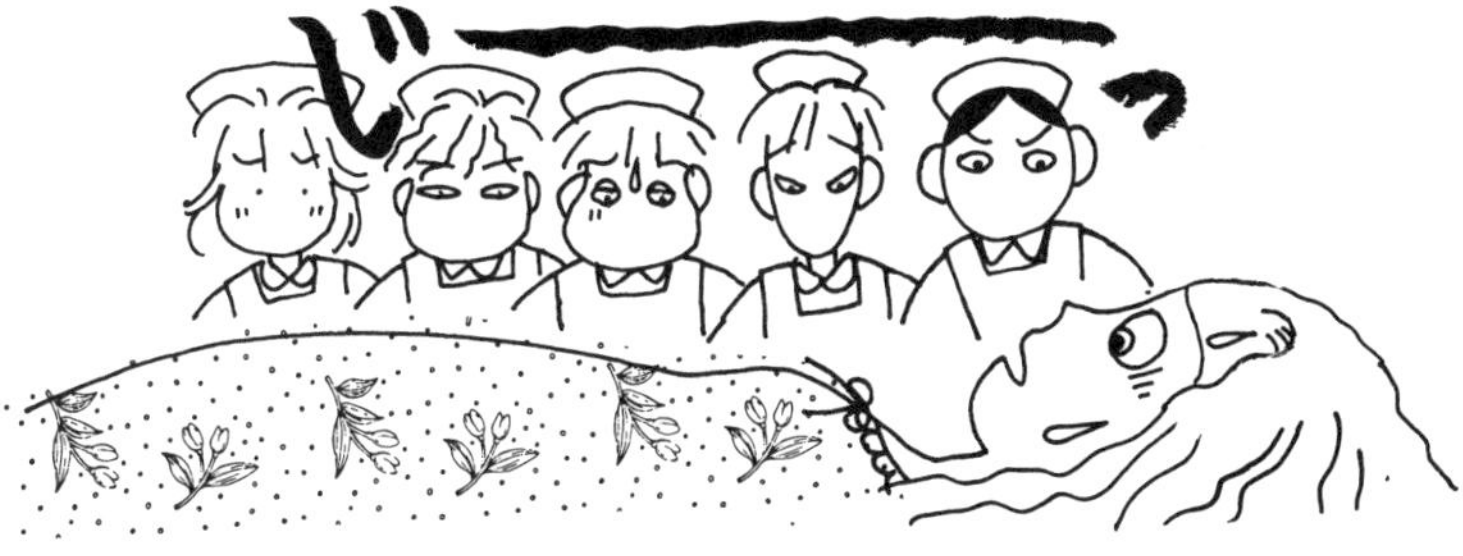

「痛ーい」

「こ、殺してえ」

と、ぶっそうなことを口走る。

額には、滝の汗。看護婦さんが力づけるために握っていた手に、思いっきり爪《つめ》をたてた。

「痛っ、ちょっと、アンタしっかりしなさいよ。お母さんになるんでしょ。そのくらいの痛み、ガマンしなさい」

と、すでに二、三人の子供を産んでいそうな看護婦さんが怒る。爪をたてられた手を振りほどきながら。

だが、妊婦も必死だ。

「死……死ぬぅー。イヤー。痛ーい」

うめく、わめく、叫ぶの大放出。

野獣妊婦。

とても、看護婦さん言うところの、そのくらいの痛み、ではなさそうだ。

(とても、痛いみたい)

もはや、看護の二文字は空の彼方へ消え、分娩《ぶんべん》控室は、おばさんの口喧《くちげん》

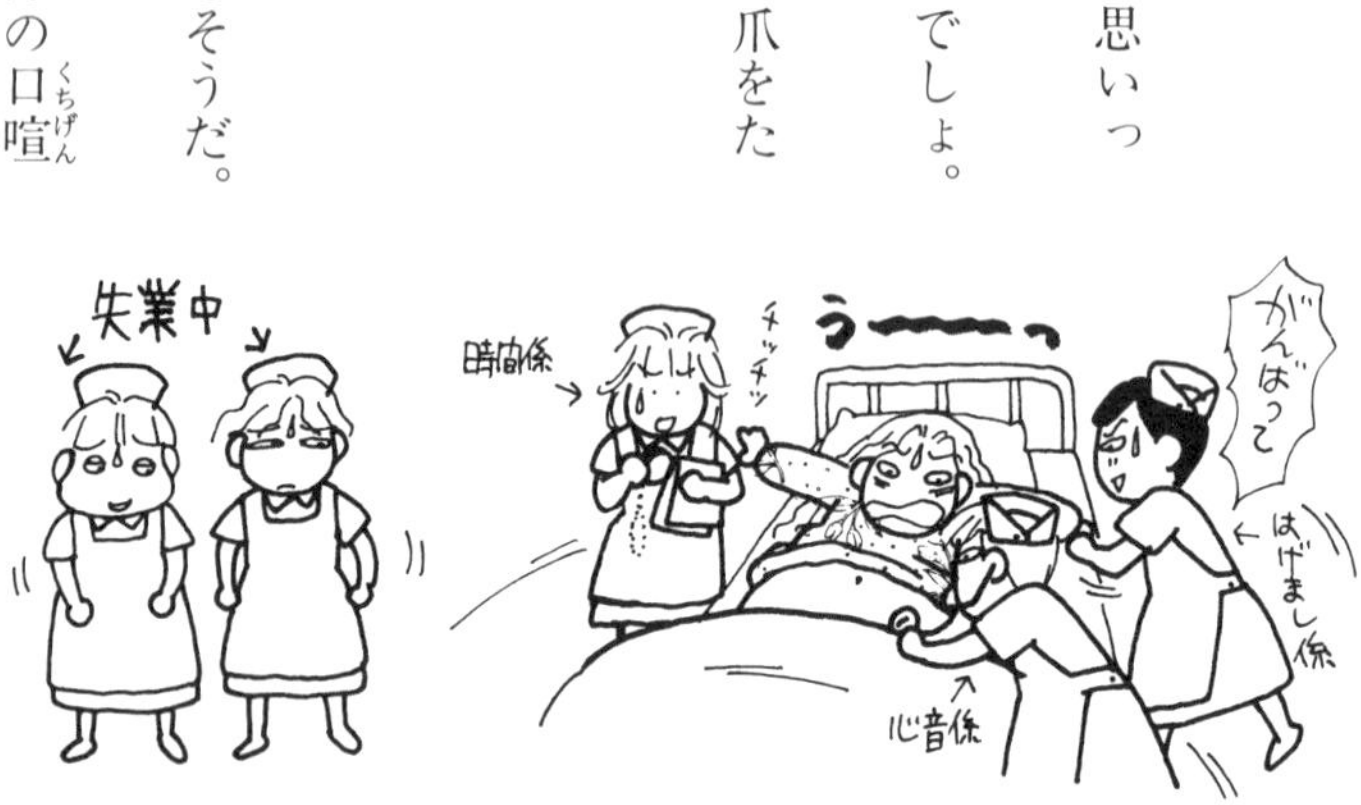

喋場《か》、修羅場と化す。

「いーかげんにしなさい。アンタ、甘えんじゃないわよ」（子持ち看護婦）

「あー、うるさい。痛いったら、痛いのよ」（一九歳、妊婦）

「うるさいとは何よ。ガマンして。ホラ、息をすって、はいて、ちゃんとやりなさい」

「ほっといてよ。キィー」

今、まさに陣痛はクライマックスをむかえ、妊婦はスクッと立ち上がる。立ち上がったのである、ベッドの上へ。

「か、帰る」

（え？）

かわいい声だった。だが、そこにははっきりとした意志の力があった。

「やめた。帰る」

いきなり帰り支度を始める妊婦。目は出口のドアを見つめている。

雨天のため、三回までで中断されたプロ野球のようだ。雨でグラウンド・コンディションは最悪、審判（看護婦）はやる気満々だが、選手（妊婦）はとんでもねえ、とロッカー・ルームへ急ぐ。

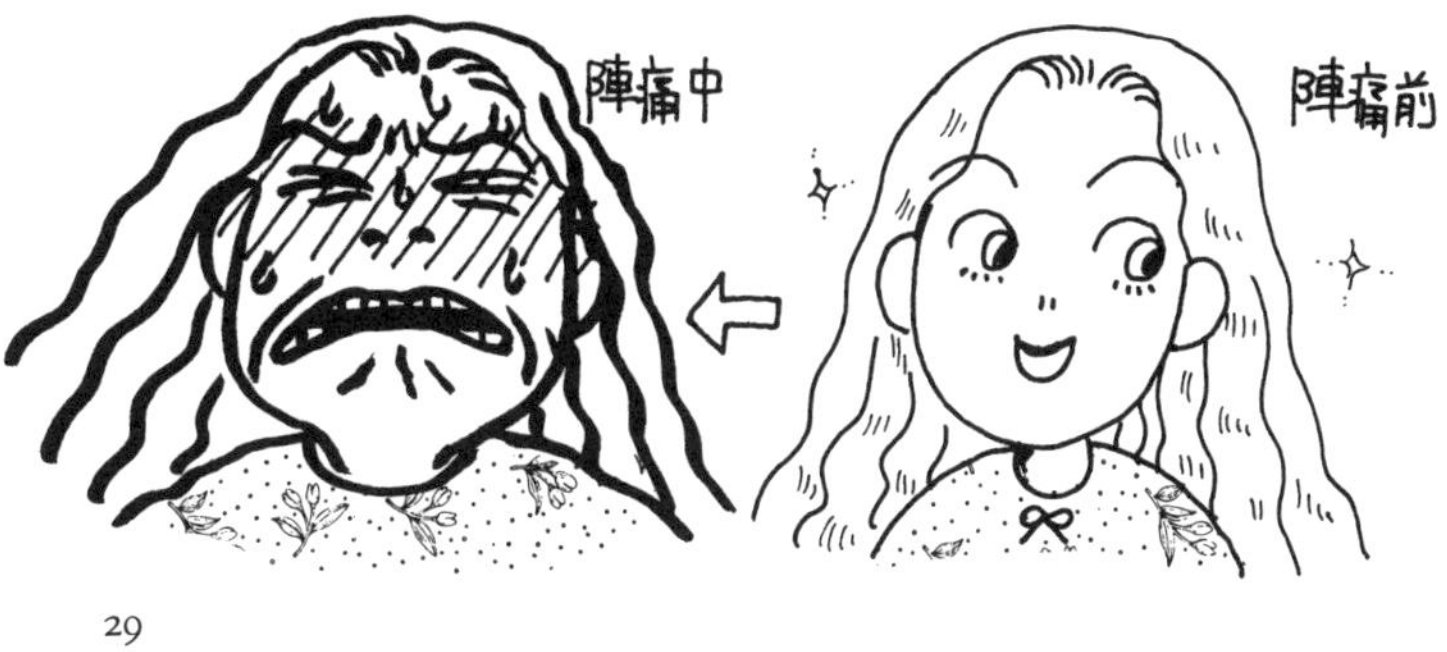

と突然、妊婦の顔から苦しみの表情が消え、

「ちょっと休憩」

(は!?)

一同妊婦に注目する。彼女はベッドにちょこんと座り、

「はーあ」

大きな背伸び。帰るんじゃなかったんですか?

どーやら、陣痛と陣痛のあいだらしい。この間は、うそのように痛みは消える。戦士に休憩、どうやら妊婦は試合を再開するらしい。

この後、陣痛と陣痛の間隔がせまくなって、いよいよ分娩となるのだが、そうなるまでには、うんざりするほど、無痛と陣痛、天国と地獄を繰り返さねばならない。

「エヘヘ……」

さっきまでとはうって変わった表情で、妊婦は照れくさそうに笑う。だが、やがて笑顔はゆがみ、手先はふるえ、髪をふりみだし、

(来たー)

とばかりに、陣痛の荒海へ漕《こ》ぎだす。まさに、剝《む》き出しの闘志。ベッド

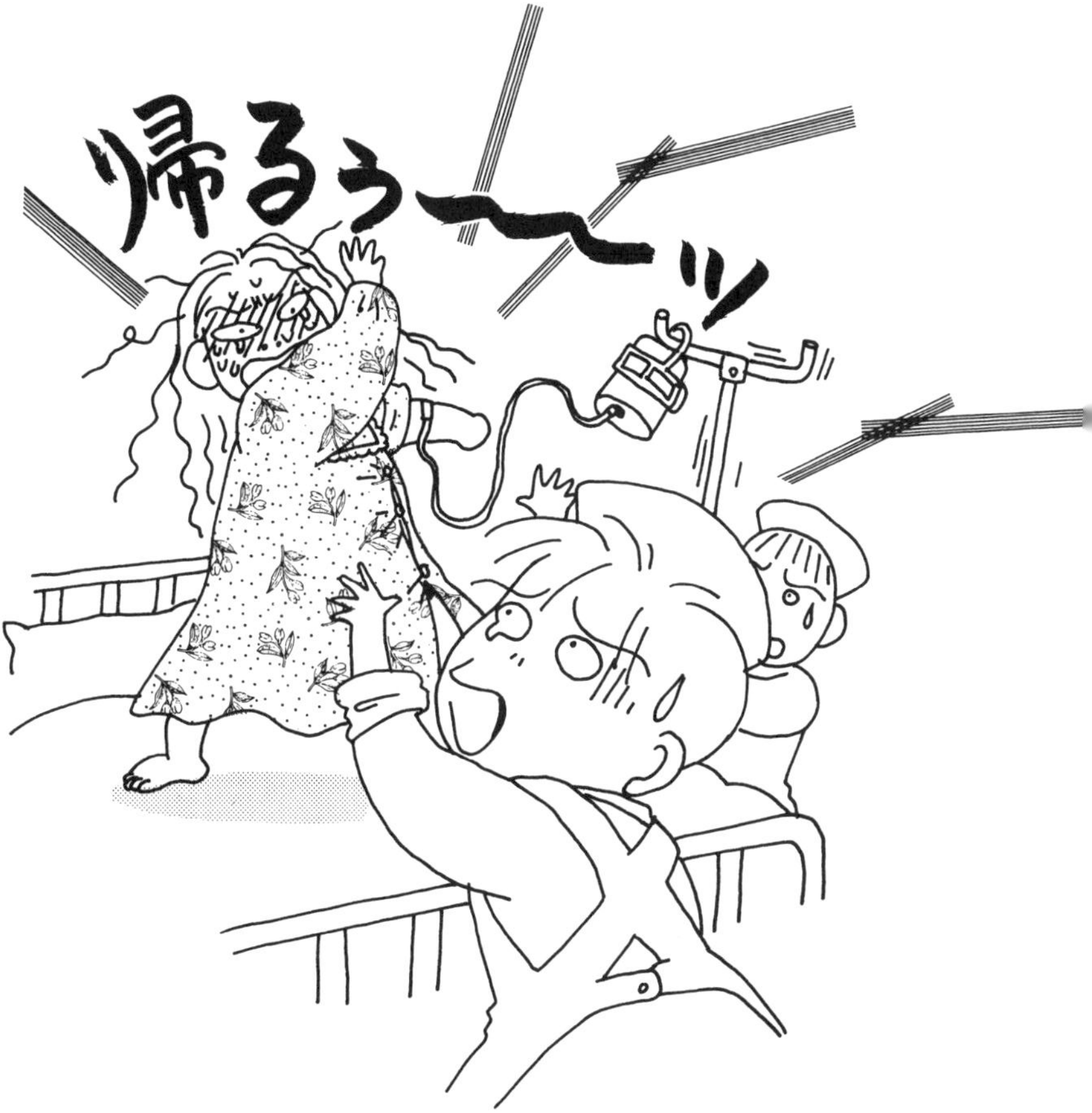
帰るう〜〜ッ!

はリングと化し、野獣妊婦は陣痛と戦う。この、激しく人間性を露出してしまう分娩を、私もいつか経験するのだろうか。

「女は痛みを忘れる動物なんだって」

などと、男の人は言う。

「そうでないと二度と子供が産めなくなるもんなあ。神様はうまく作ってるよ。だから痛みなんてすぐ忘れるよ。怖がらず産んでみれば？」

ひと事だと思って勝手なことを言う。

では、こういうのはどーだろう。男と女が、出産を分担するのだ。妻が一〇か月お腹に入れて赤ん坊を育てる。そして、産む時の痛みだけ、突然夫におとずれるのだ。

「今日は、妻が予定日なんだ……」

青ざめる夫。やがて、大事な企画会議の途中で、実態なき陣痛に襲われる。七転八倒の苦しみは、いつかやった盲腸の比ではない。夫は心から妻の安産を願い、夫婦愛も深まるだろう。……コレだったら私、産んでもいいな。

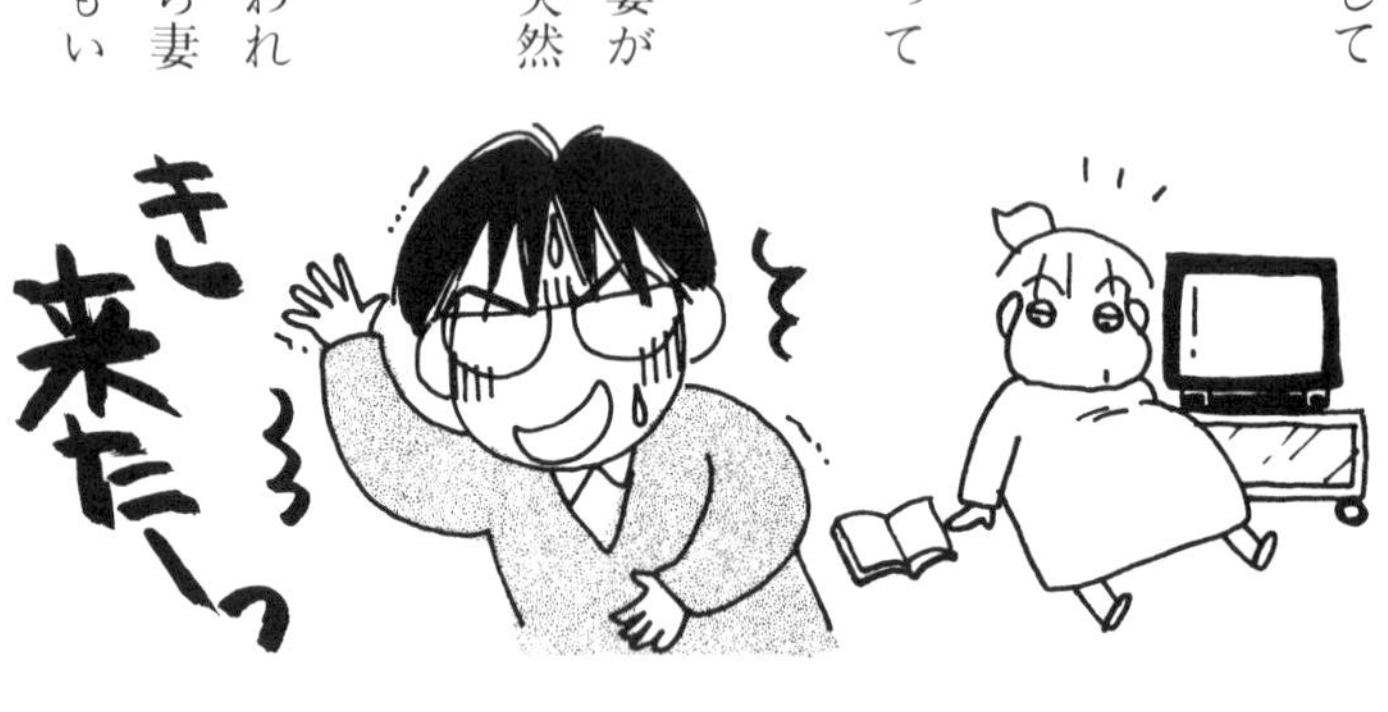

初めて見た一九歳の妊婦の出産は、朝から夕方まで続き、体力と気力の限界の果てに、ようやく終わった。

子供は、男の子、三四〇〇グラム。母子共に健康。

妊婦は、あの乱心ぶりなどどこ吹く風という笑顔で、言った。

「今度は、女のコがいーわ」

あの痛み……もう忘れたの？

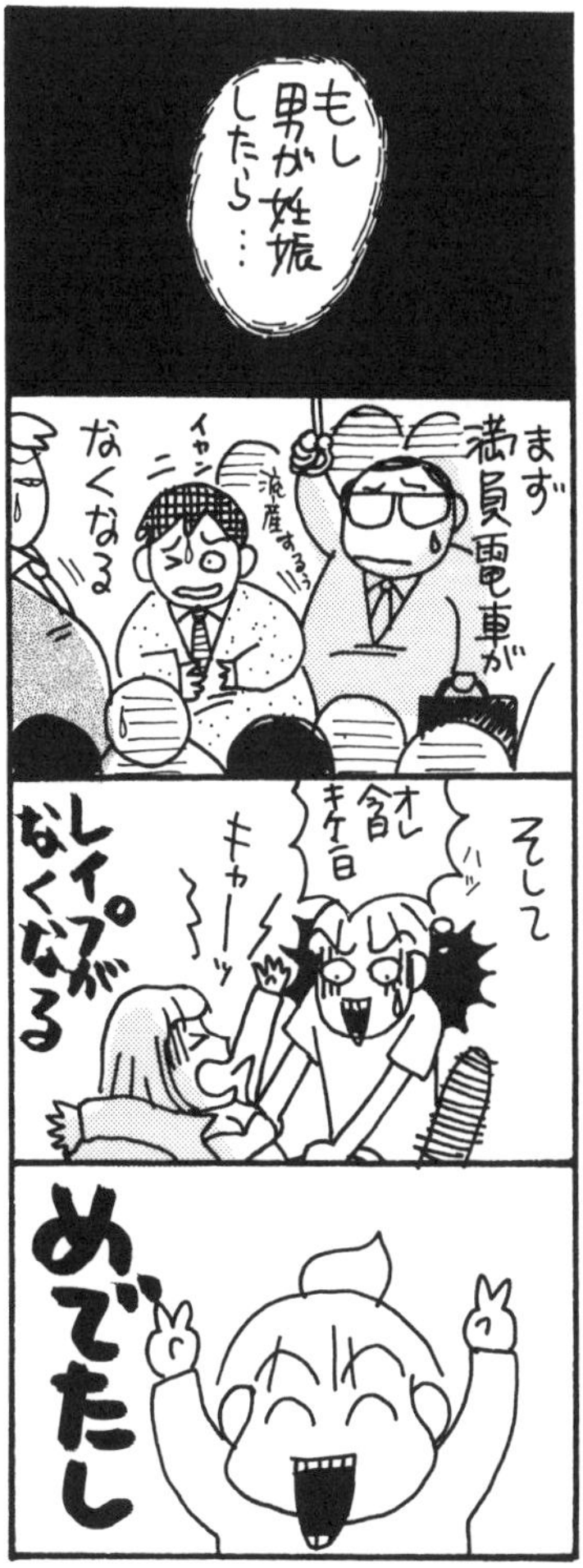
もし男が妊娠したら…
まず満員電車がなくなる
流産するぅ
イヤン
そして
オレ今日キケン日
ハッ
キャーーッ
レイプがなくなる
めでたし

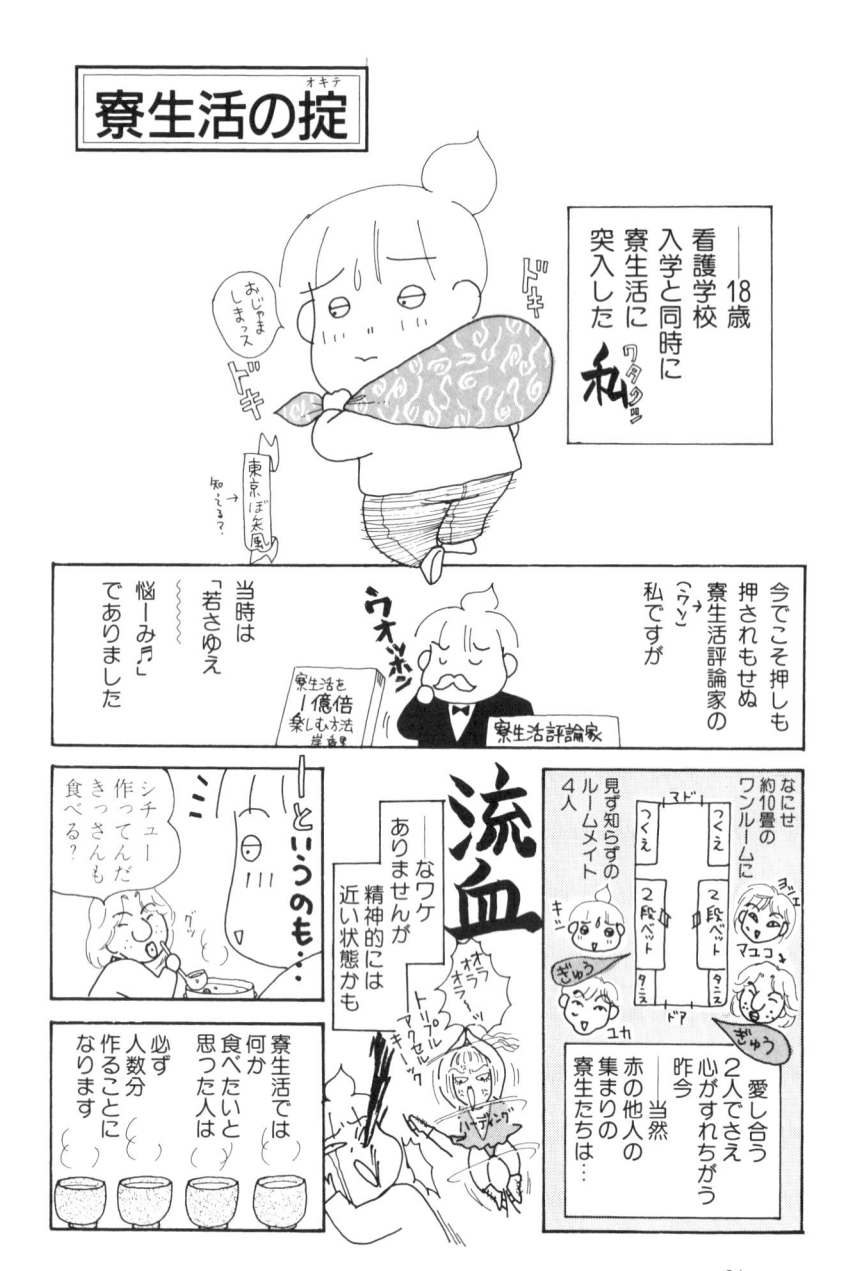

寮生活の掟《オキテ》

——18歳
看護学校
入学と同時に
寮生活に
突入した
私《ワタクシ》
ドキ
おじゃま しまっス
ドキ
東京ぼん矢風
知ってる?
今でこそ押しも
押されもせぬ
寮生活評論家の
(ウソ)
私ですが
ウオッホン
寮生活を1億倍楽しむ方法 岸香里
寮生活評論家
当時は
「若さゆえ
悩ーみ♬」
でありました
なにせ
約10畳の
ワンルームに
見ず知らずの
ルームメイト
4人
マド
つくえ
つくえ
2段ベット
2段ベット
タンス
タンス
ドア
ヨシエ
マユコ
キン
ユカ
ぎゅう
ぎゅう
愛し合う
2人でさえ
心がすれちがう
昨今
——当然
赤の他人の
集まりの
寮生たちは…
流血
——なワケ
ありませんが
精神的には
近い状態かも
オラオラ
オラ〜ッ
トリプル
アクセル
キーック
ハーディング
シチュー
作ってんだ
きっさんも
食べる?
グツ
ーというのも…
寮生活では
何か
食べたいと
思った人は
必ず
人数分
作ることに
なります

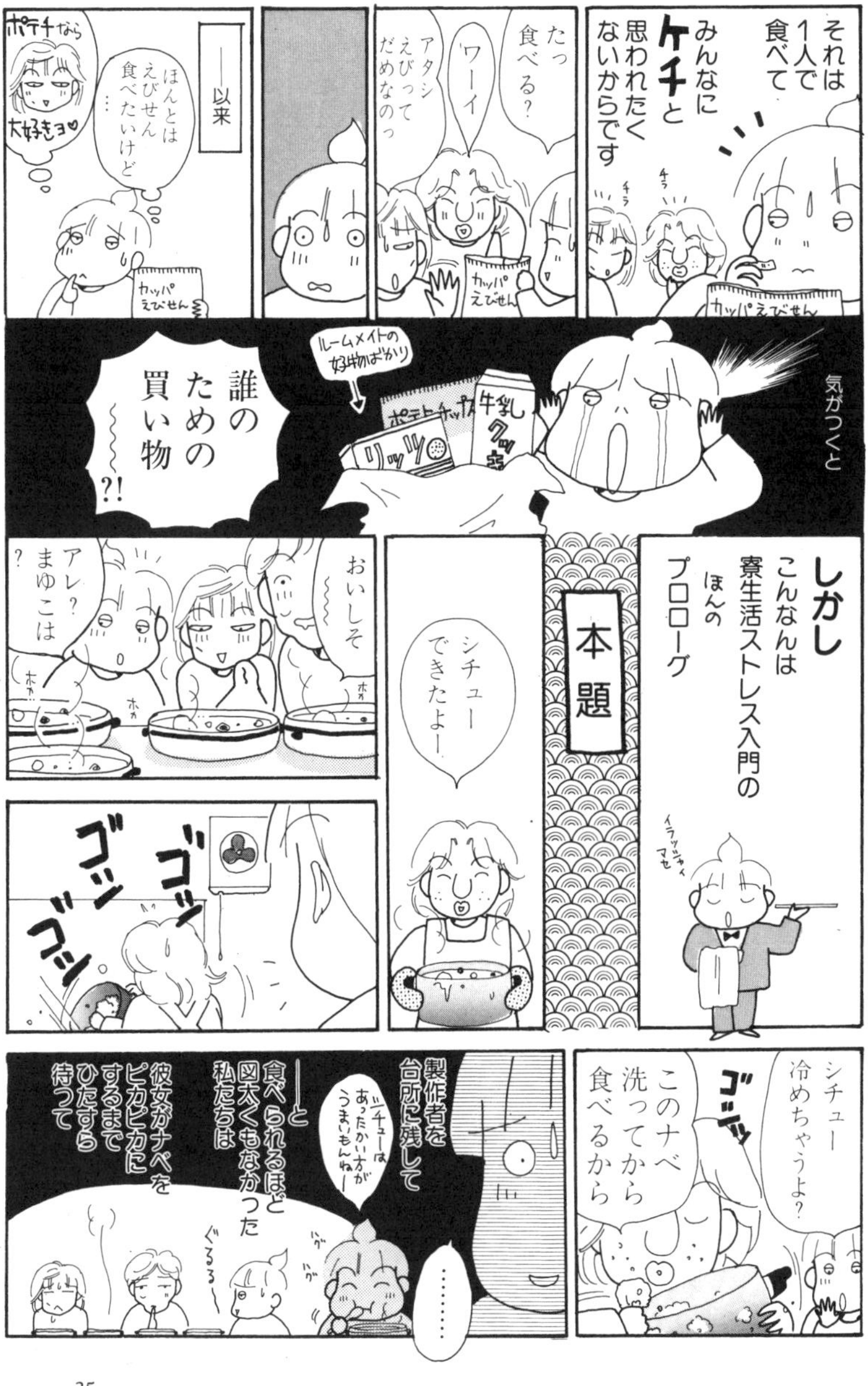

それは1人で食べてみんなにケチと思われたくないからです
チラ
チラ
カッパえびせん
たっ食べる？
ワーイ
アタシえびってだめなのっ
カッパえびせん
──以来
ほんとはえびせん食べたいけど…
ポテチなら大好きヨ♡
カッパえびせん
気がつくと
ルームメイトの好物ばかり
ポテトチップス
牛乳
リッツ
誰のための買い物〜〜〜?!
しかしこんなんは寮生活ストレス入門のほんのプロローグ
イラッシャイマセ
本題
シチューできたよー
おいしそ〜
アレ？まゆこは？
ゴッ
ゴッ
ゴッ
シチュー冷めちゃうよ？
このナベ洗ってから食べるから
ゴッ
製作者を台所に残して
──と食べられるほど図太くもなかった私たちは
シチューはあったかい方がうまいもんねー
…………
彼女がナベをピカピカにするまでひたすら待って
ぐるる〜

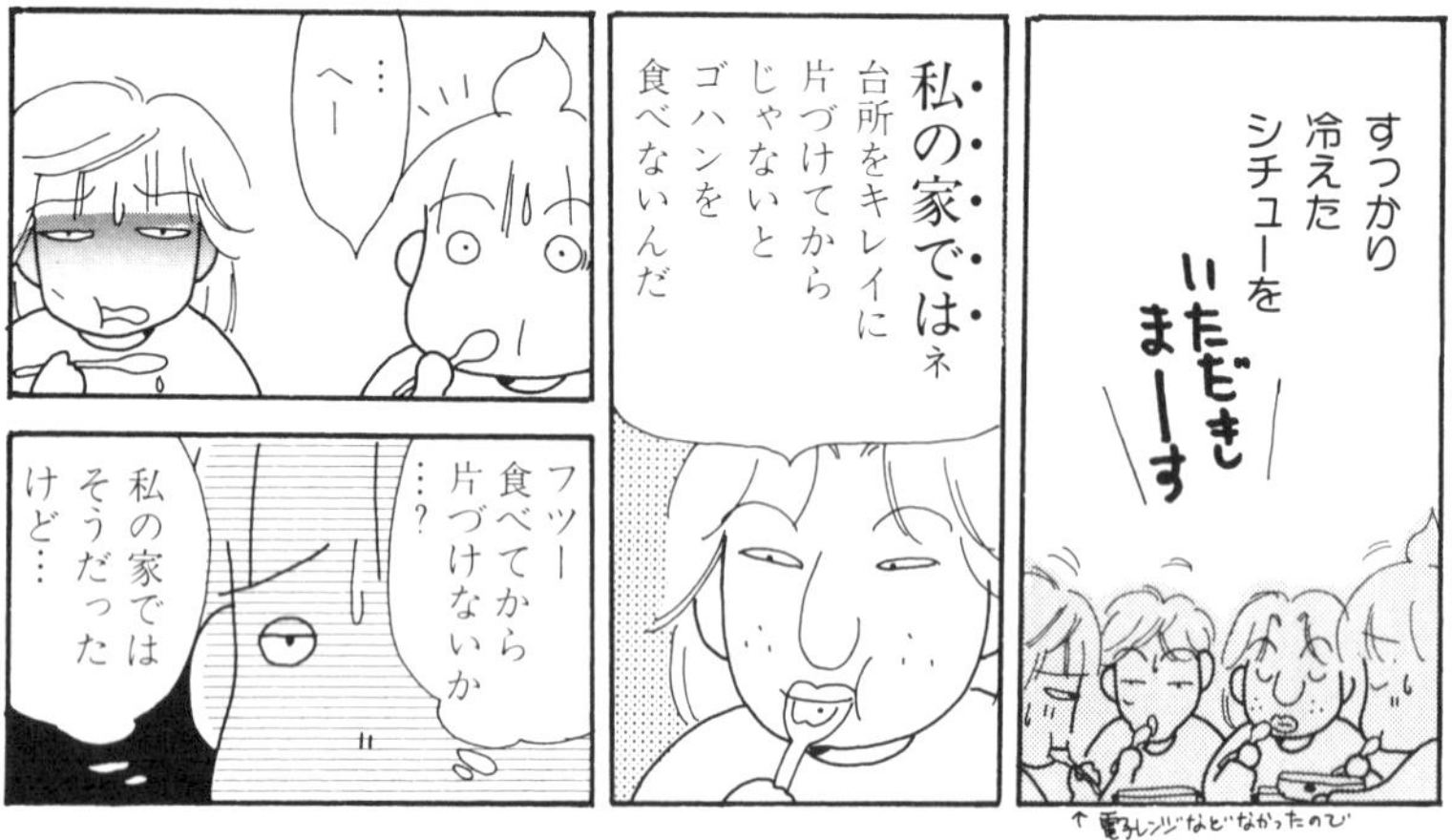
すっかり冷えたシチューを
いただきまーす
私の家では・・・・・・ネ
台所をキレイに片づけてから
じゃないとゴハンを食べないんだ
…へー
フツー食べてから片づけないか…？
私の家ではそうだったけど…
↑電子レンジなどなかったので

この私の家ではが寮生活最大のくせものだった

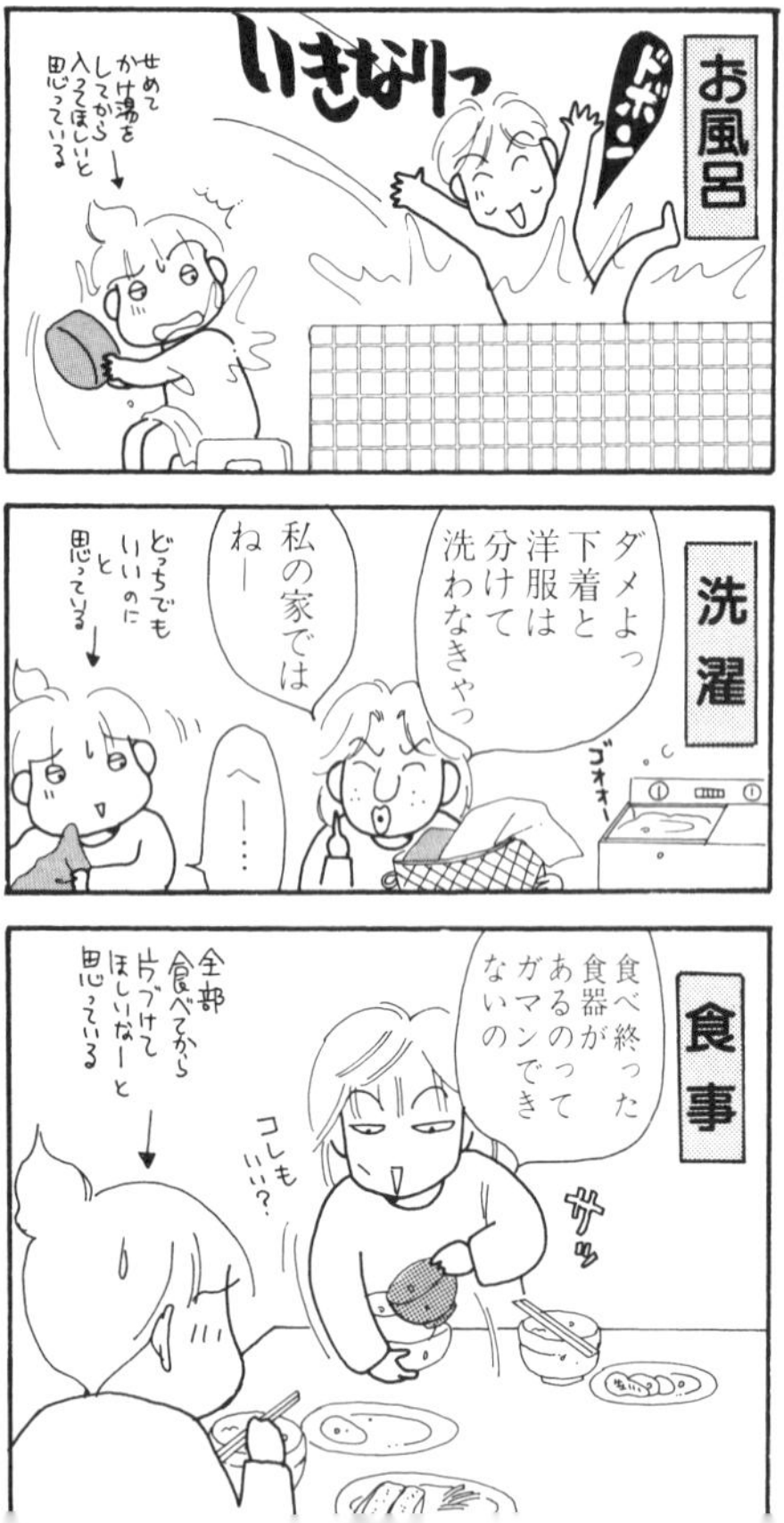
お風呂
ドボーン
いきなりっ
せめてかけ湯をしてから入ってほしいと思っている
洗濯
ダメよっ下着と洋服は分けて洗わなきゃっ
ゴオオー
私の家ではねー
へー……
どっちでもいいのにと思っている
食事
食べ終った食器があるのってガマンできないの
サッ
コレもいい？
全部食べてから片づけてほしいなーと思っている

何が悲しいって…

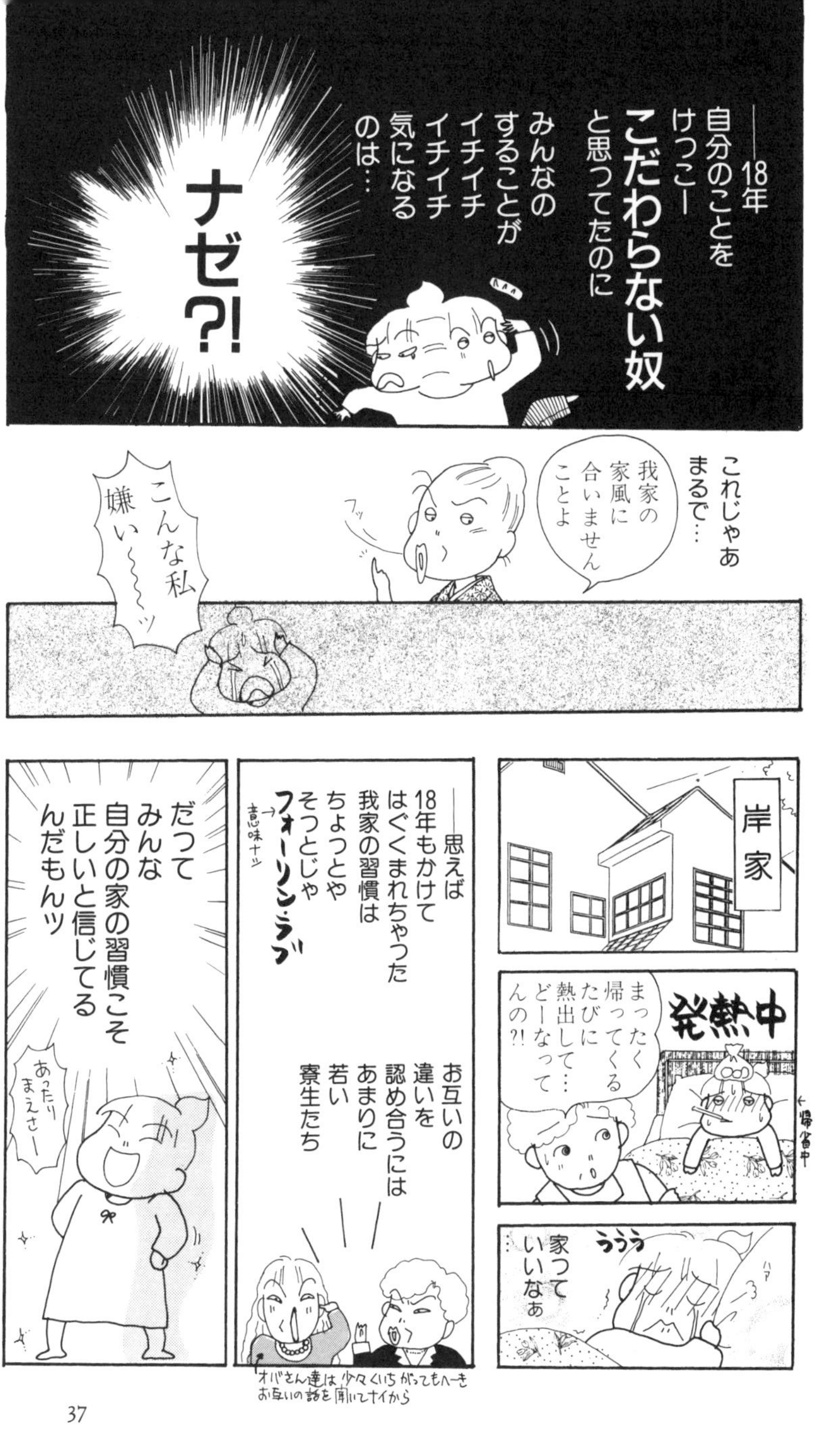

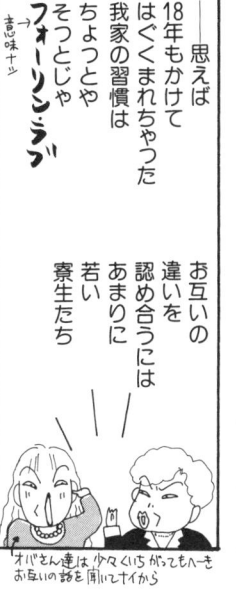

——18年
自分のことを
けっこー
こだわらない奴
と思ってたのに
みんなの
することが
イチイチ
イチイチ
気になる
のは…
ナゼ?!
これじゃあ
まるで…
我家の
家風に
合いません
ことよ
フッ
こんな私
嫌い〜〜〜ッ
岸家
発熱中
まったく
帰ってくる
たびに
熱出して…
どーなって
んの?!
帰省中
家って
いいなぁ
…
ううう
ハァ
——思えば
18年もかけて
はぐくまれちゃった
我家の習慣は
ちょっとや
そっとじゃ
フォーリン・ラブ
意味ナシ
お互いの
違いを
認め合うには
あまりに
若い
寮生たち
オバさん達は少々くいちがってもへーき
お互いの話を聞いてナイから
だって
みんな
自分の家の習慣こそ
正しいと信じてる
んだもんッ
あったり
まえさー

ある日
あそびに来たよー
コレさしいれ
チーズBIt
ハイ 岸さんの分
こんな食べ方はじめてだ
キッチリ5等分
サッ サッ
チーズ
私の食べ方
パーティ向き
いっただきまーす
ワイ ワイ
チーズビットの食べ方ひとつでも
こんなに違うんだもんな〜〜
寮生活は
でっかいおでん
グツ グツ
おいしく食べるコツは
臨機応変!
どんな具が入っていても
気にしないこと
コイツどーしてこんな味になったんだ?
イヤ〜ン
ほっといてヨ!
せっかくだから楽しみましょう

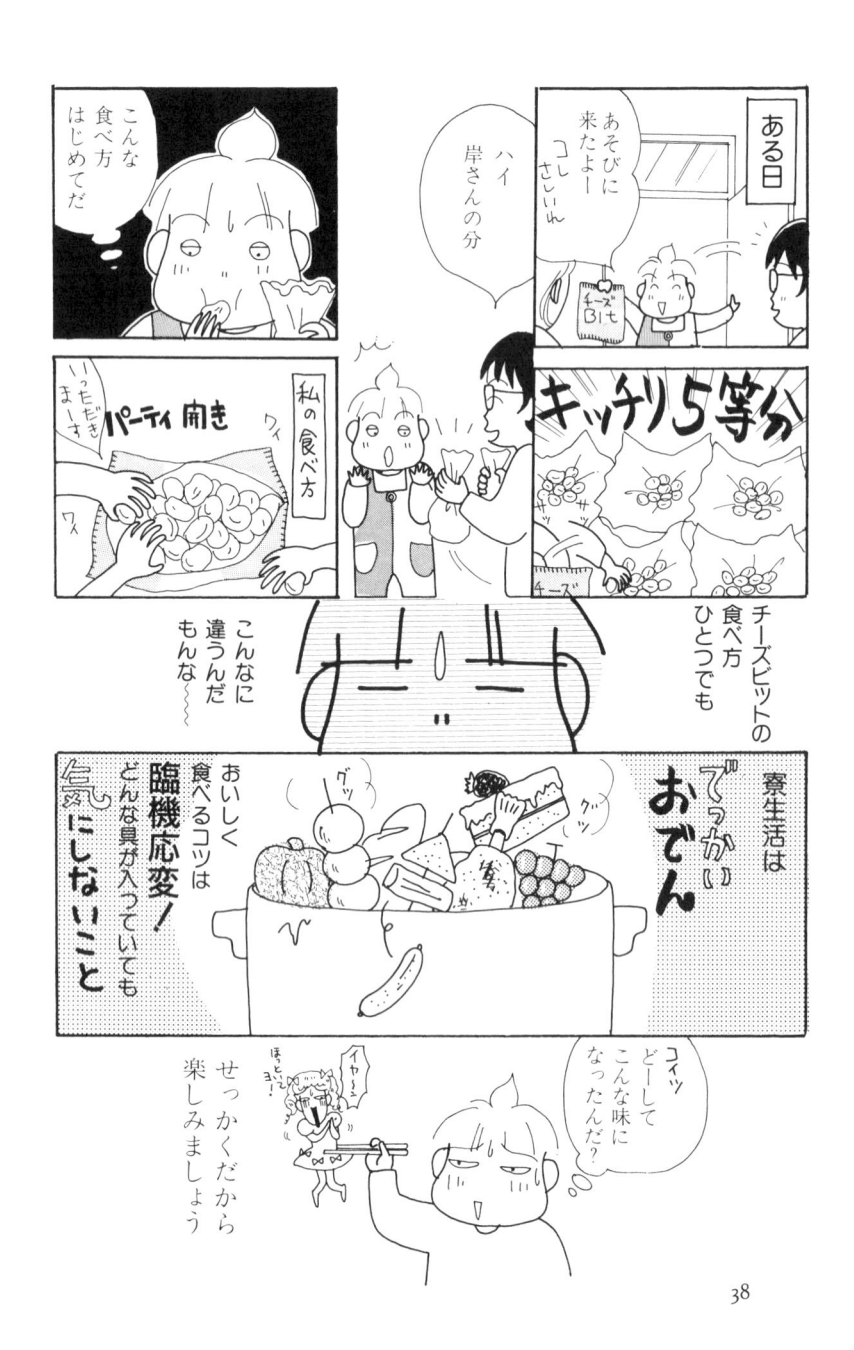

夜明けの採血鬼

朝六時、私たち夜勤ナースは、戦闘を開始する。徹夜明けの血走った目に、太く鋭く輝く注射器を持ち、目指す病室へと走るのだ。

私たちは採血鬼。

患者さんの寝込みを襲い、朝一番の新鮮血を検査に出すために、吸って吸って吸いまくる。ドクターの検査伝票と指示さえあれば、どんな血でも採ってみせます。

「最後の一人……」

池谷さんは、黙ってただ寝ている。顔面蒼白《そうはく》、意識朦朧《もうろう》、もう瀕死《ひんし》の患者さんなのだ。

「いくわよッ！」

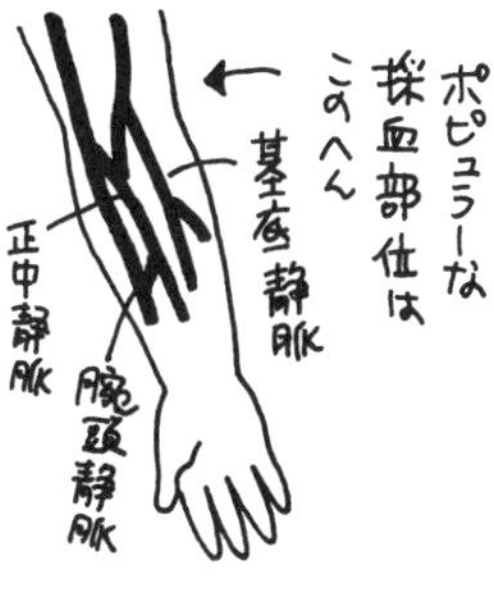

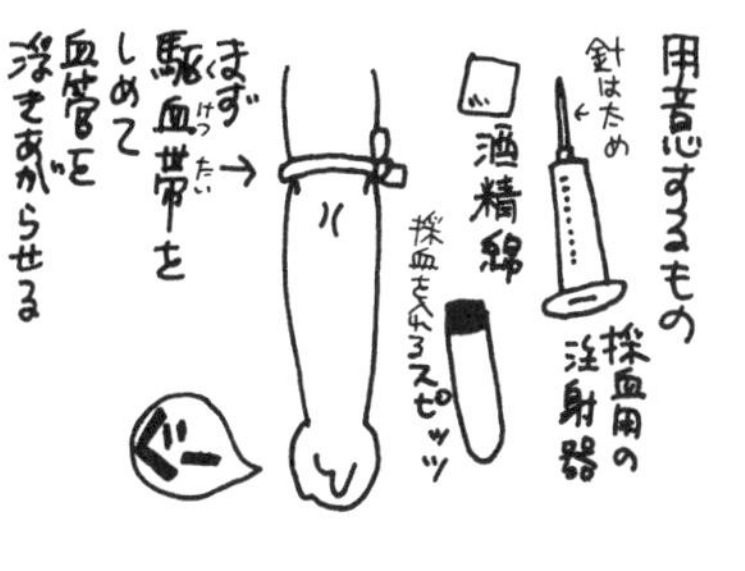

今日の採血は上出来だった。一二人もの患者さんの、誰一人血道をはずして泣かすことなく、任務は遂行された。残るは、池谷さんただ一人。だが、これが問題なのだ。

池谷さんの皮膚はたるんでいる。七〇歳だからシワシワ、タルタルはしょうがないが、老人にもほどがある。

「おじいちゃん、知ってる？　人間の七〇パーセントは水分なのよ。七〇パーセントどこ？」

などと言ってあげたいのをぐっとこらえ、

「よいしょ」

池谷さんの服をまくりあげると、その腕は一面紫色の、内出血畑。それは入院して以来、何十回と採血鬼の襲撃を受けた歴史をものがたる。

「ここはダメね。じゃあ、足は？」

どっこいしょと布団をはぎ、足元をあらわにする。しかしそこにも、内出血畑は開拓されていた。絶望に目を伏せると、ふと、まだ誰にも侵されていない、新天地が……。

「こ、ここ、ここどうでしょうか？」

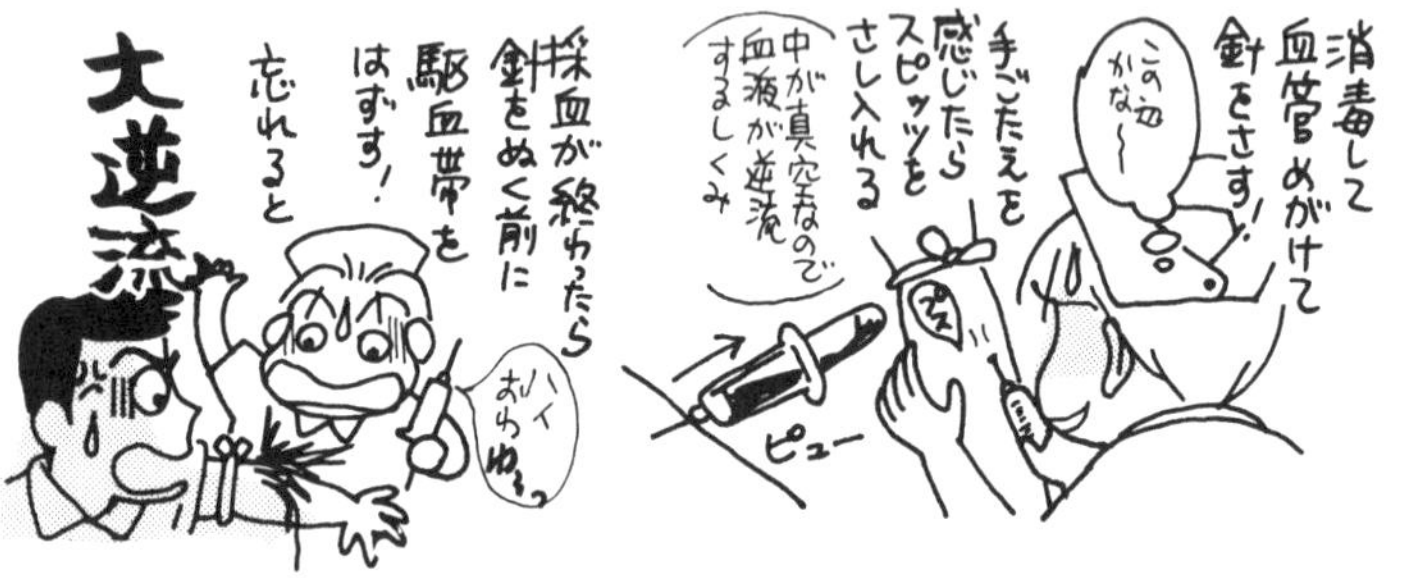

「うーん、足の親指かあ。たしかに血管浮いてるけど、むずかしいわよ」

「イチか、バチか、やってみます」

池谷さんに意識があれば、やめてくれ、と言っただろう。「そんなイチかバチかの大バクチ、オレの身体でやらないでくれ！」と叫んだに違いない。けれど幸いにも（？）池谷さんに意識はなく、今日の私たちは、採血鬼。採血の鬼なのだ。

「ブチッ」

バクチは成功した。採血容器に真っ赤な血が勢いよく流れ込む。

「プクー」

だけど失敗した。この試みには大きな誤算があった。採血針が血管より太かったのだ。池谷さんの足の親指は、みるみる内出血にふくらんでいく。

「ギャー。ゴメン、ゴメンなさい」

オチオチ意識をなくしてはいられない。病院は怖いところなのだ。あわてて止血しつつ……、

「仕方ないわね。じゃあ、ここは……」

ベテラン・ナースは、池谷さんの着物を脱がせ、おムツを開いた。

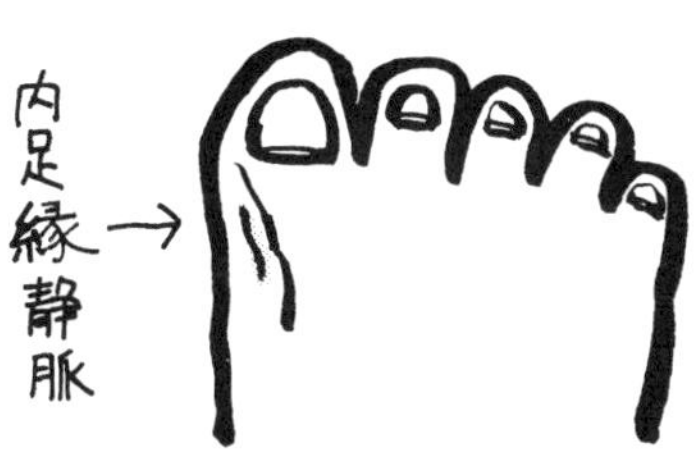

「えっ？　まさか……」

いくら何でもそこだけは……。

私は恐怖にひきつった。

「バカね、どこ見てんの。もっと上よ。ホラ、ここ、前から目をつけてたのよね。お腹の上に、太目の血管があるでしょ？」

ああ、なんだ、お腹か。えっ？　お腹？　そんなのアリ？　だってだって、突き破って内臓とか刺しちゃったりしない？　私がどんどん、ありえないような怖い考えをふくらませているあいだに、ベテラン・ナースは息をととのえ、精神集中。

「ブスッ」

しかし、お腹の血管はまるでインスタント・ラーメンのように縮れている。

「ほとんど、裁縫だなあ」

ベテラン・ナースは、右左、右左と、器用にちぢれ縫いに挑んだ。が、

「ブクー」

健闘むなしく、内出血。敗れ去ったベテラン・ナースはフーッと肩で息

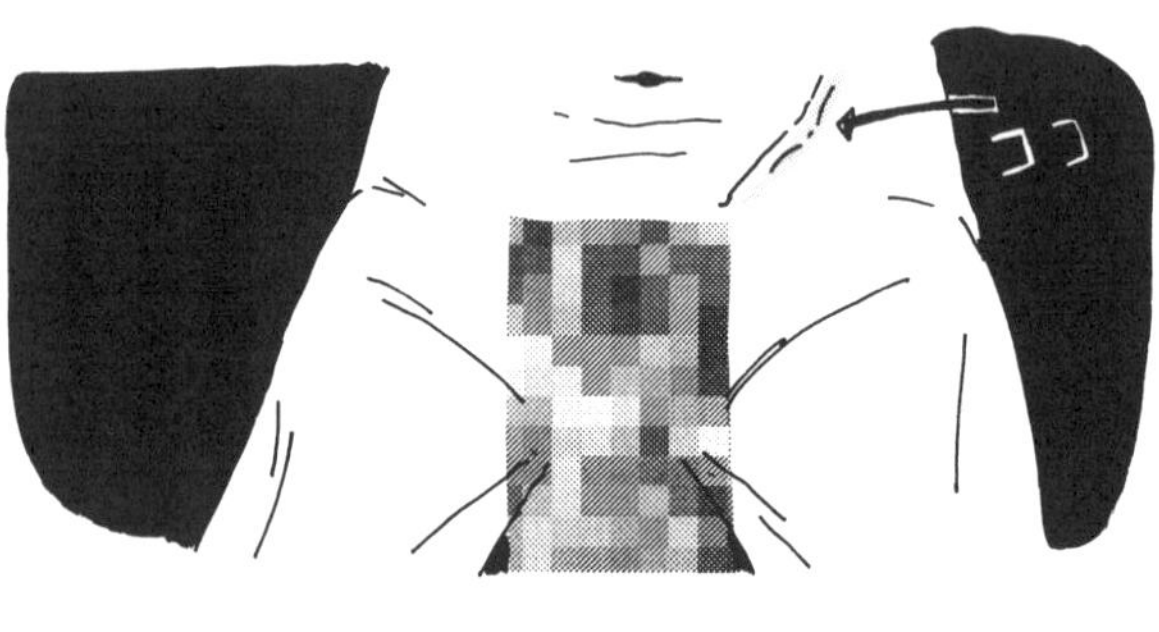

をする。かなりプライドを傷つけられている様子だ。なにか気分をやわらげるような話でも、と私はおちゃらけて、

「池谷さん、もう血が残ってないいんじゃないでしょーかね？」

「岸さんッ」

逆に、看護婦にあるまじき言動を責められてしまいました。

以後三〇分間、私たちは池谷さんの前になすすべもなく沈黙していた。早く決着をつけなければ、もうすぐ朝食介助が始まり、目のまわる忙しさがやってくる。夜明けの採血鬼のプライドにかけても、日勤のナースに頼むようなことはしたくない。もう、後がない。私たちは追いつめられていく。

「血が、血が欲しい」

身悶《みもだ》えするほど、血が欲しいのだ。

「フーッ」

ベテラン・ナースは落ちつこうと、椅子《いす》に腰をおろした。

「しかし、何よね。こんな状態の池谷さんの血を採って、それが本当に池

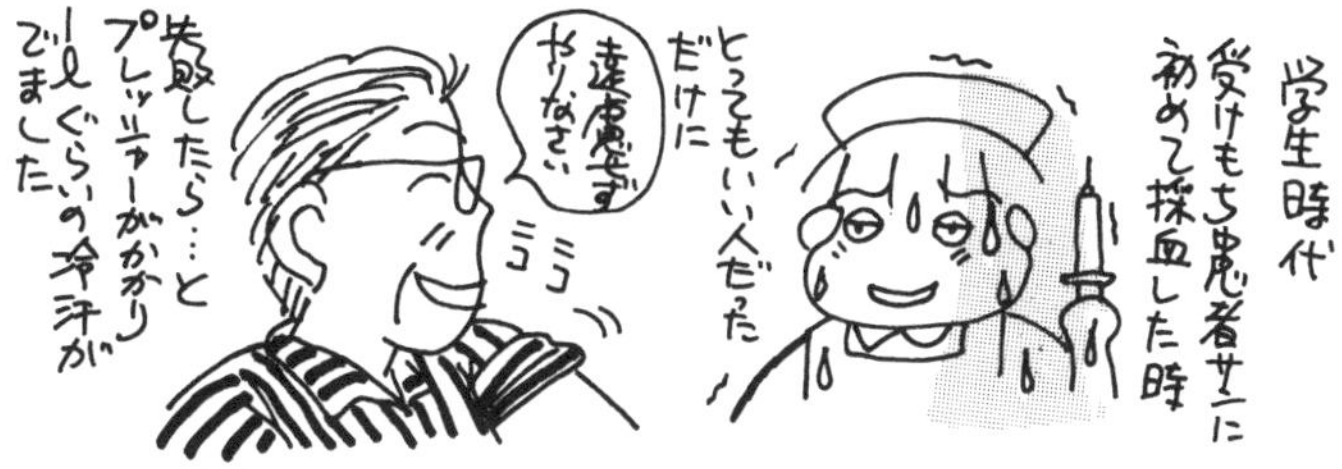
学生時代
受けもち患者サンに
初めて採血した時
とってもいい人だった
だけに
遠慮せず
やりなさい
ニコ ニコ
失敗したら…と
プレッシャーがかかり
1ℓぐらいの冷汗が
でました

谷さんのためになるのかしら。検査っていったって結局、医師《せんせい》のデータ集めじゃないの。患者さんを苦しめるだけで……」

ベテラン・ナースにも、ついに泣きが入った。

どうした？　ベテラン・ナース。ここに来て突然、患者の立場に立ち、医師の倫理に一石を投じる発言とは!?

「そうですよね……」

言いながら私たちは、池谷さんの身体を湯たんぽであたためる。こうすることで、血管が浮きあがり、採血がやりやすくなるのだ。言ってることと、やってることが違うって。

「ウ、ムムッ！」

その時、ベテラン・ナースの目の中に希望の虹がかかった。

「ここは!?　まだ試してないよね？」

指さした先は、池谷さんの額だ。

そう、怒ると顔に血管が浮く人がいるが、池谷さんの眉《まゆ》の横にも、五ミリくらいの太さの盛り上がった血管があった。

(私たちの話に怒って、浮いてんじゃないよね？)

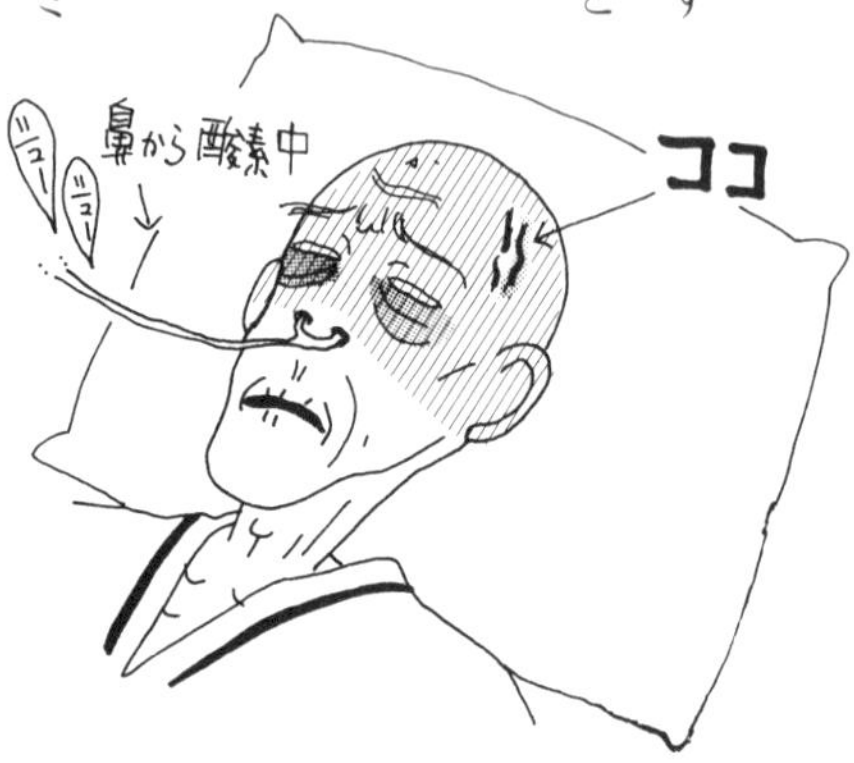

なんてことを考えながら、新しい注射器を用意する。温かいタオルで額もあたためた。それにしても、顔から血を吸うなんて、初めてだ。採血鬼、ここに極まれりか。

「いくわよ」

ベテラン・ナースはシューズを脱ぎ、池谷さんのベッドに馬のりになる。スッゲー。

「失礼しますよ」

顔のすぐそばに、見ず知らずのおしりがあるっていうのは、どんなもんかな？　池谷さん。しかし、私たちは今、採血鬼なのだ。池谷さんの血を吸うためなら、何でもやるぞ、エンヤコラ。あたためられ、膨張した血管は、ぷくぷくと盛り上がってきた。

「いける！」

ベテラン・ナースの、確かな手応え。注射器に、真っ赤な血が逆流した。

「やった！　やりましたね！」

「やったわ。やったのよ」

これでやっと私たち、普通のナースに戻れるのね。

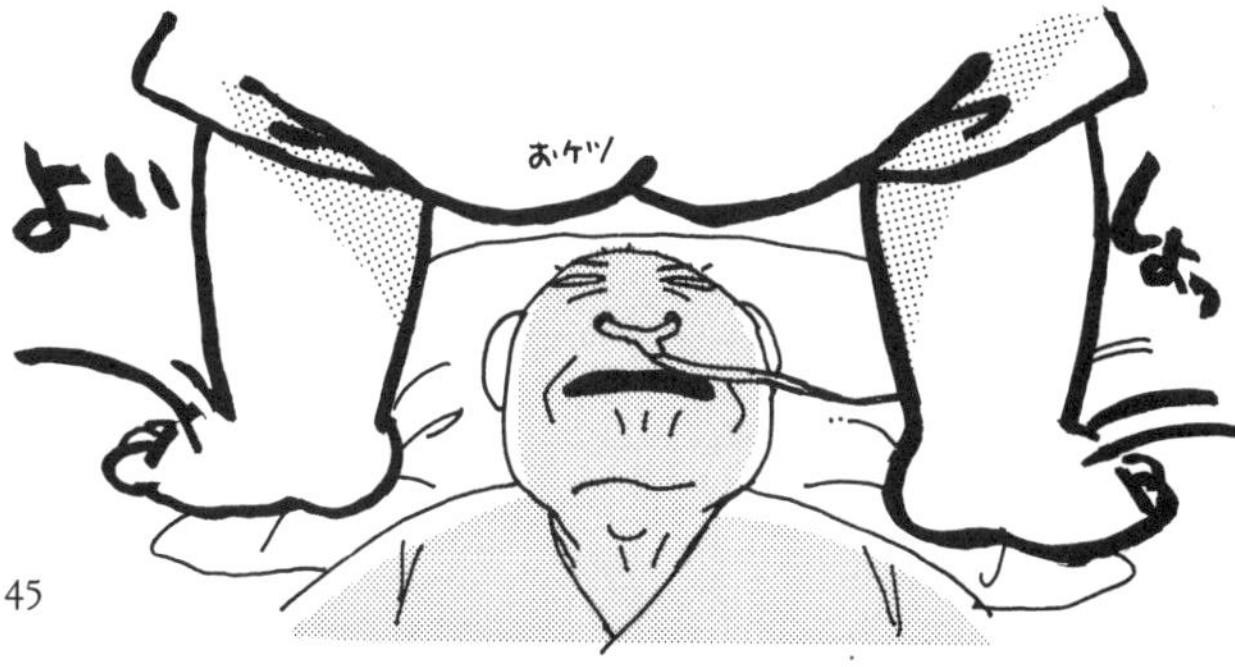

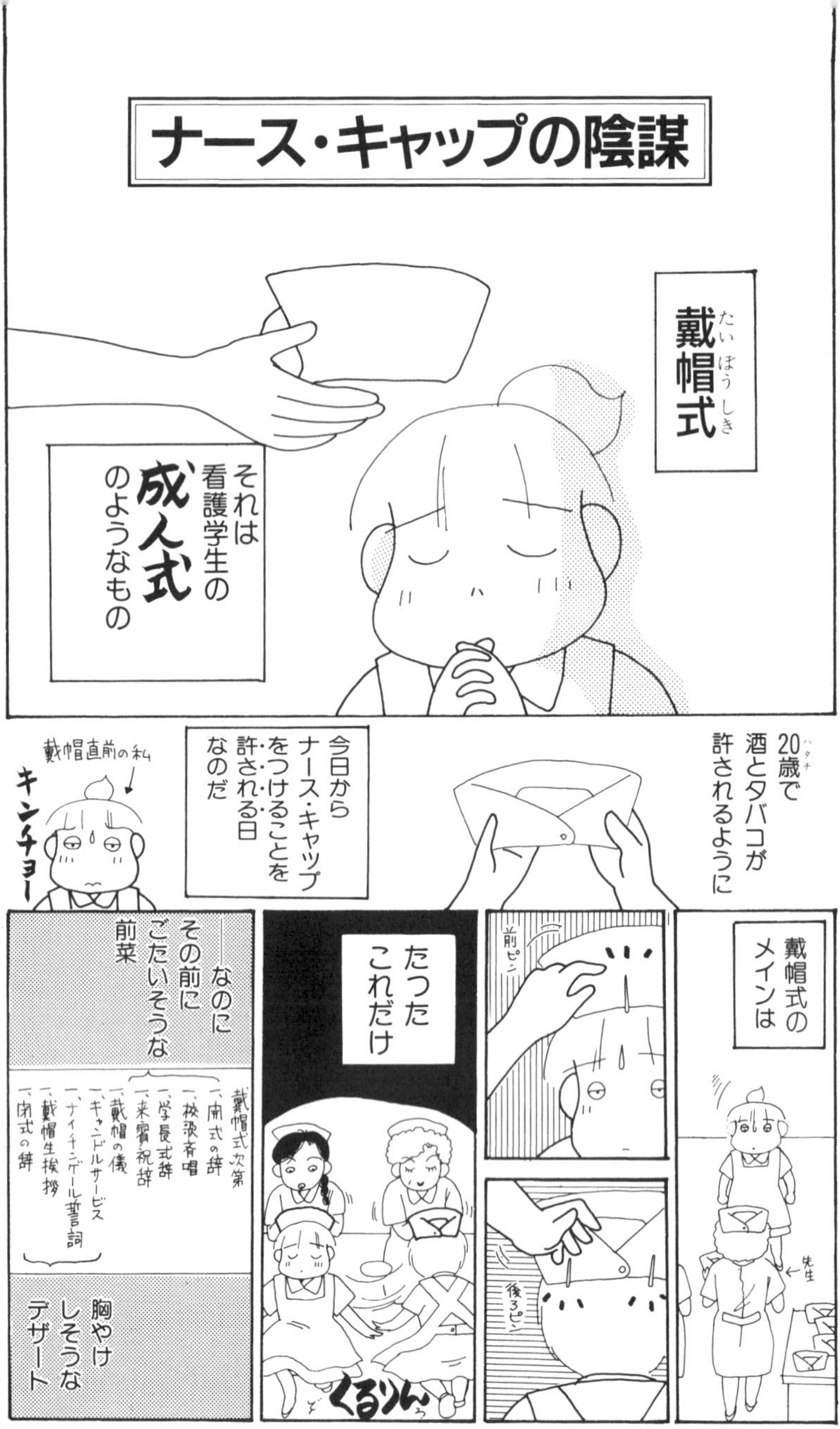

ナース・キャップの陰謀
戴帽式《たいぼうしき》
それは看護学生の成人式のようなもの
20歳《ハタチ》で酒とタバコが許されるように
今日からナース・キャップをつけることを許される日なのだ
戴帽直前の私
キンチョー
戴帽式のメインは
先生
前ピン
後ろピン
たったこれだけ
くるりん
——なのにその前にごたいそうな前菜
戴帽式次第
一、開式の辞
一、校歌斉唱
一、学長式辞
一、来賓祝辞
一、戴帽の儀
一、キャンドルサービス
一、ナイチンゲール誓詞
一、戴帽生挨拶
一、閉式の辞
胸やけしそうなデザート

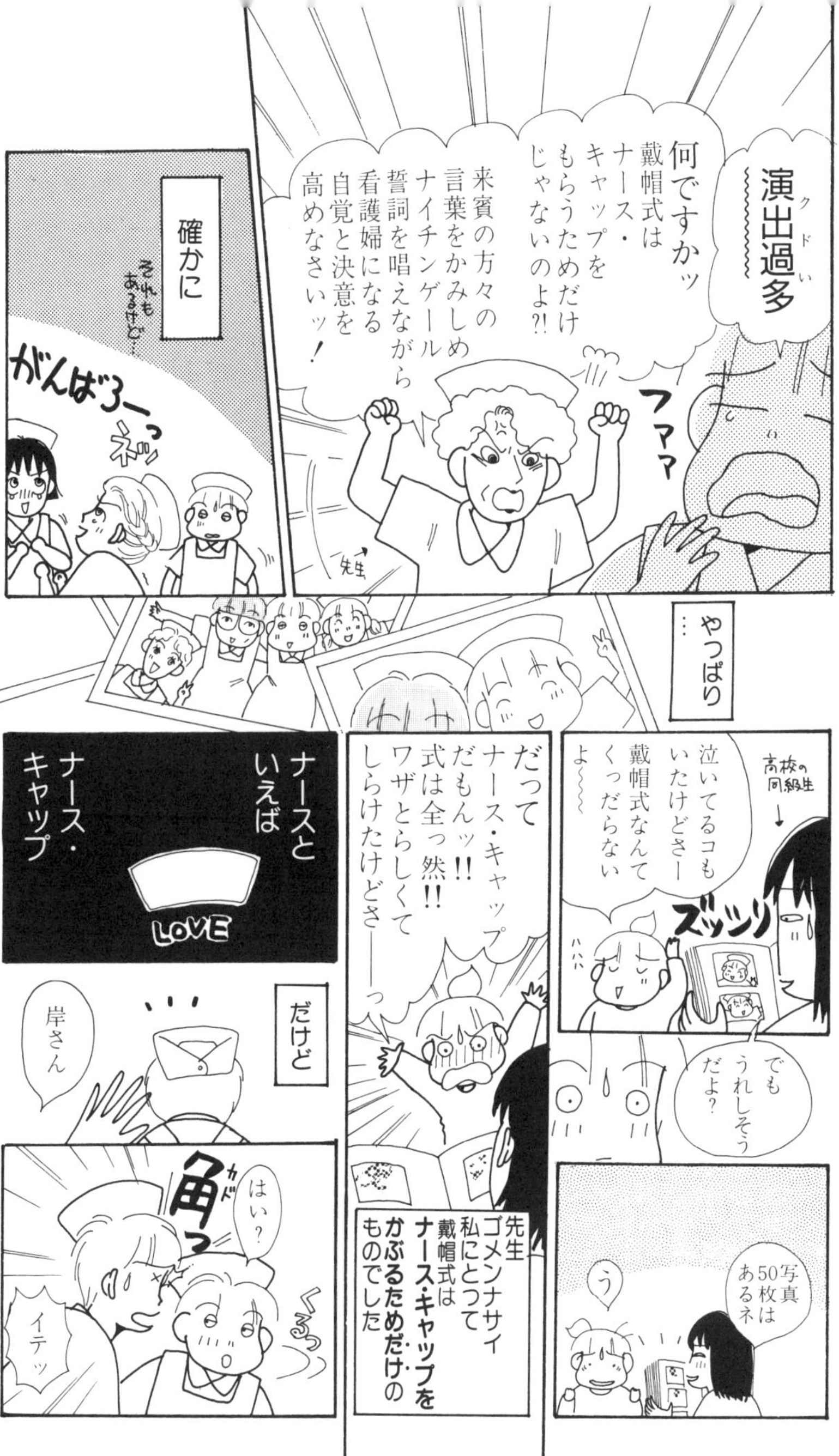
演出過多《クドい》
何ですかッ
戴帽式はナース・キャップをもらうためだけじゃないのよ?!
来賓の方々の言葉をかみしめナイチンゲール誓詞を唱えながら看護婦になる自覚と決意を高めなさいッ！
フママ
先生→
確かに
それもあるけど…
がんばろーっ
ネッ
やっぱり…
高校の同級生↓
泣いてるコもいたけどさー
戴帽式なんてくっだらないよ〜〜
ズッシリ
ハハハ
だってナース・キャップだもんッ!!
式は全っ然!!
ワザとらしくてしらけたけどさー—っ
ナースといえば
ナース・キャップ
LOVE
でもうれしそうだよ?
写真50枚はあるネ
う
先生ゴメンナサイ
私にとって戴帽式は**ナース・キャップをかぶるためだけの**ものでした
だけど
岸さん
はい?
角《カド》っ
くるっ
イテッ

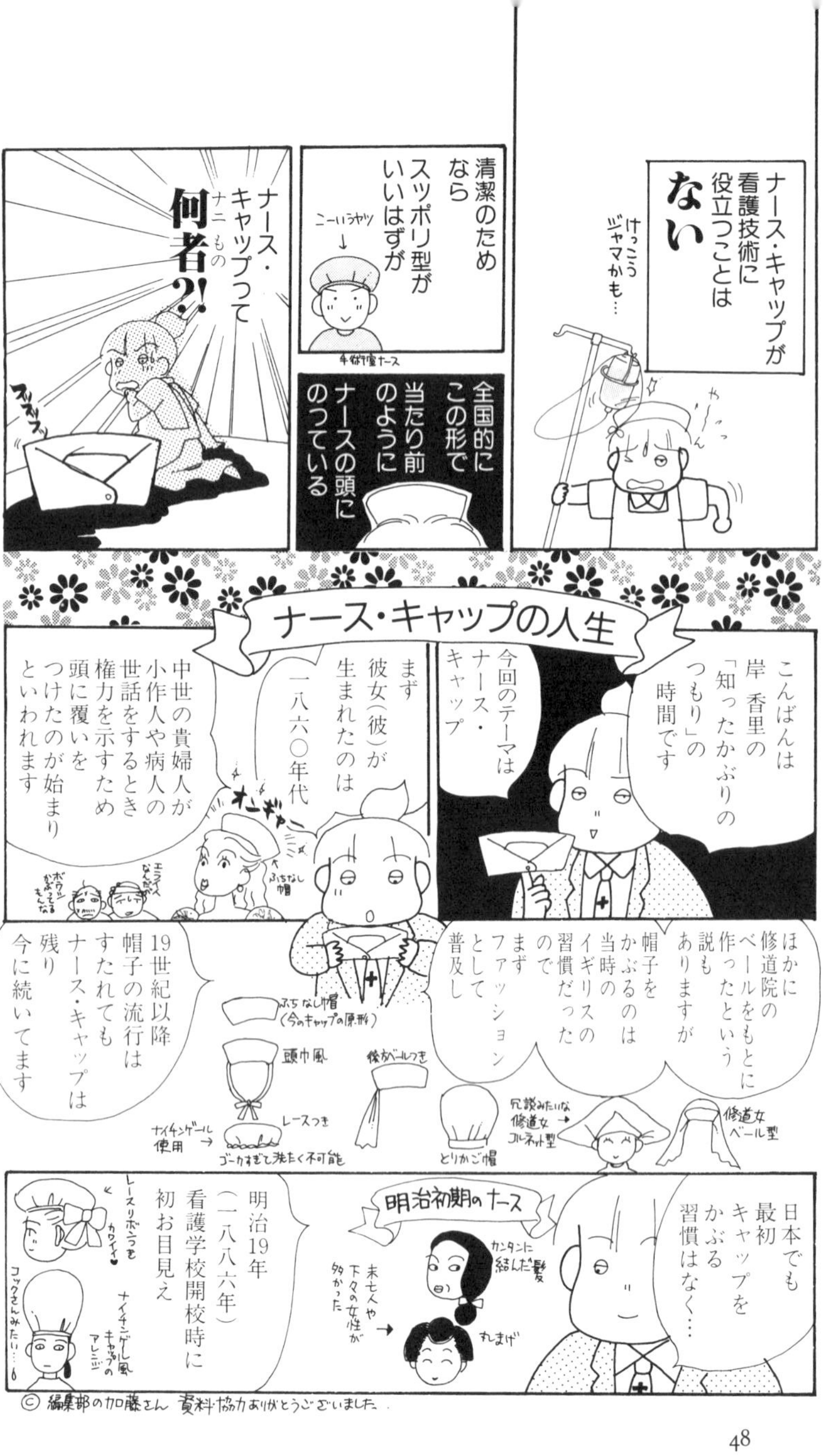

ナース・キャップが看護技術に役立つことはない
けっこうジャマかも…
清潔のためならスッポリ型がいいはずが
こーいうヤツ↓
手術室ナース
全国的にこの形で当たり前のようにナースの頭にのっている
ナース・キャップって何者《ナニもの》?!
ナース・キャップの人生
こんばんは岸香里の「知ったかぶりのつもり」の時間です
今回のテーマはナース・キャップ
まず彼女(彼)が生まれたのは一八六〇年代
オギャー
中世の貴婦人が小作人や病人の世話をするとき権力を示すため頭に覆いをつけたのが始まりといわれます
ふちなし帽
ほかに修道院のベールをもとに作ったという説もありますが帽子をかぶるのは当時のイギリスの習慣だったのでまずファッションとして普及し
19世紀以降帽子の流行はすたれてもナース・キャップは残り今に続いてます
ふちなし帽(今のキャップの原形)
頭巾風
後ろがベールつき
レースつき
ナイチンゲール使用→
ゴーカすぎて洗たく不可能
とりかご帽
冗談みたいな修道女コルネット型→
修道女ベール型
日本でも最初キャップをかぶる習慣はなく…
明治初期のナース
カンタンに結んだ髪
未亡人や下々の女性が多かった→
丸まげ
明治19年(一八八六年)看護学校開校時に初お目見え
レースリボンをカワイイ♥
ナイチンゲール風キャップのアレンジ
コックさんみたい…

© 編集部の加藤さん 資料協力ありがとうございました。

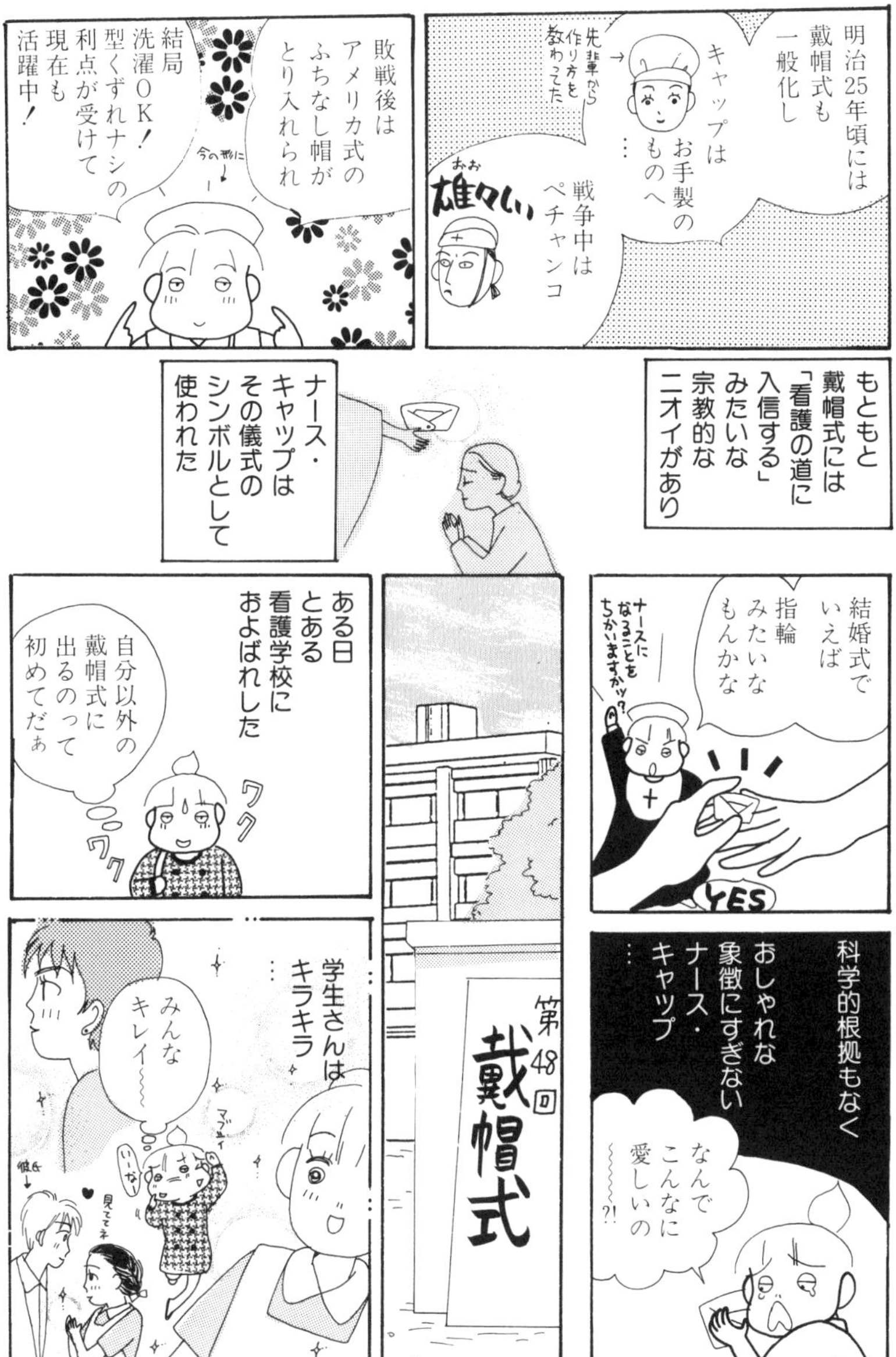

明治25年頃には
戴帽式も
一般化し
キャップは
お手製の
ものへ
…
先輩から
作り方を
教わってた
戦争中は
ペチャンコ
雄々《おお》しい
敗戦後は
アメリカ式の
ふちなし帽が
とり入れられ
今の形に
結局
洗濯OK！
型くずれナシの
利点が受けて
現在も
活躍中！
もともと
戴帽式には
「看護の道に
入信する」
みたいな
宗教的な
ニオイがあり
ナース・
キャップは
その儀式の
シンボルとして
使われた
結婚式で
いえば
指輪
みたいな
もんかな
ナースに
なることを
ちかいますかッ?
YES
第48回
戴帽式
ある日
とある
看護学校に
およばれした
自分以外の
戴帽式に
出るのって
初めてだぁ
ワク
ワク
科学的根拠もなく
おしゃれな
象徴にすぎない
ナース・
キャップ
…
なんで
こんなに
愛しいの
〜〜〜?!
学生さんは
キラキラ
…
みんな
キレイ〜〜
いーなー
彼氏
見ててネ
戴帽前

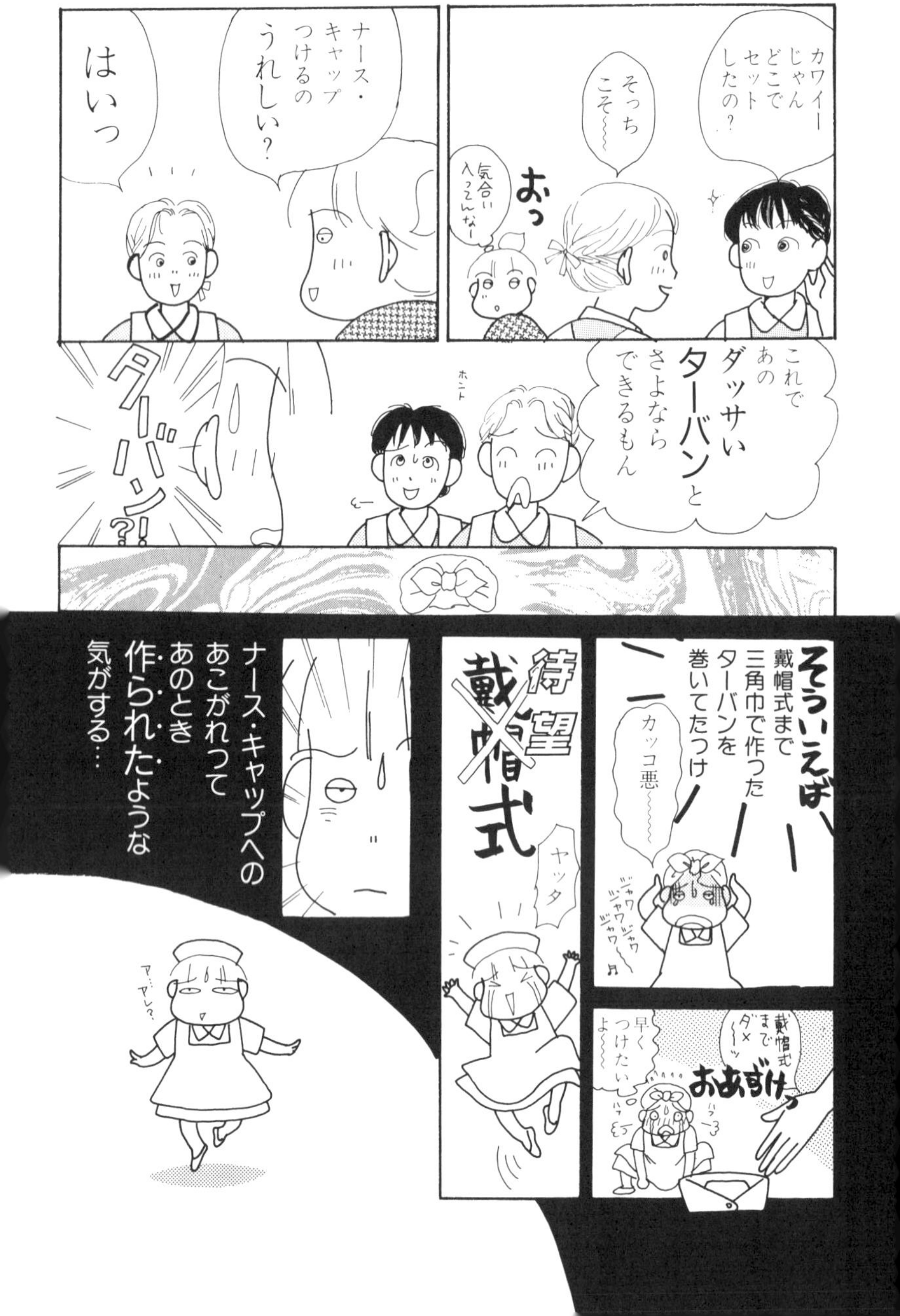
カワイーじゃん どこでセットしたの？
そっちこそ〜〜
おっ
気合い入ってんなー
ナース・キャップつけるのうれしい？
はいっ
これであのダッサいターバンとさよならできるもん
ホント
ターバン?!
そういえば、戴帽式まで三角巾で作ったターバンを巻いてたっけ
カッコ悪〜〜〜
待望 戴帽式
ヤッタ
戴帽式までダメ〜ッ
早くつけたいよ〜〜
おあずけっ
ナース・キャップへのあこがれってあのとき作られたような気がする…
ア…アレ？

下、下の話

うんこは嫌われる。もちろんおしっこも。ただ、それが自分のモノならば、臭さ、汚さもガマンできる。逆にスカーッと快通した朝などは、しみじみその産物を見つめ、こみあげる愛《いと》しさに、

「うんうん（シャレではない）よくでたね」

と、ほめてやりたくなる（なりませんか?）。だが、他人のモノとなれば話は別だ。他人の排泄物《はいせつぶつ》には自分の感情の入る余地はない。いいや、入れてたまるかという感じだ。

けれどそれを見て、（間接的に）触って、その上、感想なんかを書いちゃう仕事がある。イッツァ・ナース。

これから汚い話をします。

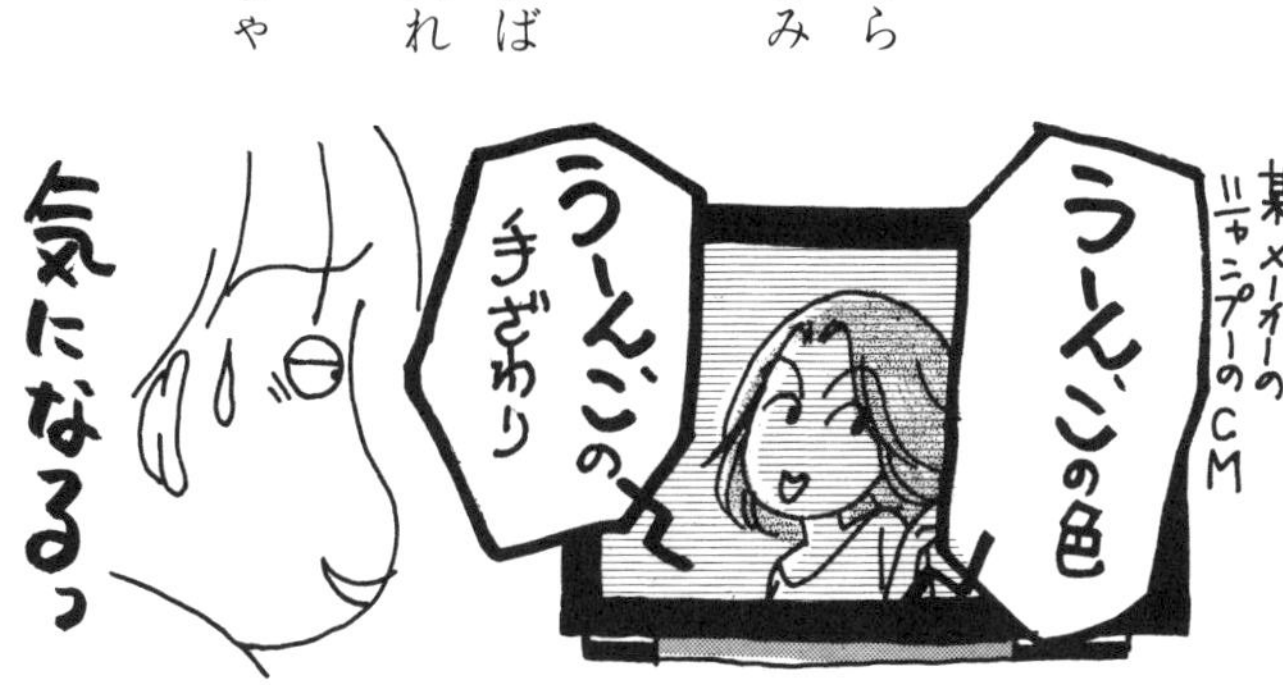
某メーカーのシャンプーのCM
うーんこの色
うーんこの手ざわり
気になるっ

「便がでました」

15号室の山根さんが、ナース・コールを通して事もなげに言い放つ。便？ああ、なぜおしっこでなく便なのか……。がっくりと肩を落として見わたせば、ナース・ステーションに運悪くいあわせたナースは、五人。そのうち、婦長、主任はこのテの肉体労働部門を引退なさっているので、数には入れない。残るは三人。はたして誰が……と思うまでもなく、皆さんの目はナース・コールを受けた私に注がれている。

「はいはい、責任とって行ってきます」

うなだれつつ、顔には山根さん用のスマイルを浮かべ、病室へと急ぐ。

「じゃあ、オムツかえますね」

山根さんの顔を見るなり、いきなりカーテンをしめ、ふとんをはぐ私。

おいおい、挨拶もなしかい、看護婦さん。お天気の話でもして、まず患者さんの心をなごませて……などと言ってる場合ではないのだ。だってさ、

「いい天気ですねー」

「きのうのテレビで……」

なんて話を、うんこをお尻にくっつけたまま呑気《のんき》に楽しむ患者さんって

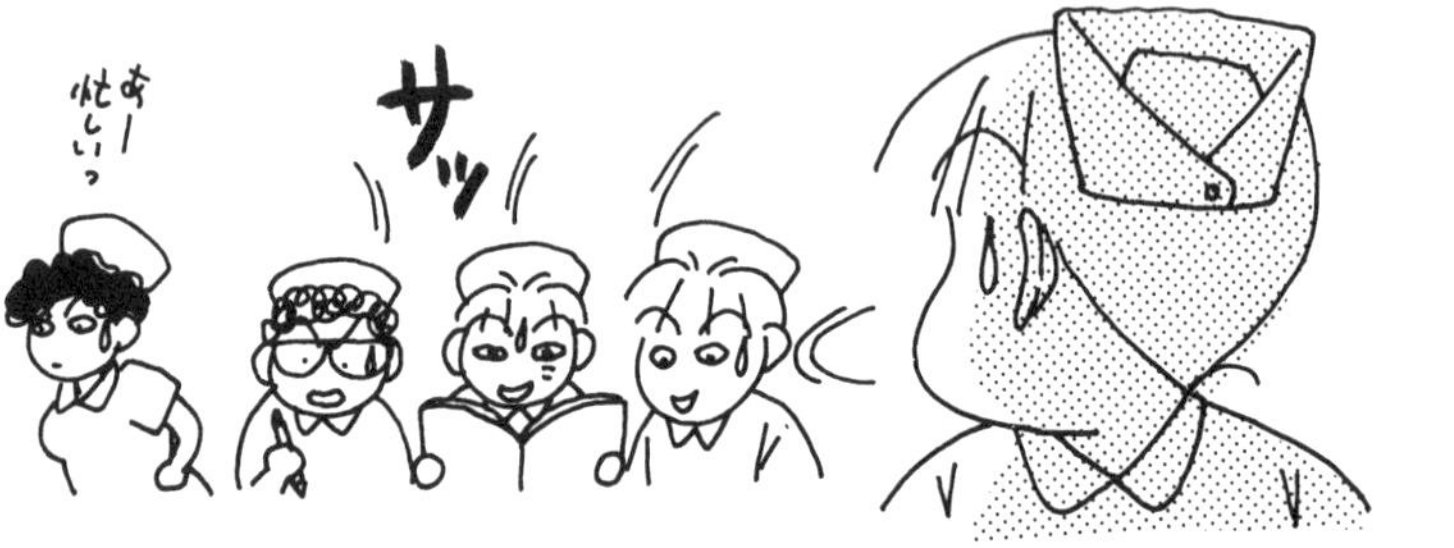

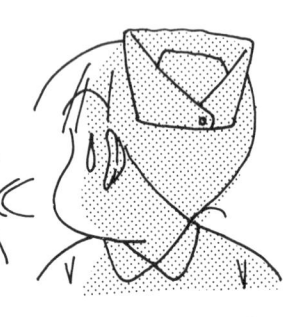

そうはいないと思う。つまりは今、患者さんの一番の望みは一刻も早くお尻とうんこを分離することであって……。

「お願いします」

満足げに横たわる山根さんから、ムァ～。出来立てホヤホヤの臭《にお》いが立ちのぼる。

（これが焼きたてのパンならどんなにか……）

意味不明のことを思いつつオムツに手をかけると、

「いやー。なんか今日はやわらかくってぇ」

製作者、山根さんの弁。

「エッ!?」

イヤな予感が脳天をつらぬく。案の定、オムツの中はあふれんばかりの満潮の海。大波、小波がどんぶらこ。いったい、どこから手をつけてよいやら……。途方に暮れながら私はつい、寡黙になる。他のナースはどうか知らないが、私はオムツ関係は黙々とすることに決めている。ただでさえ不器用なのだ。手と口をいっしょに動かすうちにうっかり、

「くさいですねー」

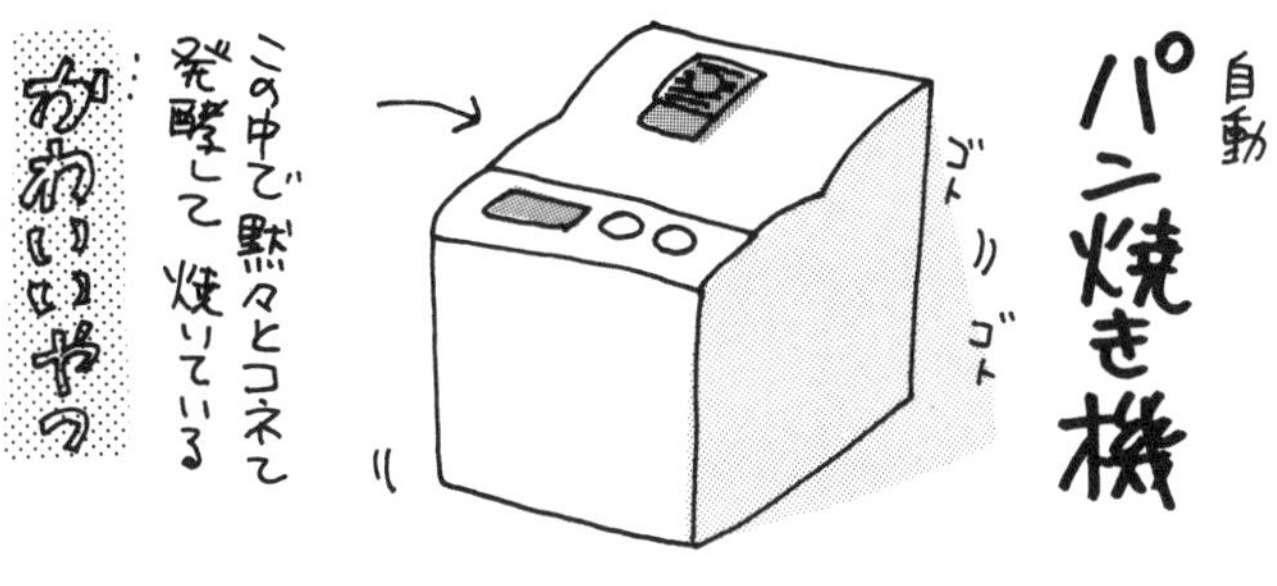
自動
パン焼き機
ゴトゴト
この中で黙々とコネて発酵して焼いている
かわいいやつ

「あっ、昨日とうもろこし食べましたね?」

などと、見たまんまのことを言いかねない。ね? お互いの平和のため、沈黙は金。特に今日のようなうんこの大海原には、口には出せない熱い思いがほとばしる。

(うわ、目にくる)

(あ、えのき……しらたき……昨日はすき焼きだな?)

(ぎゃっ、あふれる、こぼれる。くそったれ)

もう頭の中はそれ一色だ。山根さんも、看護もない。あるのはただ目の前のそれを、いかに上手《うま》くこぼさぬようにとりかえるか……。一心不乱に時は過ぎ、なんとかオムツ交換は終わった。

「どうもありがとう。すみませんねえ」

さっぱりとした山根さんの笑顔に、ハッと我にかえる。いいえ、どういたしまして。私の方こそ、うんこばっか見っててごめんね。つかの間流れる平和の風。……ん? この臭いは……。

「ううーん。もうちょっと残ってるようだぞ?」

なんだと? 山根さんったら、ありがとうの舌の根もかわかぬうちに、

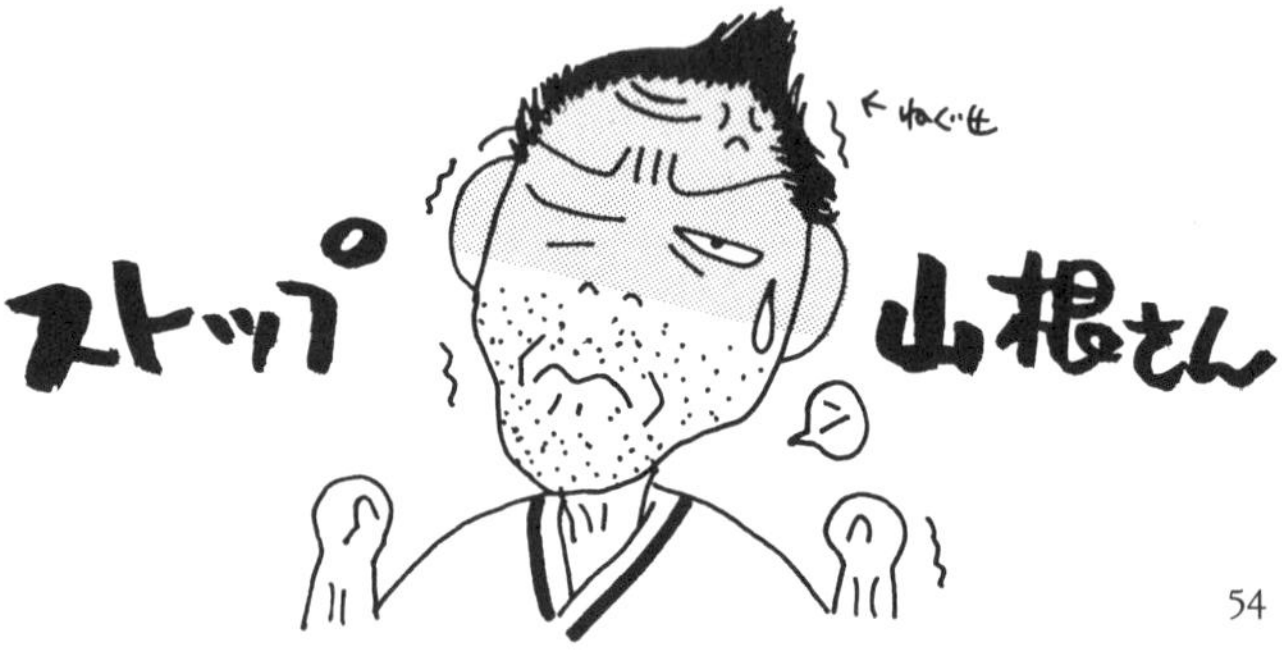

なんと不吉な。

「う――――ん」

い、いきむな。恩を仇でかえす気か。

「……でました」

……でてしまいましたか。じゃっ、私はこれで。なんてすむわけないか。

「すいませんねえ。看護婦さんを見てるうちに、なんかもよおしてきちゃって……」

山根さんは、にやにやとつぶやく。

あのさ、石原裕次郎の『嵐を呼ぶ男』ならいいけどさ、『便意を呼ぶ女』なんてかんべんしてくださいよ。ほんと。

このように、できるなら極力お目にかかりたくない他人の汚れものではあるが、ナースにはさらなる試練が待っている。一日のうち、何度もそれを見て触る（間接的にですよ）機会に恵まれ、さらに一刻も早く忘れてしまいたい他人のそれを、忘れることが許されない。

ナント、看護記録という、患者さんの入院生活の報告書みたいなものに、

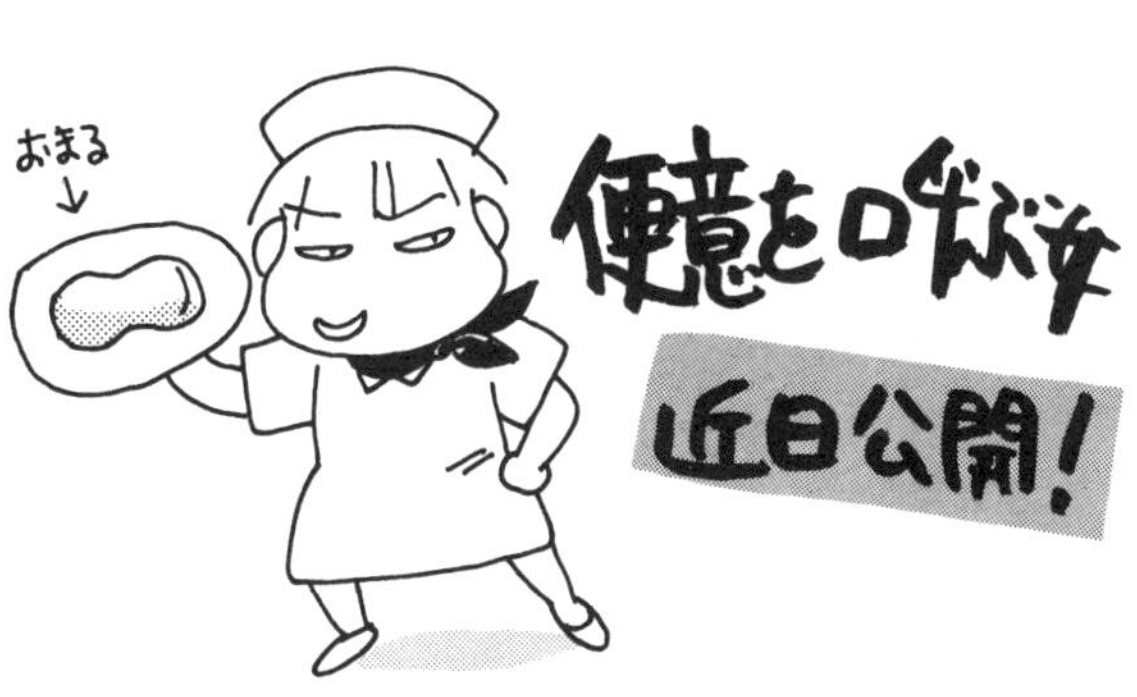

それを見た『感想』を記すのだ。患者さんの排泄物は、その身体を知るための大切なメッセージ、おろそかにはできない。うんこの色、形、軟度、量、出血の有無などの多方面からの分析に、ナースの主観をとりまぜて感想はつづられる。

『軟便、黄土色、鶏卵大』

やわらかい、カラシ色、ニワトリの卵の大きさ。どうです？　目に浮かぶでしょ？　感想は、抽象的であってはならない。医療は芸術とはちがうのだ。多少センスに欠けても、よりリアルに書く。その誠実な観察眼が読む人の胸に迫る。迫りすぎて、困るほどだ。

『硬い』『軟らかい』『泥状』『未消化』

かつて、うんこがこれほど注目されたことがあったでしょうか。

『手拳大（手をグーにした時の大きさ）』

『うずらの卵大』

こと、うんこの大きさに対する感想には各ナースのパーソナリティが発揮されて、興味深い。

『茶わん一膳大』

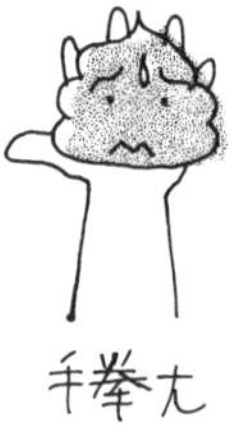
手拳大

vs
うずら卵大

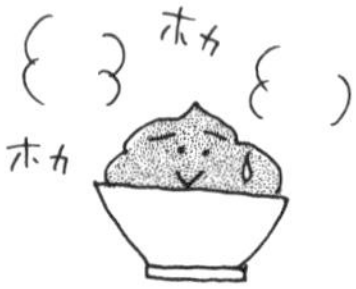
ホカ
ホカ
茶わん一膳大

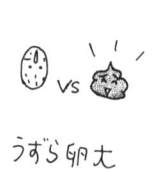

『ドンブリ一杯大』

まさに、クソもミソもいっしょくただ。これぞ、生活感あふれる主婦ナースならではの記述であるが、食事の時思い出しそうなので、この辺でやめておきます。

さて、

「便がでました」

また、山根さんのナース・コールです。この人はもう、これで三度目です。

「そんなに看護婦に、下半身を見せたいのかしら」

そんな人いません。誰が好んで他人にそんなもの見せるでしょうか（ヘンタイは別ですが）。けれど、思ってしまうのです。いけない看護婦です。

「浣腸《かんちょう》もお願いします」

「んまぁ、またあ。クセになってんじゃないの？　喜んでんのよ」

わかっています。患者さんにしてみれば、やむにやまれぬ気持ちなのです。なのに、言い切ってしまうのです。こんな風にムチャクチャに。そし

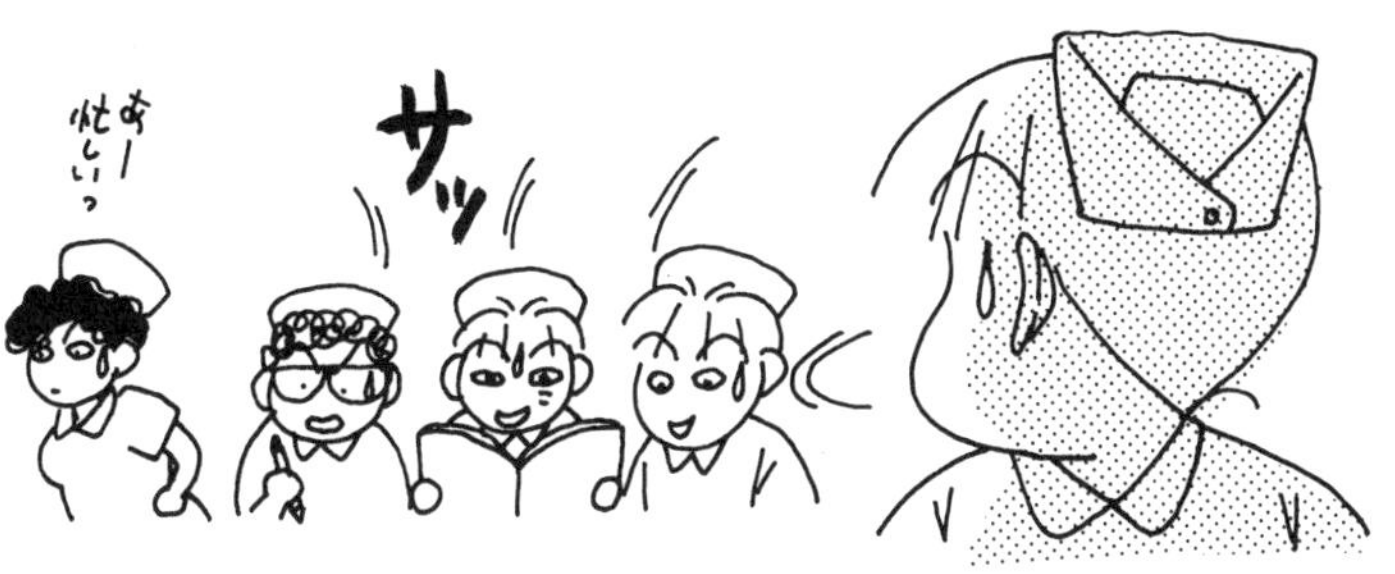

て今日も元気に、下々の世話に出かけていくのです。
『トイレそうじをよくする人は、キレイな子供に恵まれる』
いつ、誰が言いはじめた言葉だろうか？
下々の世話をする時、私はなぜか、よくこの言葉を思い出した。
ほんとかな？

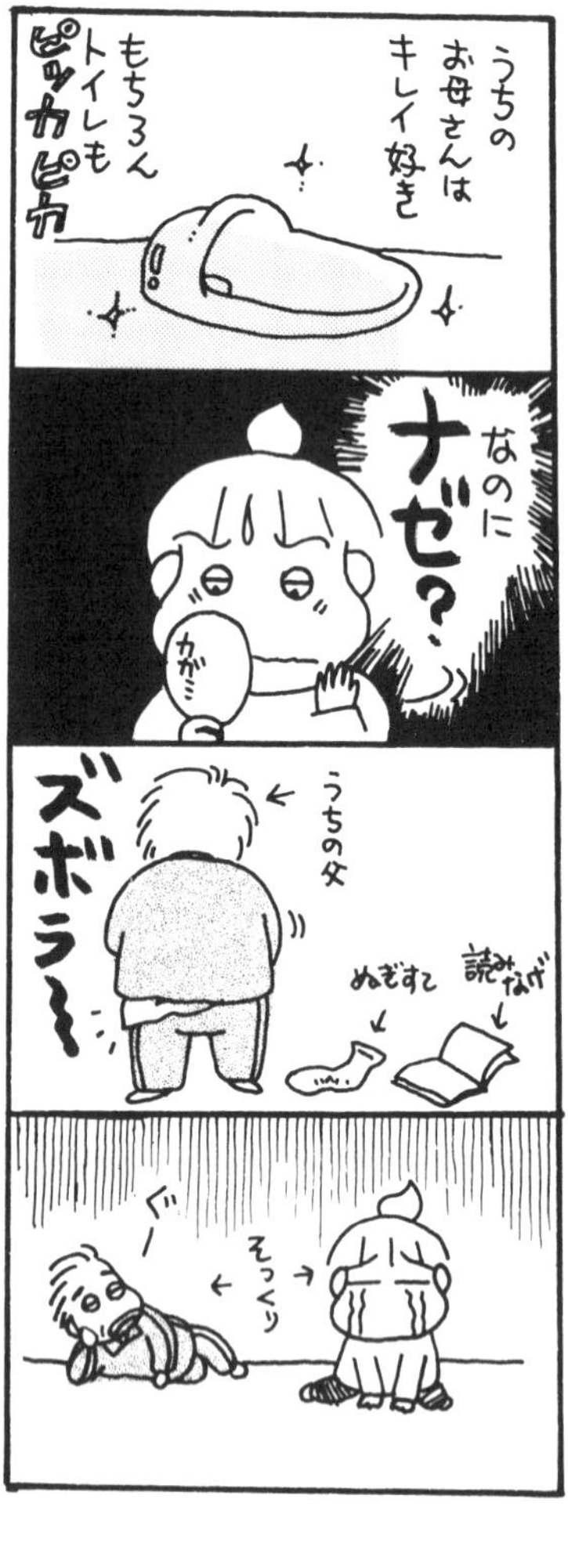
うちのお母さんはキレイ好き
もちろんトイレもピッカピカ
なのに
ナゼ？
ズボラ〜
うちの父
ぬぎすて
読みなげ
そっくり

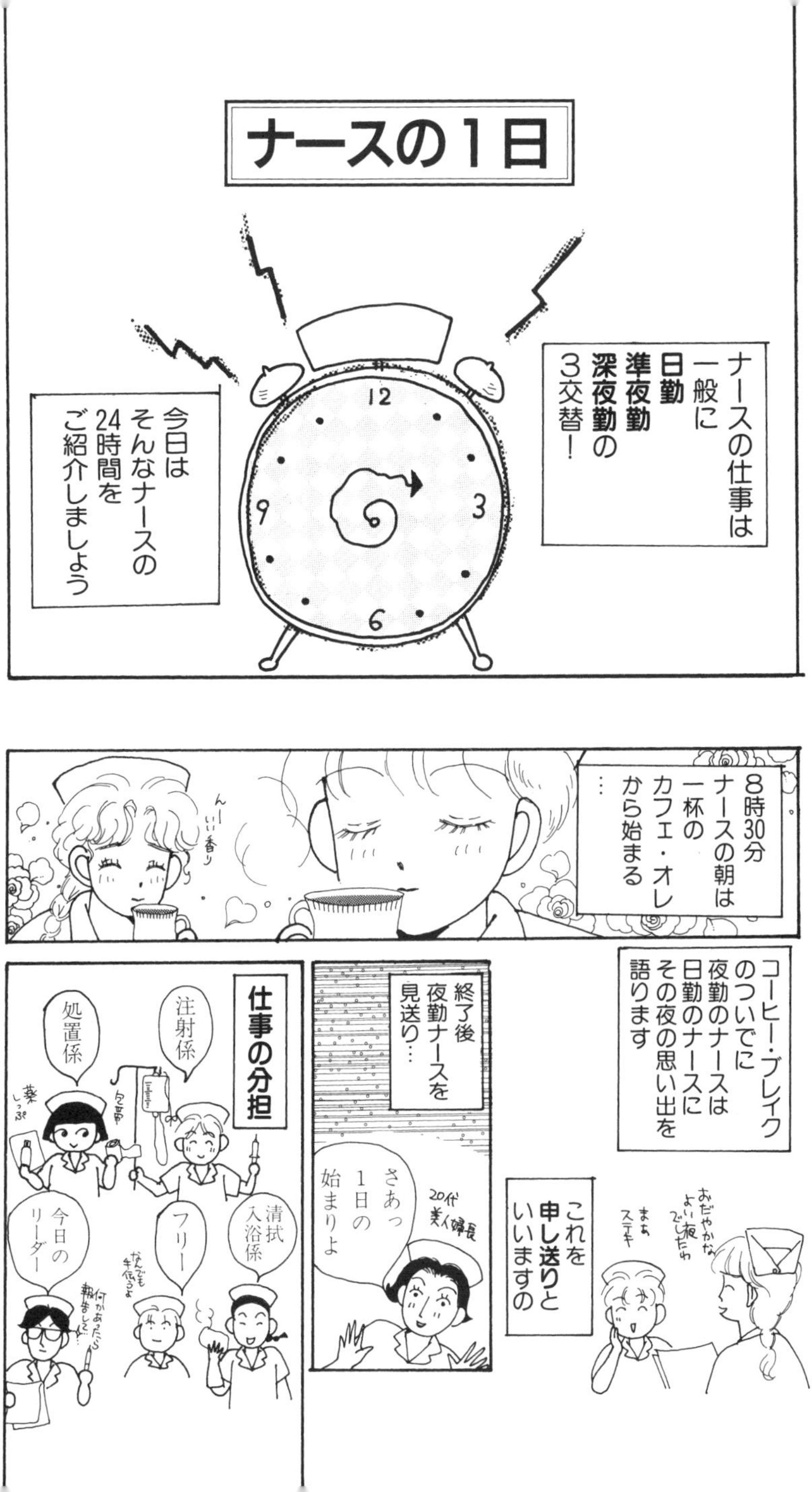
ナースの1日
ナースの仕事は一般に**日勤****準夜勤****深夜勤**の3交替！
今日はそんなナースの24時間をご紹介しましょう
8時30分ナースの朝は一杯のカフェ・オレから始まる…
んーいい香り
コーヒー・ブレイクのついでに夜勤のナースは日勤のナースにその夜の思い出を語ります
おだやかなよい夜でしたわ
まあステキ
これを**申し送り**といいますの
終了後夜勤ナースを見送り…
20代美人婦長
さあっ1日の始まりよ
仕事の分担
注射係
処置係
薬 しっぷ
包帯
清拭入浴係
フリー
なんでも手伝うよ
今日のリーダー
何かあったら報告して…

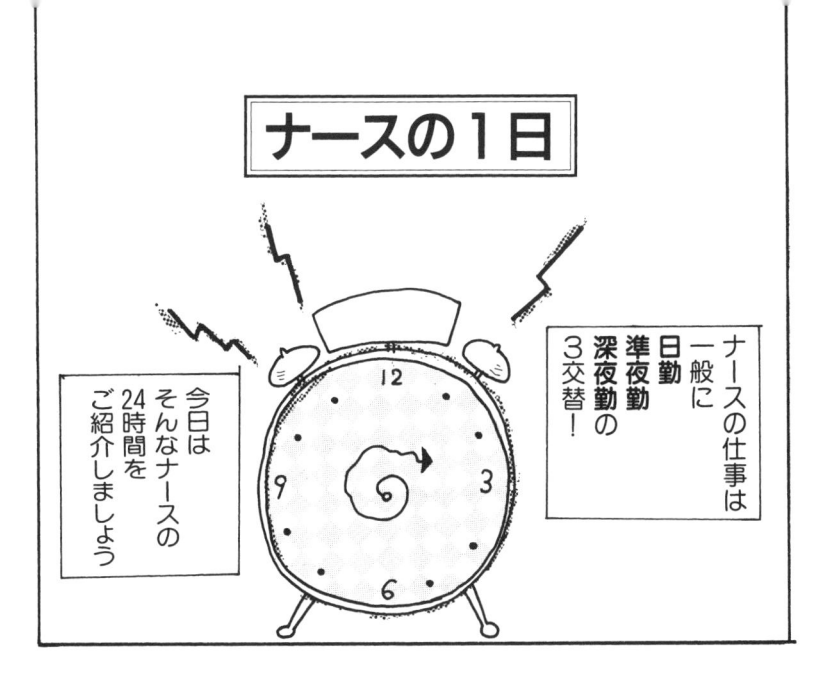

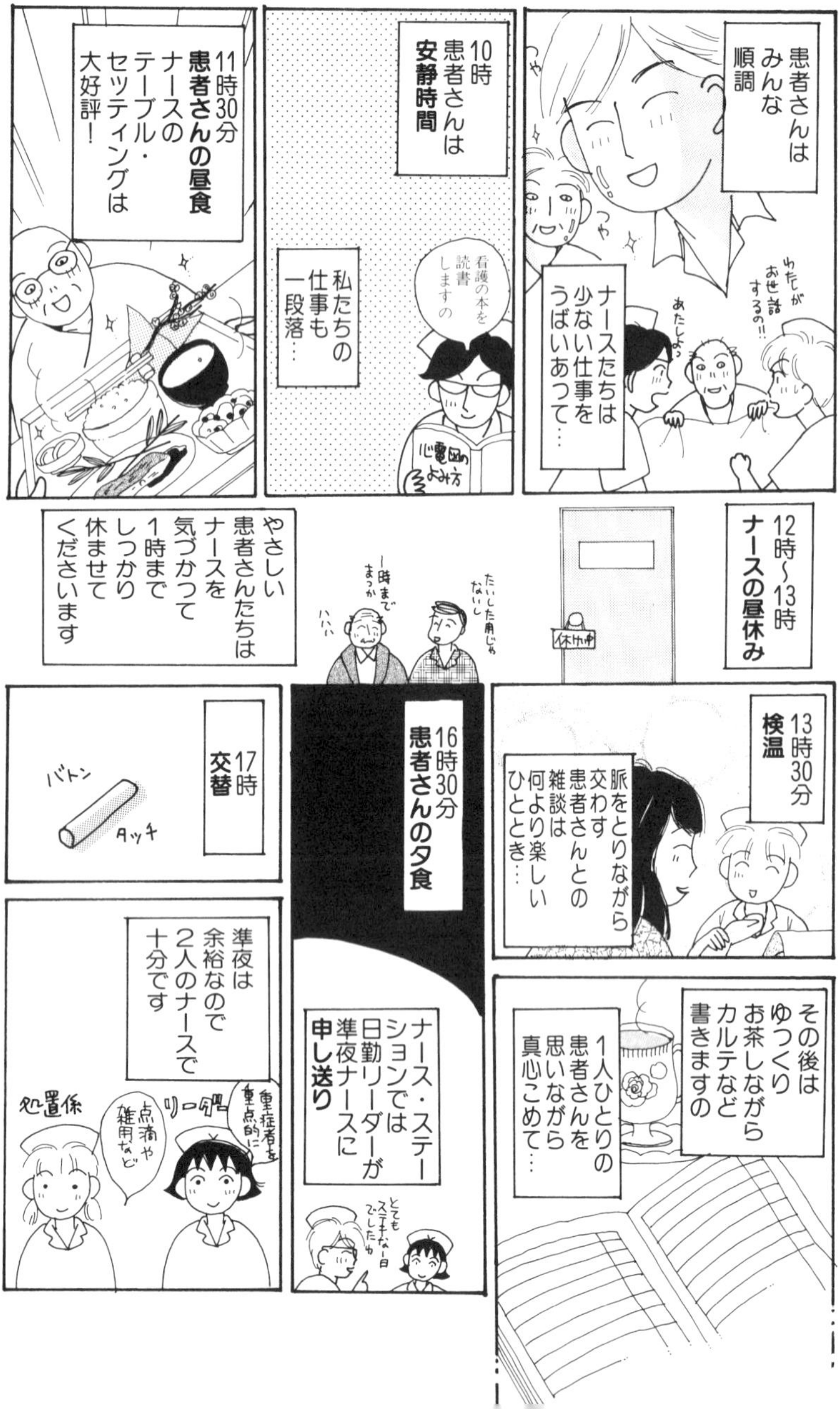
患者さんはみんな順調
つや
つや
わたしがお世話するの!!
あたしよっ
ナースたちは少ない仕事をうばいあって…
10時
患者さんは安静時間
看護の本を読書しますの
心電図のよみ方
私たちの仕事も一段落…
11時30分
患者さんの昼食
ナースのテーブル・セッティングは大好評!
12時～13時
ナースの昼休み
たいした用じゃないし
1時までまっか
ハハハ
やさしい患者さんたちはナースを気づかって1時までしっかり休ませてくださいます
13時30分
検温
脈をとりながら交わす患者さんとの雑談は何より楽しいひととき…
16時30分
患者さんの夕食
17時
交替
バトン
タッチ
その後はゆっくりお茶しながらカルテなど書きますの
1人ひとりの患者さんを思いながら真心こめて…
ナース・ステーションでは日勤リーダーが準夜ナースに申し送り
とてもステキな一日でしたわ
準夜は余裕なので2人のナースで十分です
リーダー
重症者を重点的に
処置係
点滴や雑用など

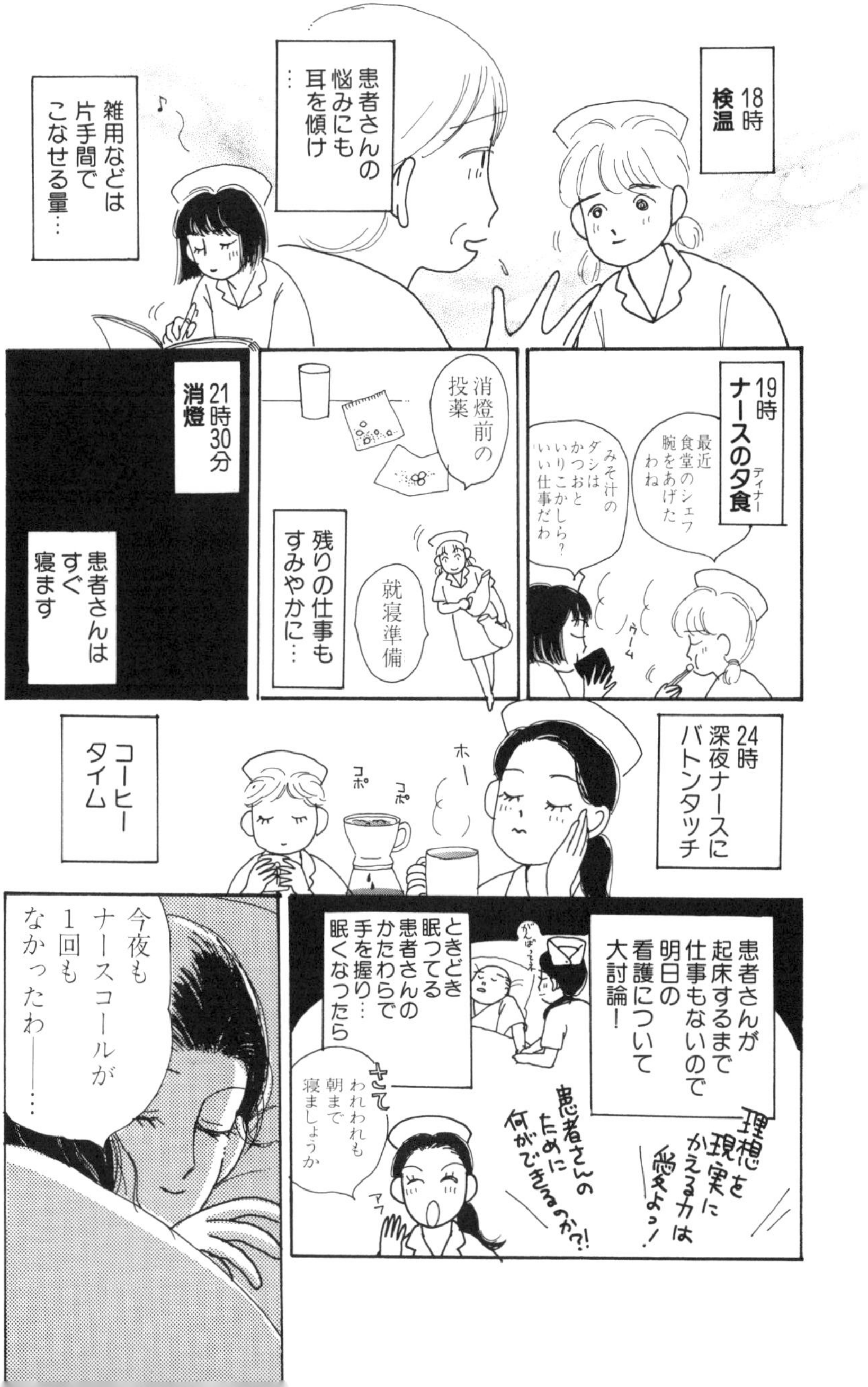
18時 検温
患者さんの悩みにも耳を傾け……
雑用などは片手間でこなせる量…
♪
19時 ナースの夕食《ディナー》
最近食堂のシェフ腕をあげたわね
みそ汁のダシはかつおといりこかしら？いい仕事だわ
ウーム
消燈前の投薬
残りの仕事もすみやかに…
就寝準備
21時30分 消燈
患者さんはすぐ寝ます
24時 深夜ナースにバトンタッチ
ホー
コポ
コポ
コーヒータイム
患者さんが起床するまで仕事もないので明日の看護について大討論！
理想を現実にかえる力は愛よっ！
患者さんのために何ができるのか?!
がんばってえ
ときどき眠ってる患者さんのかたわらで手を握り…眠くなったら
さて われわれも朝まで寝ましょうか
アフ
今夜もナースコールが1回もなかったわ——…

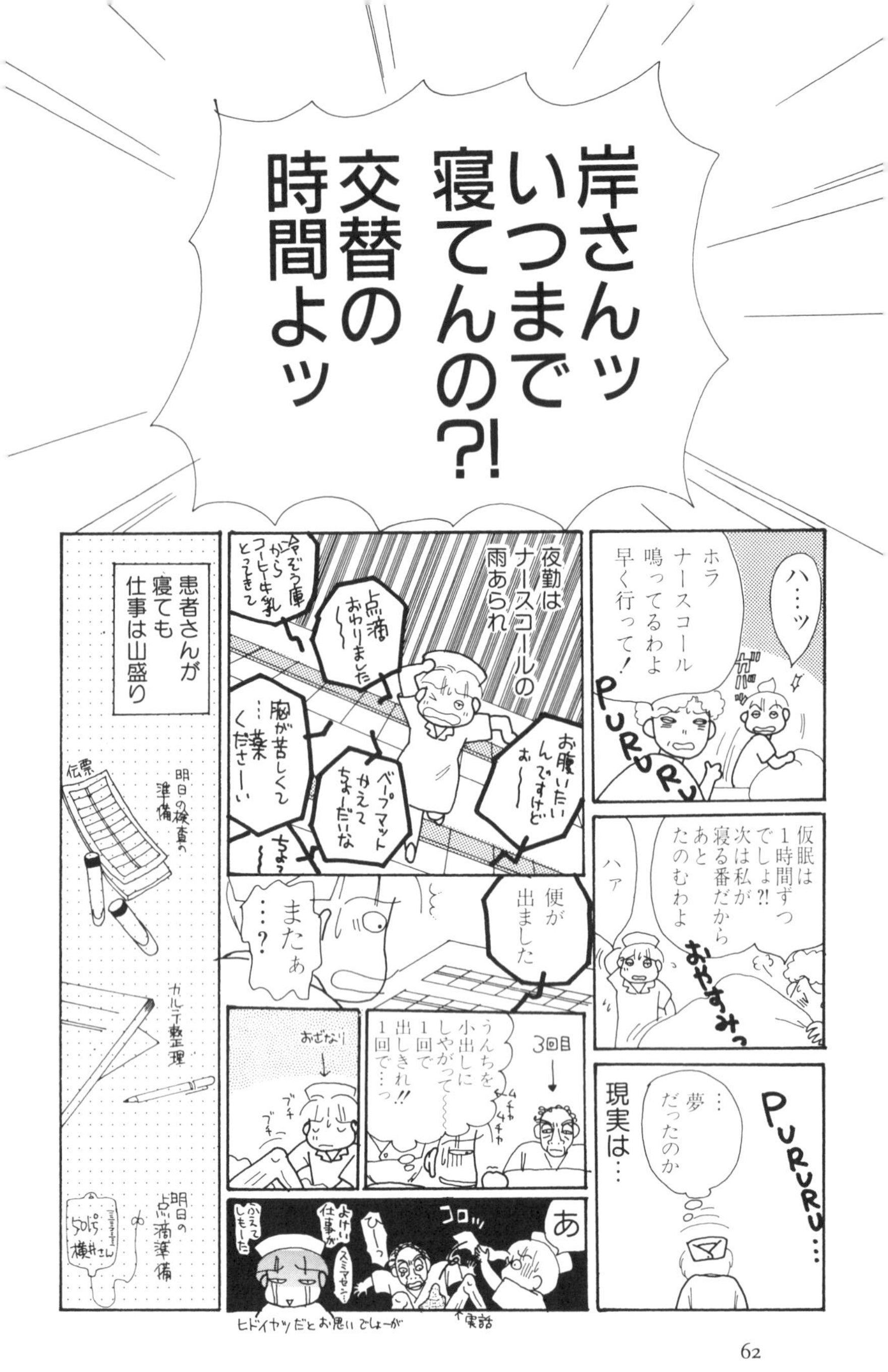

岸さんッ いつまで寝てんの?! 交替の時間よッ
ハ…ッ
ガバッ
ホラ ナースコール 鳴ってるわよ 早く行って!
PURURURU
仮眠は1時間ずつでしょ?! 次は私が寝る番だから あと たのむわよ
ハァ
おやすみっ
夜勤は ナースコールの 雨あられ
お腹いたいんですけど ぉ〜
冷ぞう庫からコーヒー牛乳とってきて
点滴おわりました〜
胸が苦しくて …薬くださーい
ベープマットかえてちょーだいな
便が出ました
またぁ
…?
3回目
ムチャムチャ
うんちを 小出しに しやがって〜 1回で 出しきれ!! 1回で…っ
おざなり
ブチ ブチ
…夢 だったのか
現実は…
PURURU…
あ
コロッ
ひーっ
よけい仕事が
スミマセーン
かえてしもーた
ヒドイヤツだとお思いでしょーが
↑実話
患者さんが 寝ても 仕事は山盛り
伝票
明日の検査の準備
カルテ整理
明日の点滴準備
横井さん

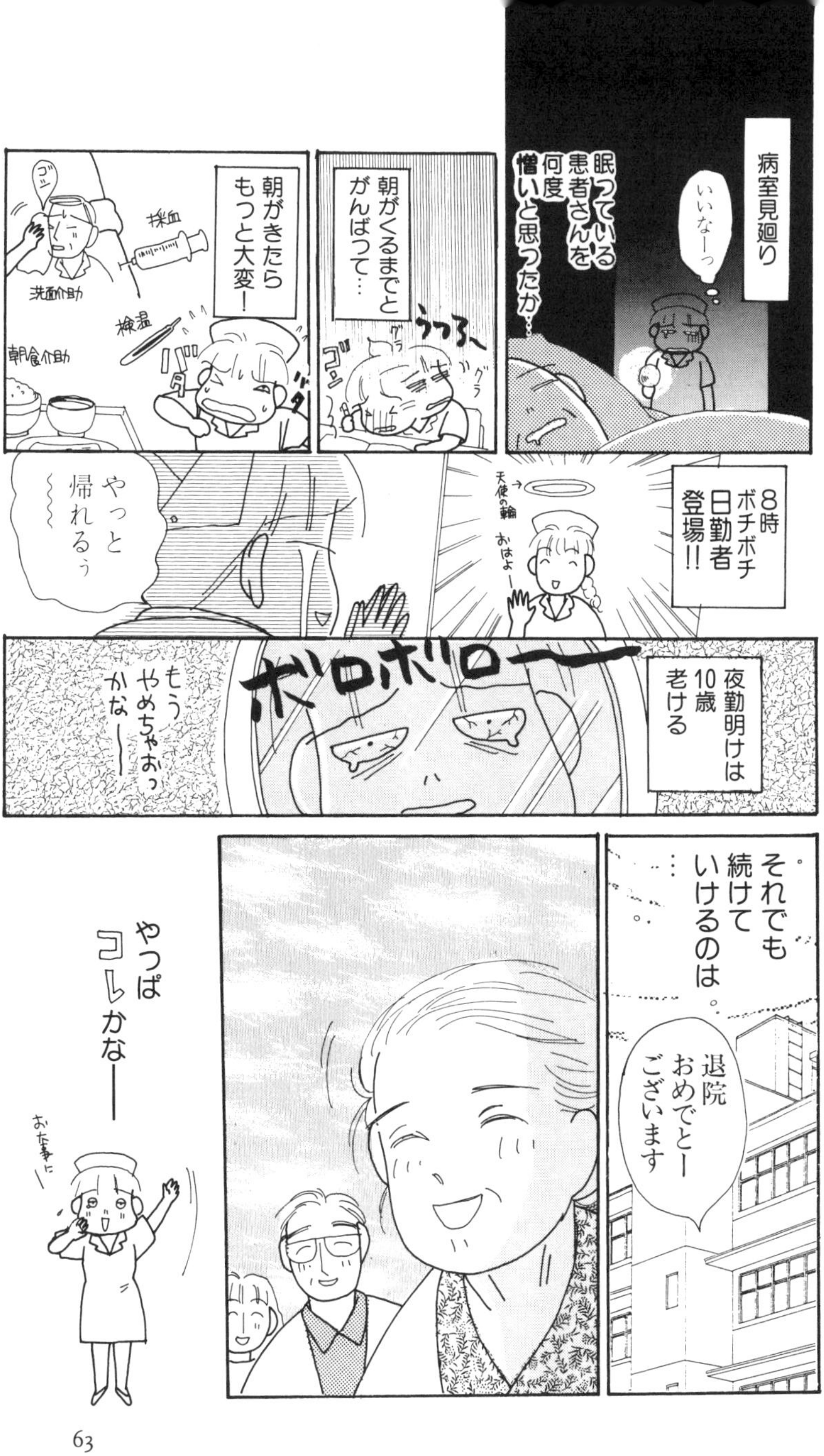
病室見廻り
いいなーっ
眠っている患者さんを何度憎いと思ったか…
朝がくるまでとがんばって…
朝がきたらもっと大変!
ゴッ
採血
洗面介助
検温
朝食介助
バタ
バタ
8時ボチボチ日勤者登場!!
天使の輪
おはよー
やっと帰れるぅ〜〜〜
夜勤明けは10歳老ける
ボロボローー
もうやめちゃおっかなーー
それでも続けていけるのは……
退院おめでとーございます
やっぱコレかなーー
お大事に

病院で死ぬとこうなる

「一〇時八分」

時報ではない。ドクターによる、死亡宣告だ。たった今、とある患者さんが亡くなったのだ。享年七五歳、男性。数々の闘病歴をひっさげ、このたび、名誉の病死を遂げた。

「先生、お世話になりました」

家族が頭を下げる中、仕事を終えたドクターが退室する。

「看護婦さんにもお世話になって」

イエイエ、家族の皆さん。私たちのお世話は、つづくのです。ベッドの上には、出来たてホヤホヤの患者さんの亡骸《なきがら》。なごりおしそうにとりすがる家族を、

「しばらく外でお待ちください」

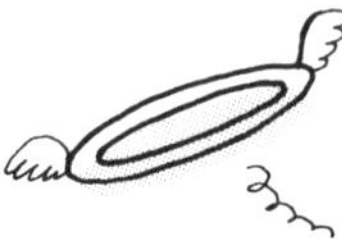

と、患者さんから引き離し、私たちナースは最後のご奉公にとりかかる。

「死後の処置セット、持ってきました」

いつもは、ナース・ステーションの片隅にひっそりと置かれている化粧ケース大の小箱と、「死後の処置用」とマジックで書かれたバケツを持って、新人ナースが立っている。

「急ぎましょ。死後硬直の始まる前にやりとげるのよっ」

と、私。

これから、看護のグランド・フィナーレ、死後の処置が始まるのだ。病院で死んだ後、あなたの身に何が起こるか。それをこれから、お話ししよう。

まず、死後の処置セットの中身だが、

『バケツ一、タオル二、使い捨て手袋（使うナースもいる）、新しい寝巻き、さらし、綿、割り箸《ばし》』

と、こんなもんが入っている。ちょっと待て、最後の割り箸って何なんだ？　とおっしゃる方、ごもっとも。しかし、その話は後でする

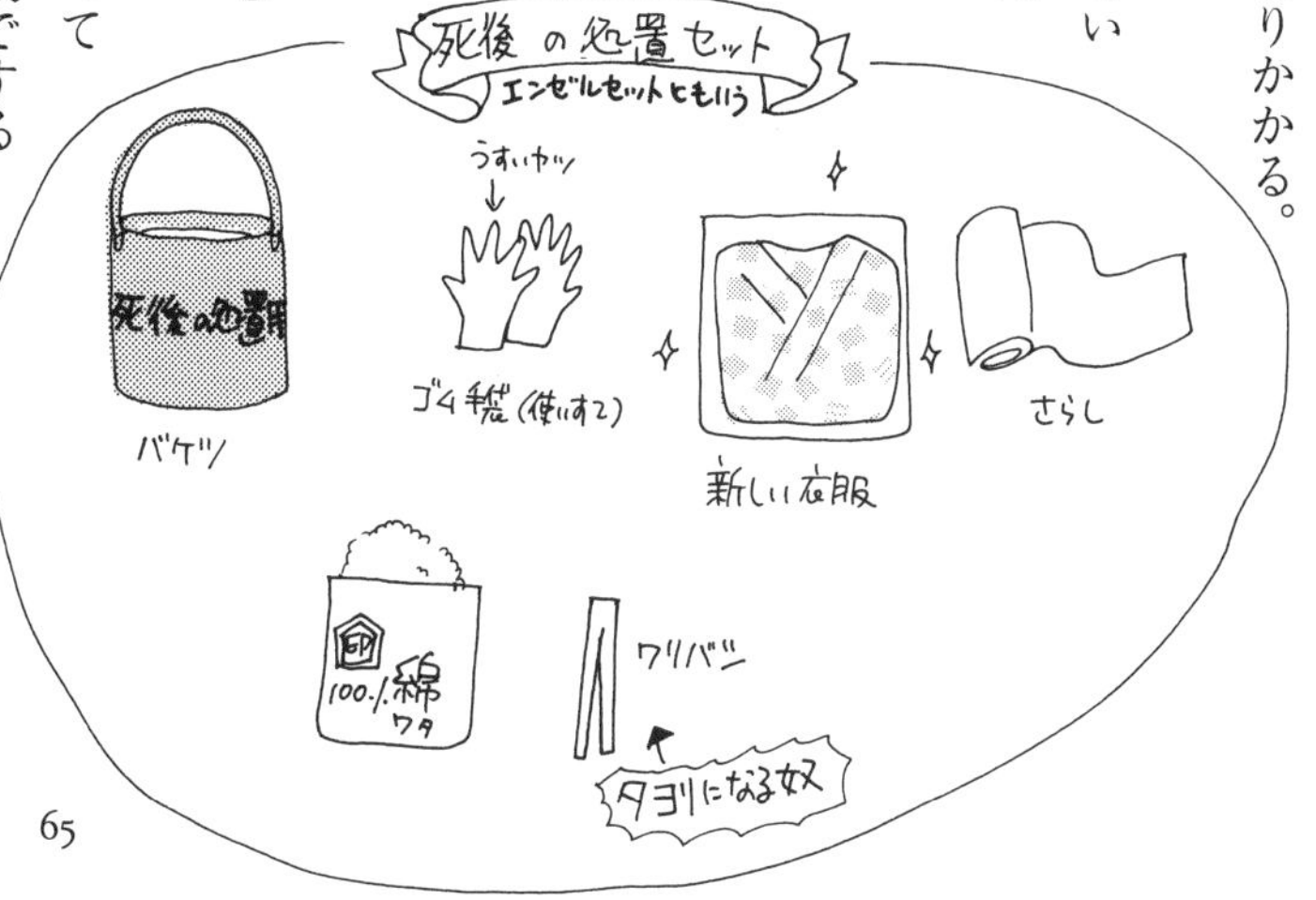
死後の処置セット
エンゼルセットともいう
うすいヤツ
ゴム手袋（使いすて）
さらし
新しい衣服
バケツ
綿
100%
ワタ
ワリバシ
タヨリになる奴

として、まず、バケツだ。バケツに患者の体を拭《ふ》くためのお湯を入れる。

「ちょっと岸さん。何、湯かげんなんか見てんの？　水でいーのよ、水で」

ベテラン・ナースのチェックが入る。

「でも、やっぱり体拭くのは、お湯のほうが……」

「何言ってんの!?　相手は死んでんのよ！　死んだ人が熱い、寒い、言う？　水で充分」

まさに、死人にお湯なし。熱さ寒さも、生前まで。死ぬって、せつないなあ。


さて、患者さんの体を拭きつつ、私はさっきから笑いをこらえている。

「テキパキ拭いて！　死後硬直が来る前に、形にするのよ！」

ベテラン・ナースの指導のもと、私と新人ナースは黙々と患者を拭き続ける。沈黙が私をダメにする。さりげなく、患者の手足を折り曲げてシェーのポーズをさせる。不思議だ。昨日まで、ちょっと動かしても、「いてっ、いててっ」

と顔をしかめた患者が今は安らかに、なすがままなのだ。笑いたい。

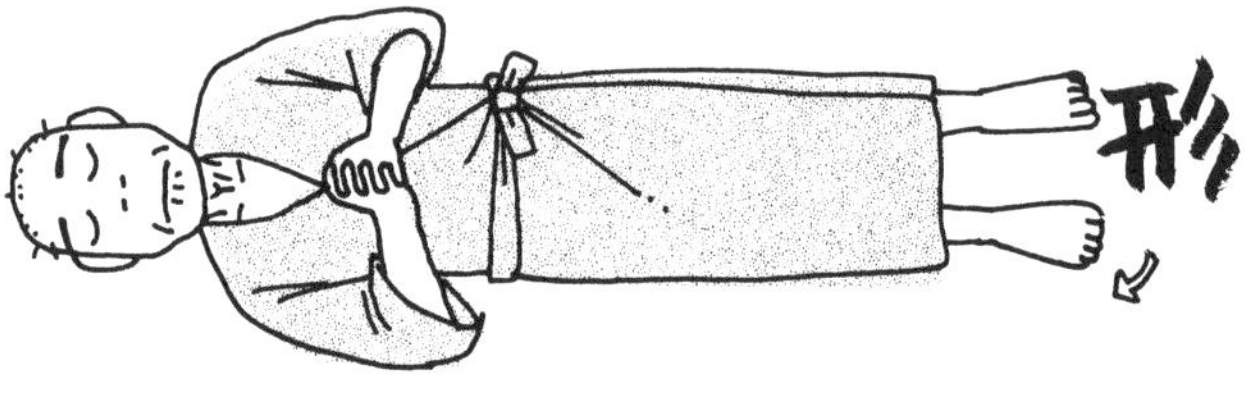

(フッフッフッ、今ここで大笑いをしたら、ひんしゅくだよなあ)

やってはいけないことほど、やりたくなる。

(×××で○○○○)

私の中を放送禁止用語がかけめぐる。どうやら私の脳みそは、この場にふさわしくないことを考える喜びにハマってしまった。こんなことに、脳内モルヒネを無駄遣いしてどうする。バカ。

その時、

「すごい褥瘡《じょくそう》……こんなになるまで寝たきりで。苦しかっただろうな」

新人ナースの言葉に、私の『この場にふさわしくない考え』シリーズは終わりを告げた。褥瘡とは、床擦《とこず》れのことで、寝たきりの患者がなりやすい。同じ姿勢で寝ていると、皮膚の表面がすれて傷つき、時には骨まで見えるほど掘れることもある。とても痛々しいのだ。

(新人ナース、キミは美しい。キミが患者さんのことを考えてるあいだ、私ったら……)

恥ずかしい。穴があったら入りたいっ。

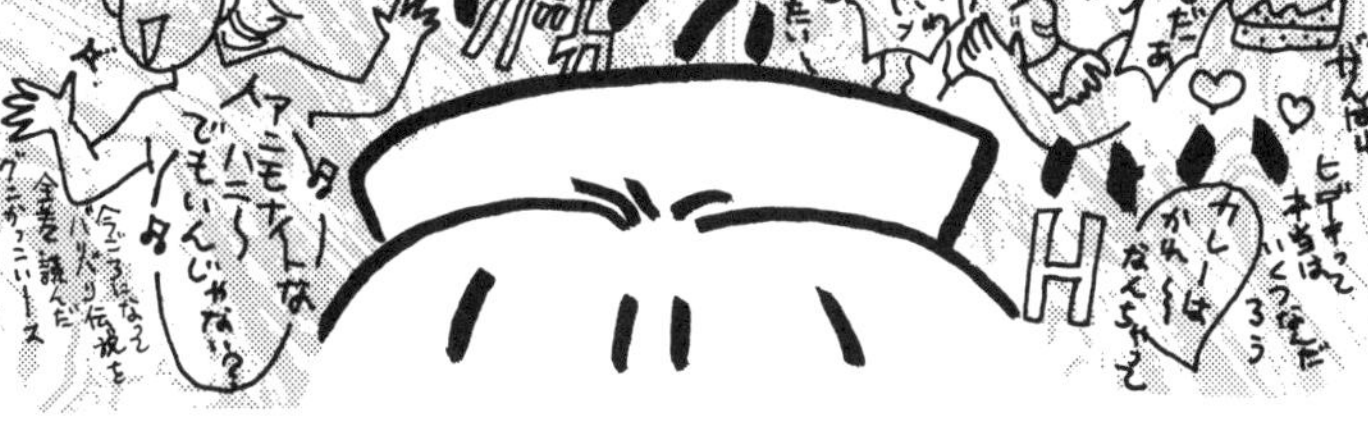
好きだす
カレーはかれ〜なんちゃって
何たべよーか
でもいいんじゃない？

さて、穴といえば、人間の身体にはいくつかの穴がある。鼻、耳、口、ぐっと下がってヘソ、そして尿道、おしり、などなどだ。これらは生きてるあいだは、自分の意志の力で開閉できるので問題ないが、死んでしまうと、そうはいかない。意志がない穴は開きっぱなしのチューリップだ。パチンコなら、出てくるのは銀の玉だが、人間の場合は、身体に残っている分泌物や汚物が……。

「綿と、割り箸ちょうだい」

そうです。ここでさきほどの割り箸の登場だ。バカをやっているあいだにも淡々と身体を拭き終え、寝巻きを着せかえ、いよいよ死後の処置も大詰めを迎えた。さて、この綿と割り箸で、何をするか?

詰めるのだ。亡くなった患者の、穴という穴に。

「ギュッ、ギュッ」

穴に栓《せん》をするつもりで、綿はなるべく深く、身体の奥に入れなければならない。そこで割り箸、大活躍。

「ギュッ、ギュッ」

「グィ――ッ」

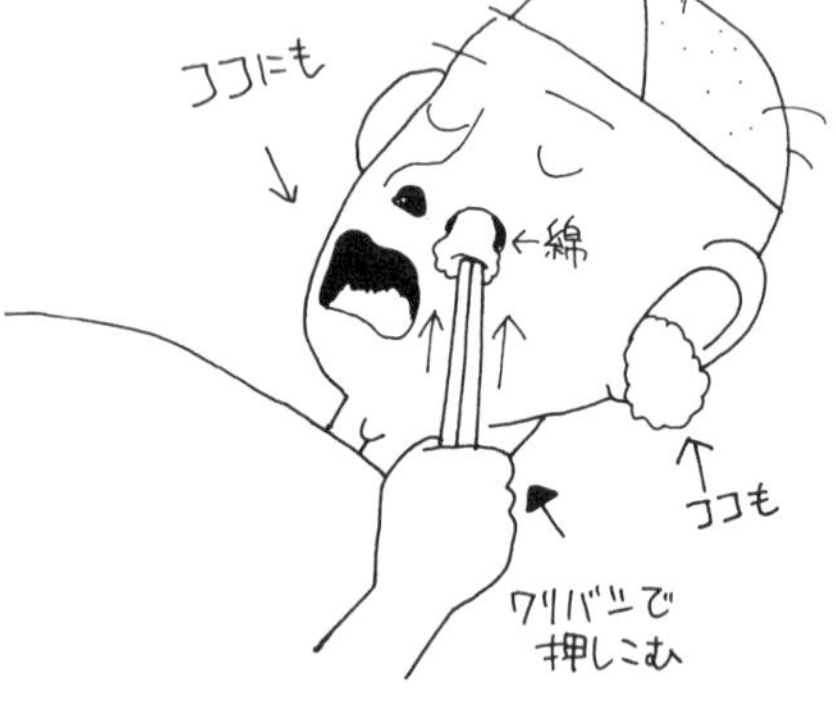

しかし、この穴深いなあ。

「いっ、いったいどこまで入れるんですか？」

新人ナースも不安げだ。さあ、それは……？

「気のすむまでよ」

ベテラン・ナースならではのアドバイス。

そう、おしりの穴は果てしない。お互い、気のすんだところで綿入れ終了。鼻にも、口にもめいっぱい詰めこまれた綿を見ると、

（本当に、息してないんだ）

と実感する。

患者さんが仏様になっていく。

「この人、口開けてるわね。さらしまいて閉じさせましょ」

顎《あご》の下に通したさらしを頭の上で結ぶ。おたふくカゼの時の湿布の要領だ。笑える姿だが、このまま死後硬直で固めてしまえば、キリリと凜々《りり》しい仏様ができる。

「おおっと、手も胸の上で組ませなきゃ」

合掌《がっしょう》のポーズが決まると、グッと厳粛な感じになった。おたふくカゼが

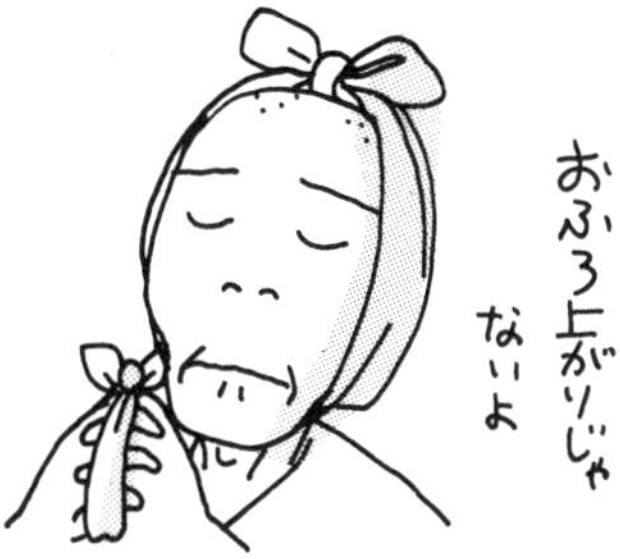

哲学してる図だ。

「なんとか形になったわね」

ベテラン・ナースは満足げにうなずく。ナースは仏様もコーディネートするのか。

(安らかに、お眠りください)

すっかり仏様になった患者さんに、心で手を合わせる。

「今さらおそいんだよ。死人だと思ってよくもやりやがったな」

魂が残ってたら、怒られそうで怖い。

病院で死ぬの、やめますか?

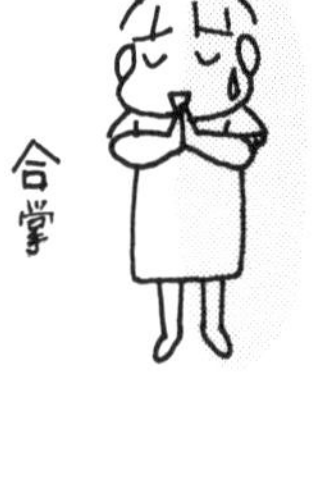

病院の怖い話

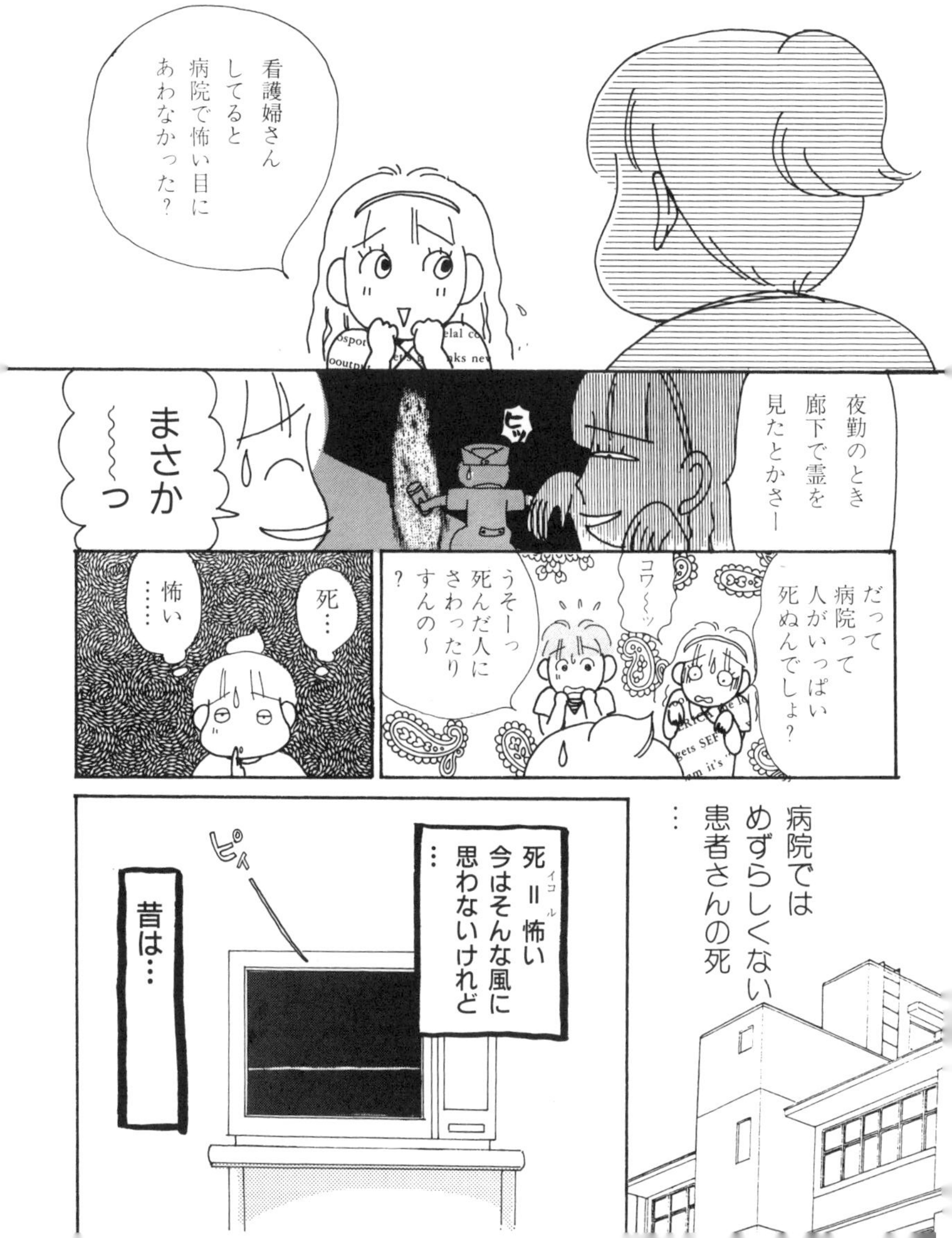

看護婦さん してると 病院で怖い目に あわなかった？
夜勤のとき 廊下で霊を 見たとかさー
ヒッ
まさか〜〜〜っ
だって 病院って 人がいっぱい 死ぬんでしょ？
コワ〜ッ
うそーっ 死んだ人に さわったり すんの〜？
死……
怖い……
病院では めずらしくない 患者さんの死 …
死＝《イコール》怖い 今はそんな風に 思わないけれど…
ピィ
昔は…

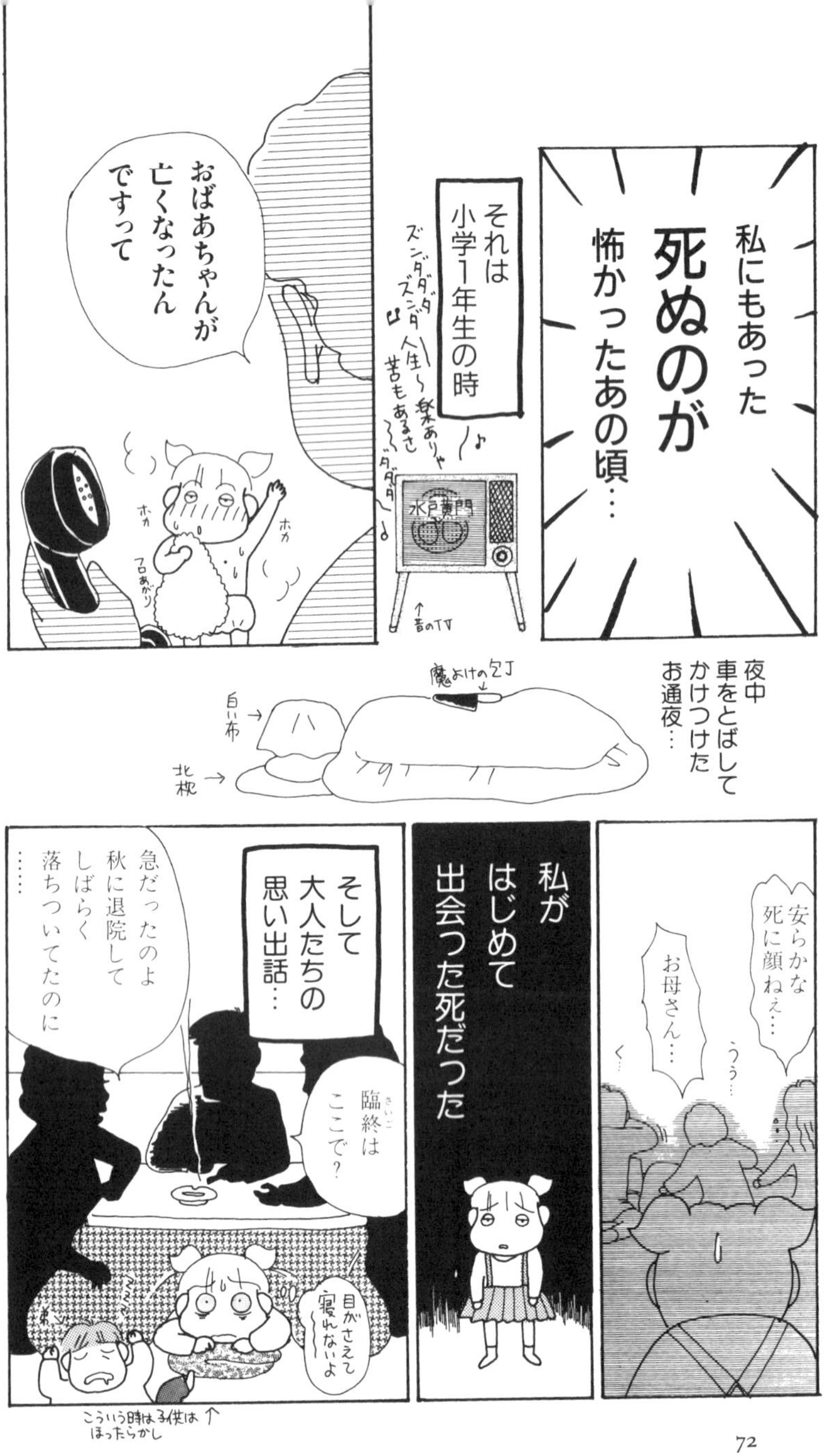
私にもあった
死ぬのが
怖かったあの頃…
それは
小学1年生の時
ズンダダダ
ズンダダ
♪人生〜楽ありゃ
苦もあるさ〜
ダダダ
♪
水戸黄門
昔のTV
ホカ
ホカ
フロあがり
おばあちゃんが
亡くなったん
ですって
夜中
車をとばして
かけつけた
お通夜…
魔よけの包丁
白い布
北枕
安らかな
死に顔ねえ…
お母さん…
うう…
く…
私が
はじめて
出会った死だった
そして
大人たちの
思い出話…
臨終《さいご》は
ここで？
急だったのよ
秋に退院して
しばらく
落ちついてたのに
……
目がさえて
寝れないよ〜
こういう時は子供は
ほったらかし

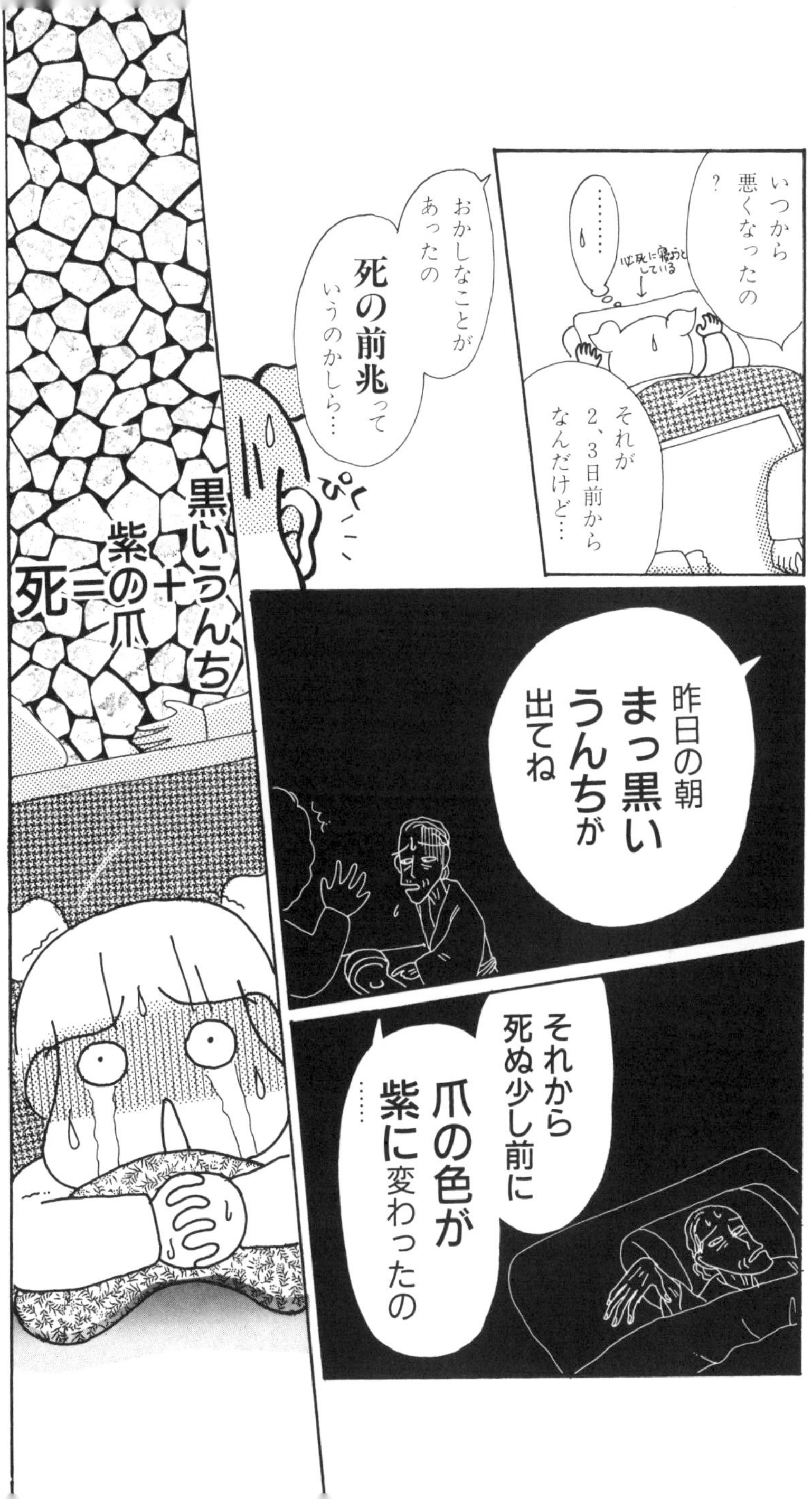
いつから悪くなったの？
……
必死に寝ようとしている
それが2、3日前からなんだけど…
おかしなことがあったの
死の前兆っていうのかしら…
ぴし
昨日の朝まっ黒いうんちが出てね
それから死ぬ少し前に爪の色が紫に変わったの……
黒いうんち＋紫の爪＝死

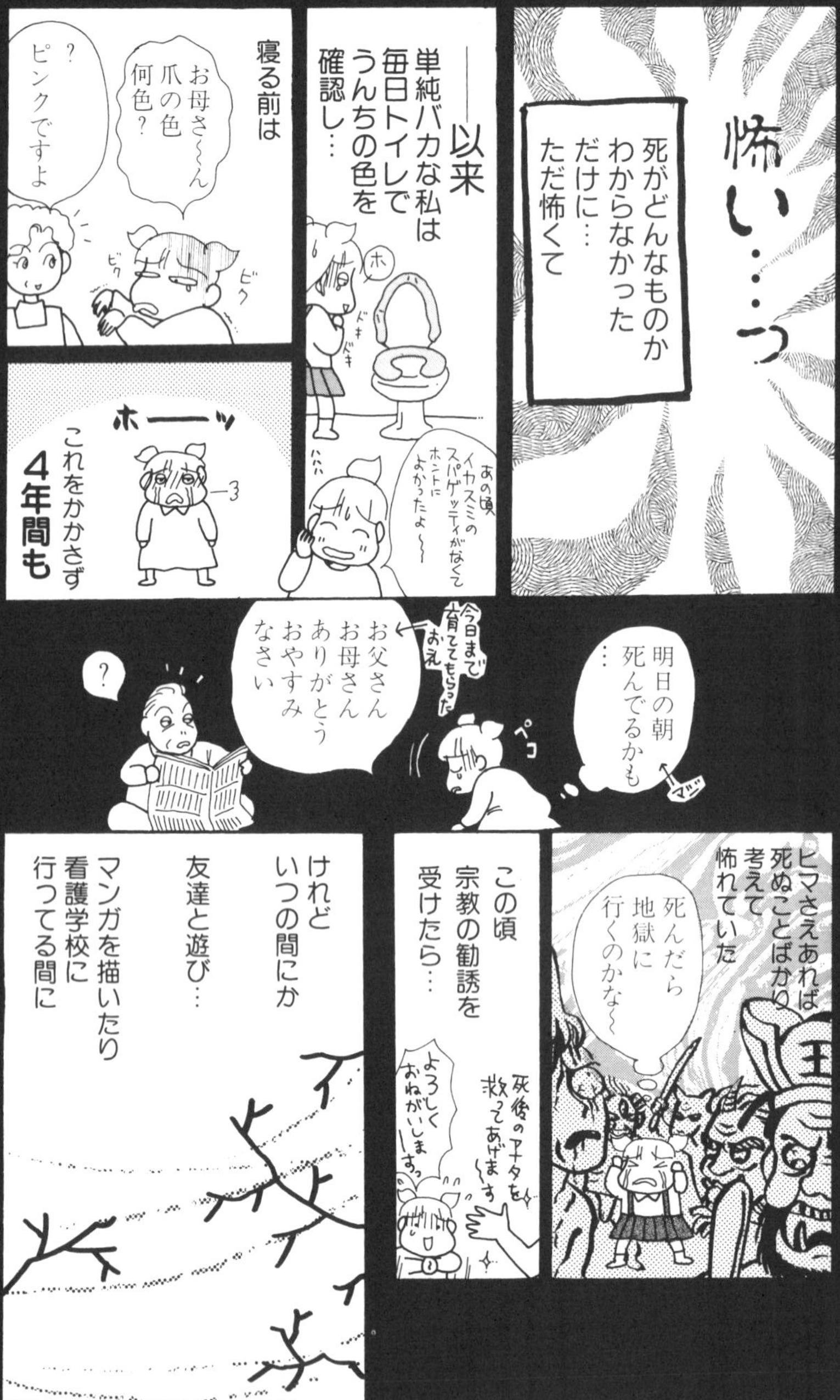

怖い…っ
死がどんなものかわからなかっただけに…ただ怖くて
──以来
単純バカな私は毎日トイレでうんちの色を確認し…
ホ
ドキドキ
あの頃イカスミのスパゲッティがなくてホントによかったよ〜〜
ハハハ
寝る前は
お母さ〜ん爪の色何色?
?ピンクですよ
ビク ビク
ホーーッ
これをかかさず4年間も
明日の朝死んでるかも…
マジ
ペコ
今日まで育ててもらったお礼
お父さんお母さんありがとうおやすみなさい
?
ヒマさえあれば死ぬことばかり考えて怖れていた
死んだら地獄に行くのかな〜
王
この頃宗教の勧誘を受けたら…
死後のアナタを救ってあげます〜す
よろしくおねがいしま〜すっ
けれどいつの間にか
友達と遊び…
マンガを描いたり看護学校に行ってる間に

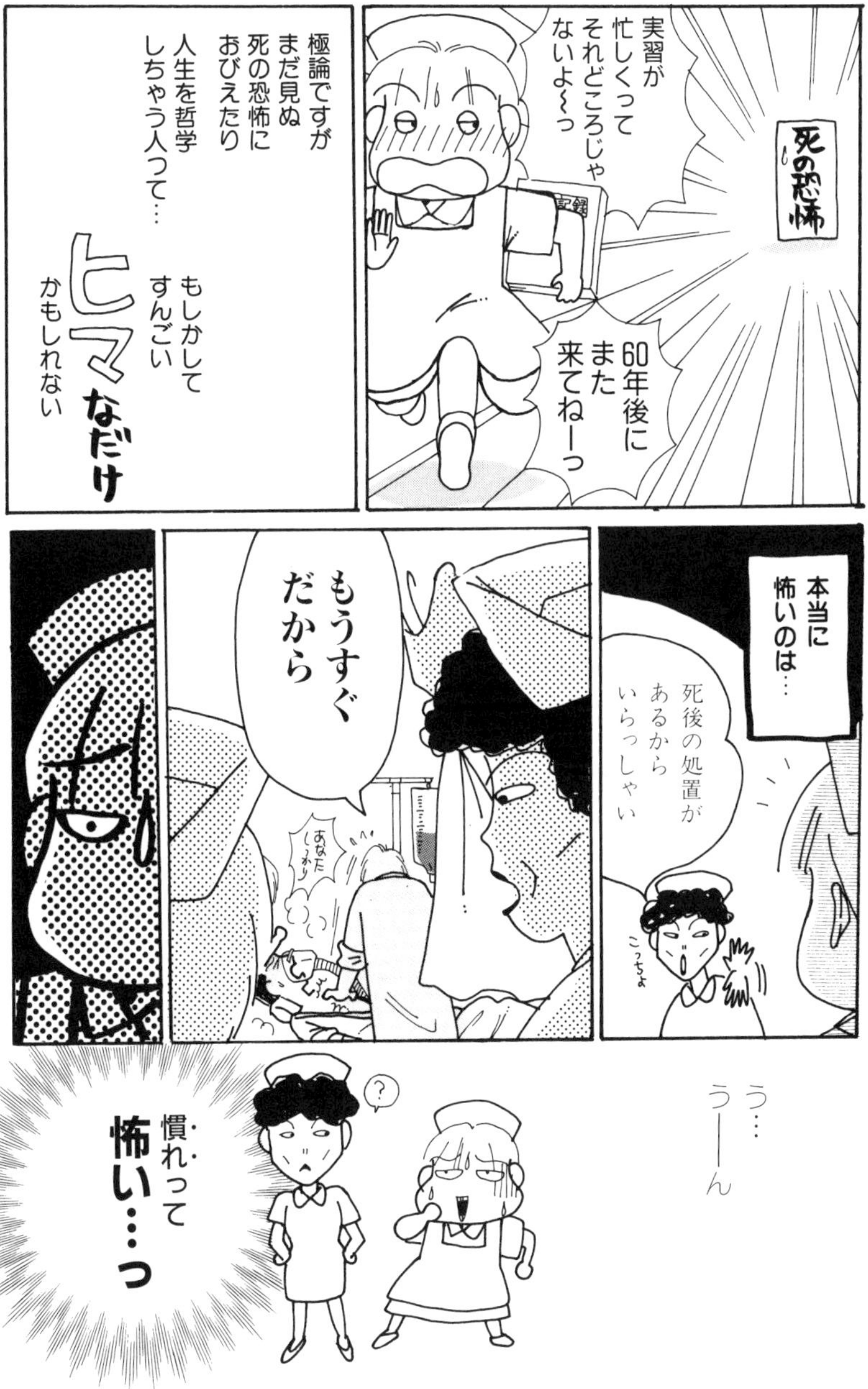
死の恐怖
実習が忙しくってそれどころじゃないよ〜っ
60年後にまた来てねーっ
極論ですがまだ見ぬ死の恐怖におびえたり人生を哲学しちゃう人って…
もしかしてすんごいヒマなだけかもしれない
本当に怖いのは…
死後の処置があるからいらっしゃい
こっちょ
もうすぐだから
あなたしっかり
う…うーーん
?
慣れって怖い…っ

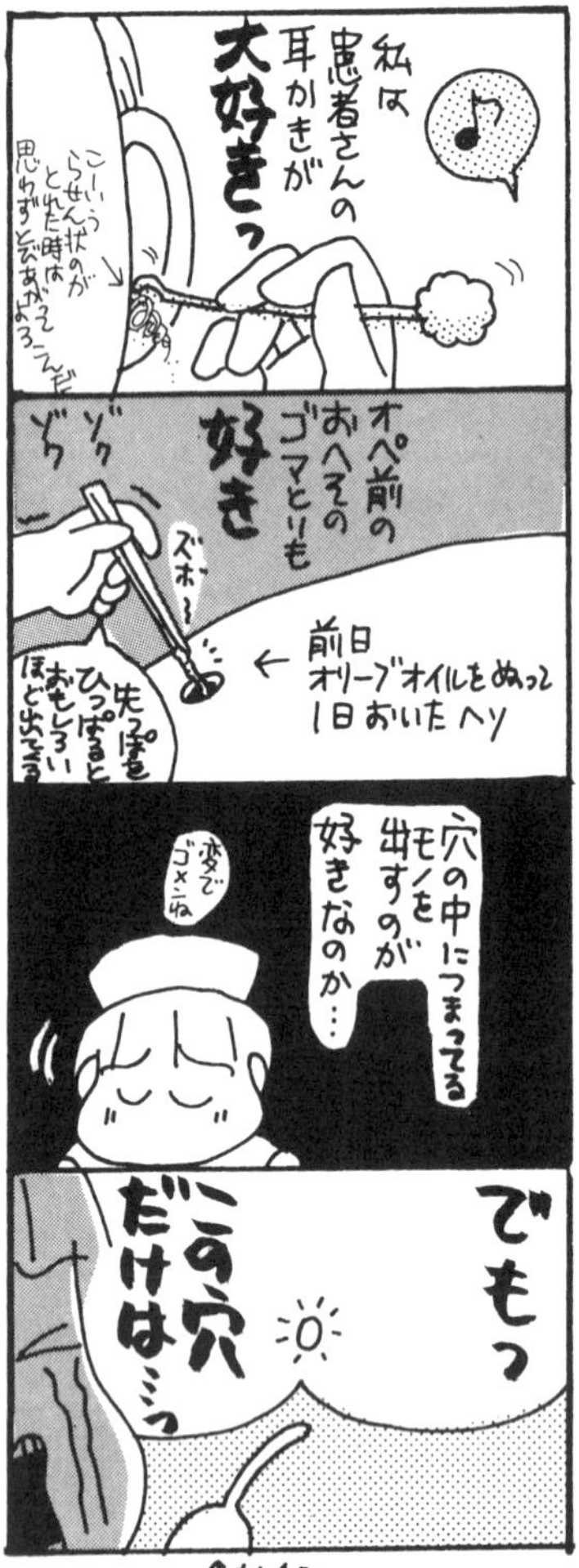
私は患者さんの耳かきが大好きっ
こーいうらせん状のがとれた時は思わずとびあがってよろこんだ
オペ前のおへそのゴマとりも好き
ゾクゾク
ズボ～
前日オリーブオイルをぬって1日おいたヘソ
先っぽをひっぱるとおもしろいほど出てくる
穴の中につまってるモノを出すのが好きなのか…
変でゴメンね
でもっ
この穴だけはミっ
↑カンチョー

第2章

病院の困ったちゃん

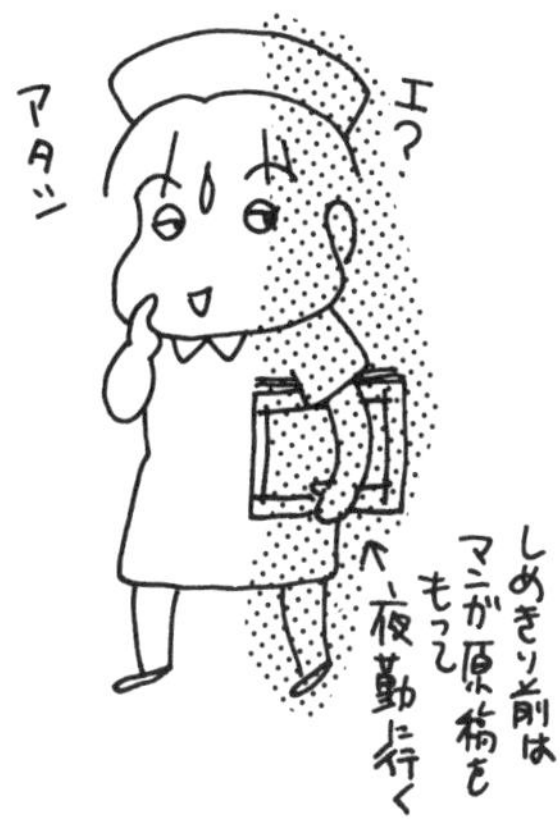
アタッ
エ?
しめきり前はマンガ原稿をもって夜勤に行く

婦長さんと勤務表

婦長さんは、ナースの社長だ。ナース・ステーションで一番エライのだ。

エライ人はどうする？　ふるうのだ、権力を。

婦長さんの権力《それ》は、ナースの勤務表の上に炸裂《さくれつ》する。すごいぞ、婦長さんの権力。

新しいナースが来た。名前は高橋さん。子持ちでバツイチの三五歳だ。

「一〇年ぶりの仕事復帰で、キンチョーしてます」

ショート・カットの頭をペコリと下げた彼女は、キリリとお化粧したちょっとした美人。久々の職場に、気合い充分という感じだ。

「へえ、今の点滴ってこんなんなったんだあ」

「こんな検査知らないわ。伝票の書き方は？　いろいろ教えてね」

12月 勤務表

日…日勤　深…深夜
準…準夜　休…休日

18	19	20	21	22	23	24	25	26	27	28	29	30	31
日	日	休	日	日	日	休	日	日	当	日	休	休	休
日	日	日	休	深	日	準	日	深	深	休	日	日	準

物おじしない彼女は、年上だけど全然ぶってなくて、いい感じ。しかし、年上の先輩にものを教えるなんて、てれるなあ、僭越《せんえつ》ではございますがと、口を開きかけた私に、一陣の横ヤリ。

「何？　伝票？　こう書くのよ」

得意げにレクチャーをはじめたのは、婦長さんだ。そう、新人を教育するのは、婦長さんのおいしいお仕事のひとつなのだ。病棟責任者として、新参者に最初のしつけをする。何も知らないウブな新人を、婦長色に染めてやるのだ。

「婦長さん、ボールペンの新しいのどこですか？」

さっそく、新人の質問だ。

「あっ、そーいうことは、主任に聞いて」

さすが婦長、看護業務に関係ない雑事は、すばやく主任にバトンタッチ。

そして、

「で？　他に私に聞くべきことは？　高橋さん、何でもいいから言ってみなさい」

婦長さん、言ってることが正反対。

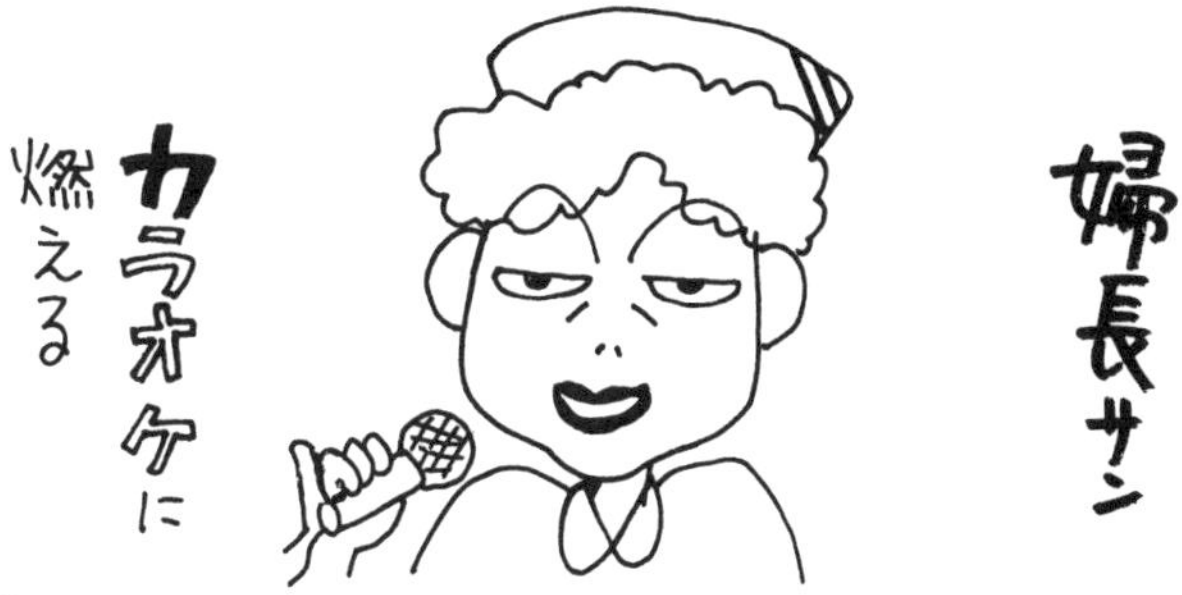

あわれな高橋さんは、婦長さんにふさわしい質問を探して目を泳がせている。わかるなあ。その道はいつか来た道、通りゃんせ。

うちのナース全員が、一度は通った道なのだ。


「ほんとに、いい人が来てくれたわ。もの覚えはいいし、仕事は早いし、打てば響くっていうの？　高橋さんって重宝するわぁ」

あれから一か月、婦長は新人がお気に召したようだ。しかし、打てば響くはいいとして、重宝するってのは人に対して失礼な形容詞じゃないだろーか。この婦長さん、上に立つ者にしては人道《ひとのみち》禁止用語（造語、意味は読んで字のごとし）が多い人だ。ほめ殺しみたいな人物評を得意とする。

いつだったか、私のことも、

「岸さんて、遅刻は多いし、ストッキングはよく伝線させてるし、うかつでボーッとしてるけど、ときどき光るよね」

と、よくわからん評価をされた。ときどき光るって何？　私はホタルか。

と、失礼。高橋さんの話をしよう。彼女には、試練が待っていた。

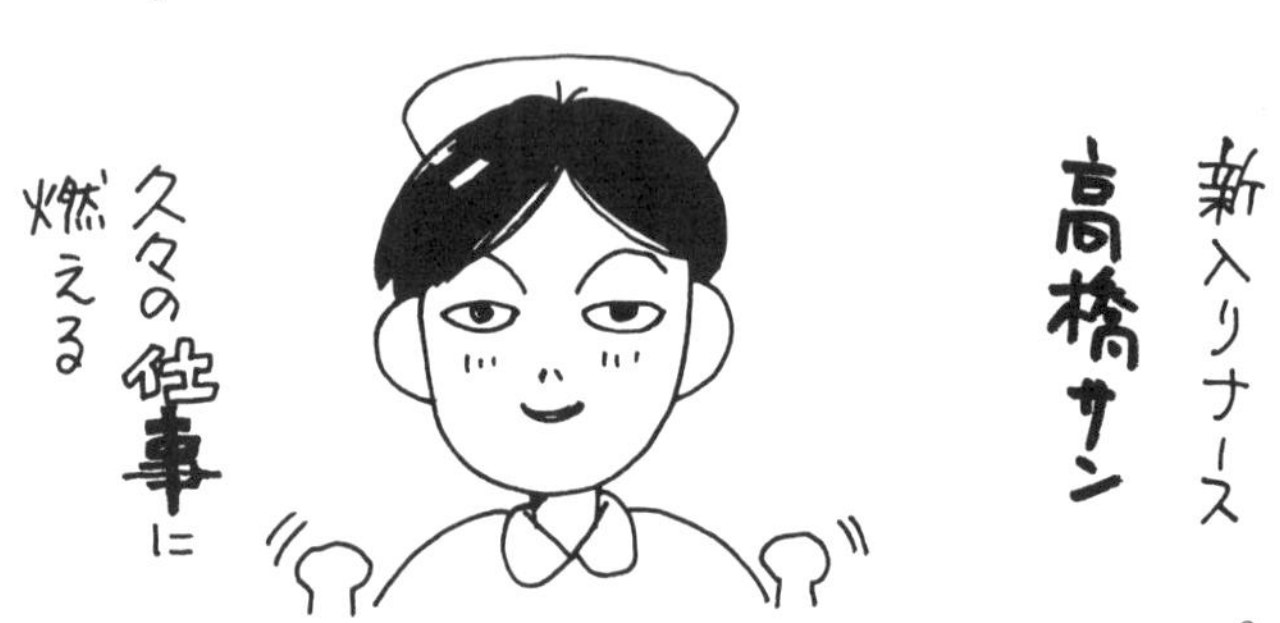

新入りナース
高橋サン
久々の仕事に
燃える

高橋さんは仕事が早すぎた。頭のいい彼女は、打てば響くなんてもんじゃない。打った何倍も打ち返す、キレ味鋭く、そり残しナシの二枚刃ナースであった。

「婦長さん、岩下さんの褥瘡《じょくそう》（床擦《とこず》れ）の件ですけど、二時間ごとの体位交換を徹底させてください」

「この患者は過去、狭心症の疑いがあったそうですが、最近心電図はとってますか？」

「カルテ記入がいいかげんです。もっとくわしく書いてないと、引き継ぎの時困ります」

わずか二か月で病棟を知りつくした高橋さんの進言に、婦長さんはタジタジだった。

「そーいうことは、そのうちにね。あなたはまだここに来て日も浅いし、よくわかってないのよ」

とりあえずお茶をにごそうとする婦長さんに、

「そのうちっていつですか？　患者のことを思うならすぐやるべきです」

高橋さんはキッパリ言った。

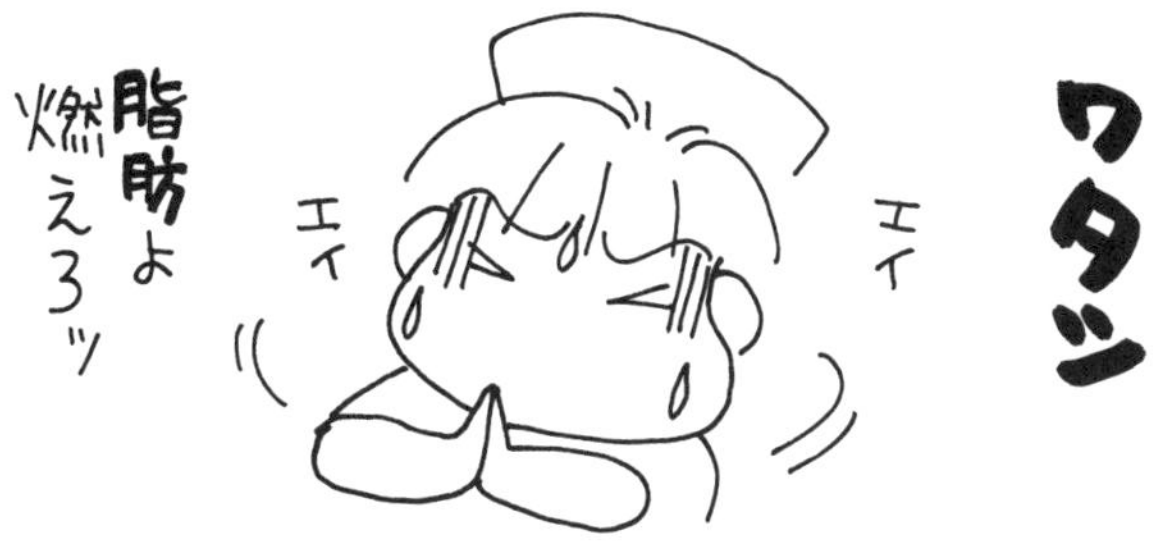

「…………」

婦長さんは真っ赤になった。そして私たちも……。

高橋さんの言う通りだ。問題は、新人の高橋さんがそれに気がついて、ずーっと病棟にいる私たちがのんびり見すごしたことだ。恥ずかしい。婦長さんも、そこをつかれて絶句した。

私はこれまで『うるさい婦長には巻かれろ』で、ひたすら波風立てないことだけ考えていたけど、いつの間にか仕事もボーッとやってたんだなあ。

「わかったわ」

体勢を立て直した婦長さんがうなずく。

「高橋さん、よく言ってくれたわね」

と、ニッコリ。

意外！　婦長さんて話せる人なんですね。ごめんなさい。私、今までひねくれた目で見てました。私もこれからは気がついたことあったら、ドンドン言おう。よりよい看護と、病棟のために、心を入れかえてがんばるぞ。

——一か月後。

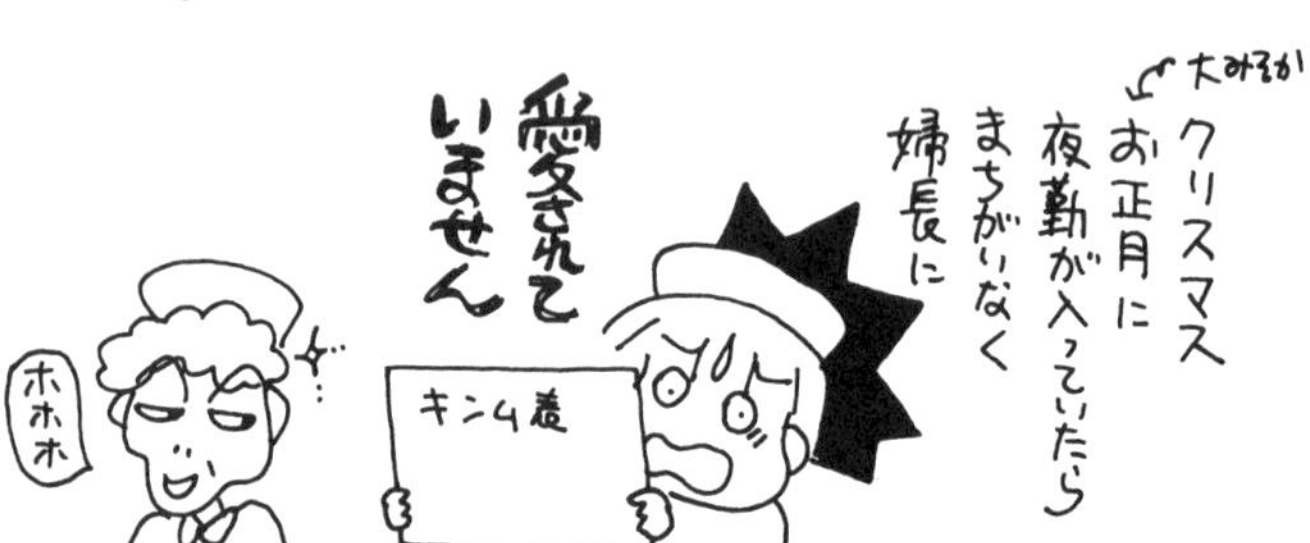
大みそか
クリスマス
お正月に
夜勤が入っていたら
まちがいなく
婦長に
愛されて
いません
キンム表
ホホホ

「アレ？　この日は休みの希望出したのに、ここも、夜勤になってる。土、日ほとんど出勤じゃあ、子供たちさみしがるなあ」

声の主は、子持ちでバツイチナースの高橋さんだ。出来たばかりの来月の勤務表を前に、ボヤいている。

「どーしてですか!?　ちゃんと婦長さんに勤務の希望出したでしょ？」

そう、病棟の全ナースの一月《ひとつき》の勤務は婦長さんによって、決められるのだ。一応、ナースは希望を言うことはできるが、その望みを叶《かな》えるかは、婦長さんの気持ち次第。

「高橋さんの希望ばかり聞くワケいかないのよォ。ごめんなさいねェ」

納得いかない顔の高橋さんに対し、婦長はしてやったりの笑み。そうか、いつかの『高橋さん、よく言ってくれたわね』は、『よくも、言ってくれたわね』だったのか。婦長の権力、勤務表の上に大爆発。

「まったく、使えないわよ。あの高橋。また子供が熱出したから休みたいってTELしてきたわ。少しはこっちの迷惑も考えろっつーの」

本人がいないのをいいことに、婦長さんは舌《ぜっ》好調。新人の時、打てば響く、重宝だともてはやしていた高橋さんを、今や、高橋。呼びすてだ。

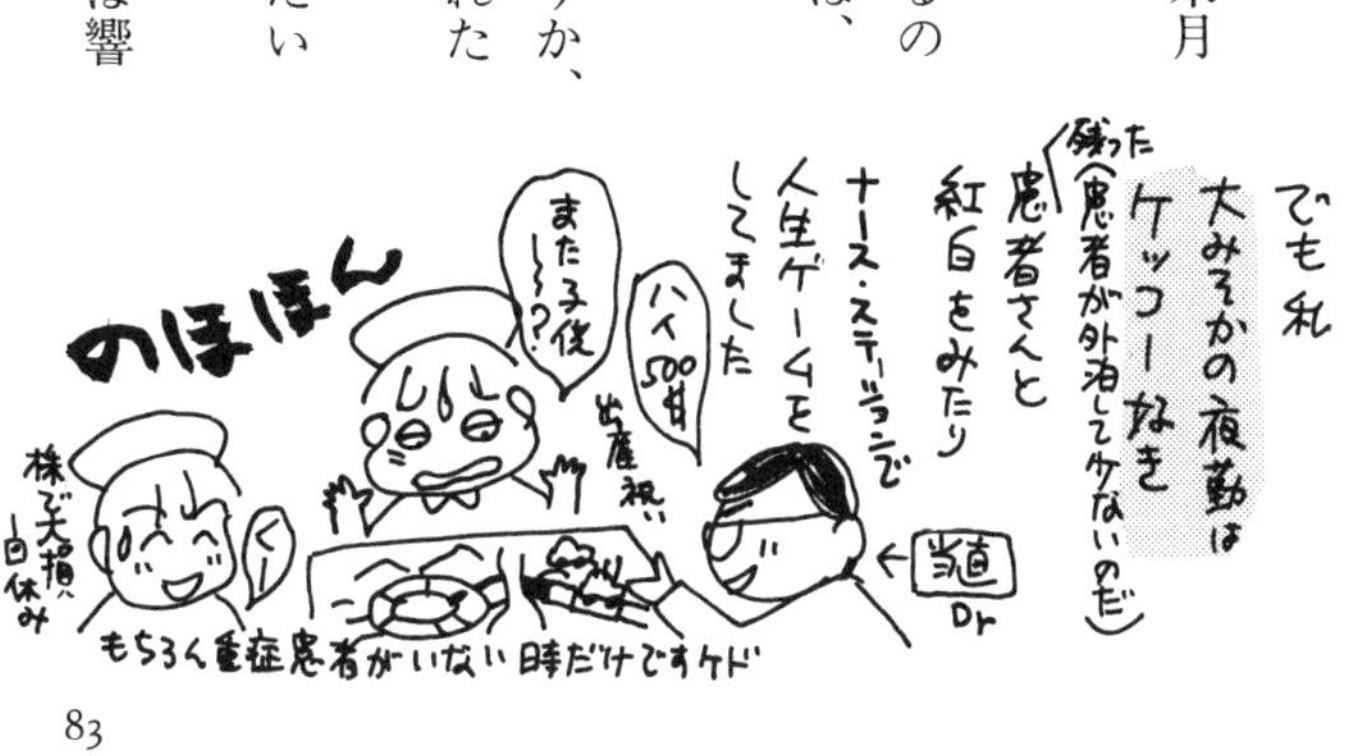
でも私
大みそかの夜勤は
ケッコーなき
(患者が外泊して少ないのだ)
残った患者さんと
紅白をみたり
ナース・ステーションで
人生ゲームをしてました
のほほん
また子供し〜？
ハイ500万
出産祝い
当直 Dr
もちろん重症患者がいない時だけですケド

「子供がいて、バツイチじゃ、いくら仕事ができてもさ、使いづらいのよね。やっぱり独身で若いコがいいわよ。ナースは、仕事じゃないわよ。岸さん」

エエッ!? ドギモ抜く婦長さんの発言。仕事ぶりより、使い勝手のよさを認められた私は、今、ホタルからシステムキッチンになったんですね。

「もぉ、いらない。高橋は次の異動でよそへ出そう」

この人、酒飲んでないか? 婦長サン、報復人事って知ってますか? 女って社長に向いてないんじゃなかろうか。つくづく。

やっぱり私、これからは気がついたことは、ドンドン婦長さんに進言しません。心を入れかえず、波風立てずに生きていきます。

人間、正しいことをしたければ、エラクならなきゃ。でも、エライ人が正しいとは限らないのだ。

〔これは婦長さんの一例です。すべてがそうというわけではありませんので、特に怒りっぽい婦長さんは読まないでください(もうおそいって……)。〕

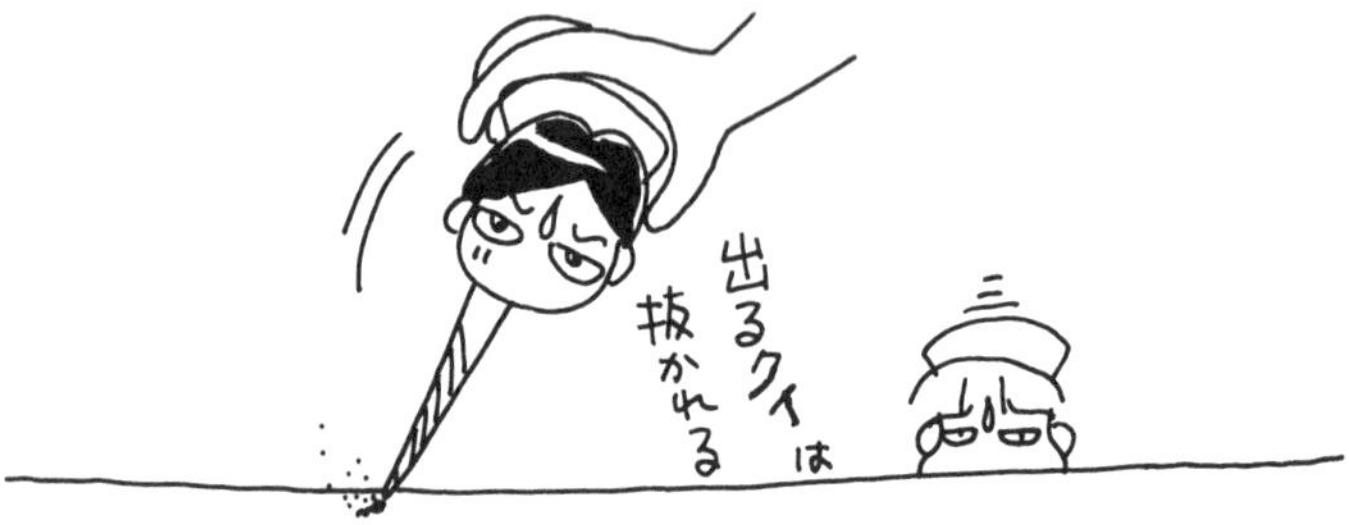

楽しい職場

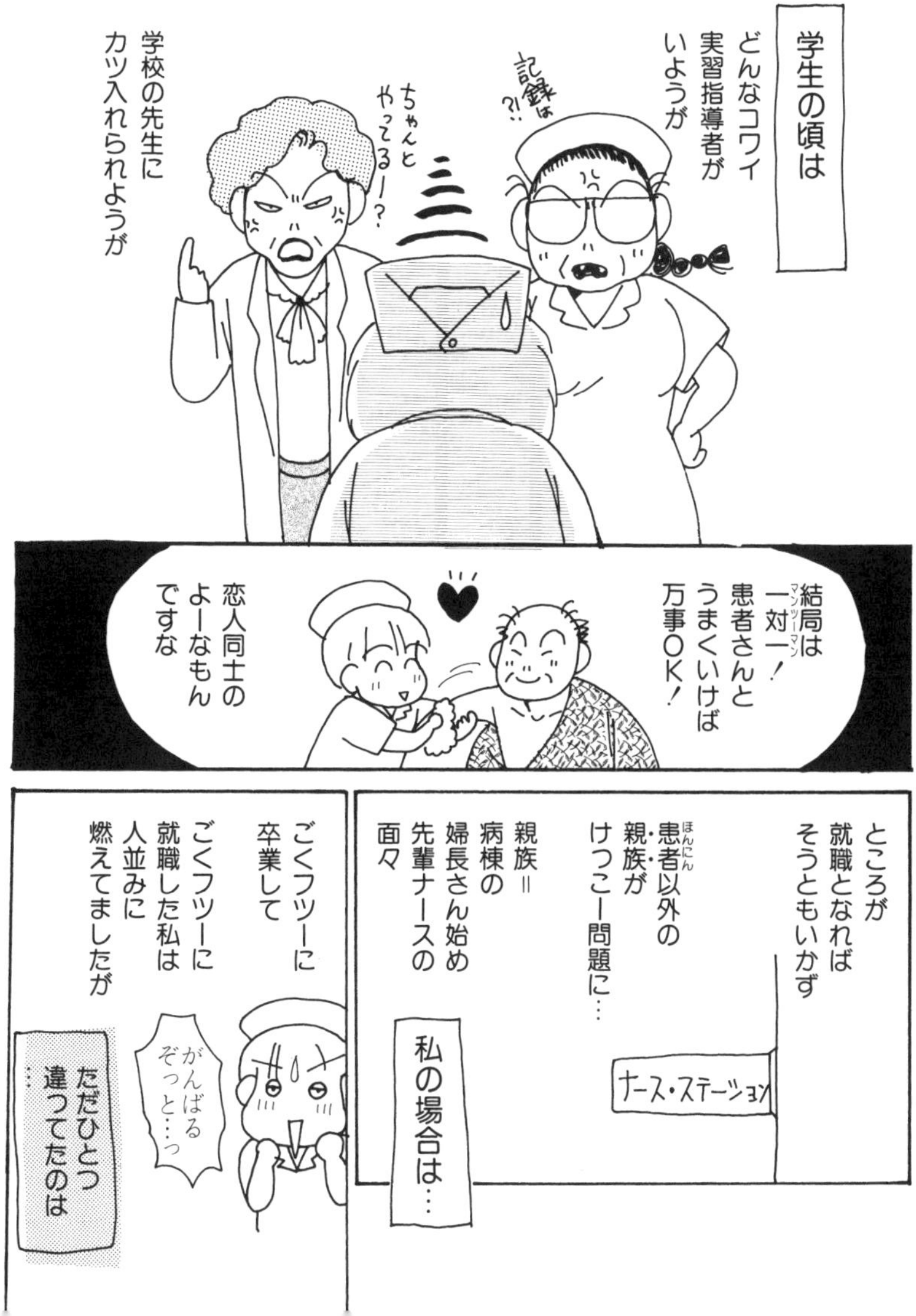
学生の頃は
どんなコワイ実習指導者がいようが
記録は?!
ちゃんとやってるー!?
学校の先生にカツ入れられようが
結局は一対一《マンツーマン》! 患者さんとうまくいけば万事OK!
恋人同士のよーなもんですな
ところが就職となればそうともいかず
患者《ほんにん》以外の親族がけっこー問題に…
親族=病棟の婦長さん始め先輩ナースの面々
ナース・ステーション
私の場合は…
ごくフツーに卒業してごくフツーに就職した私は人並みに燃えてましたが
がんばるぞっと…っ
ただひとつ違ってたのは…

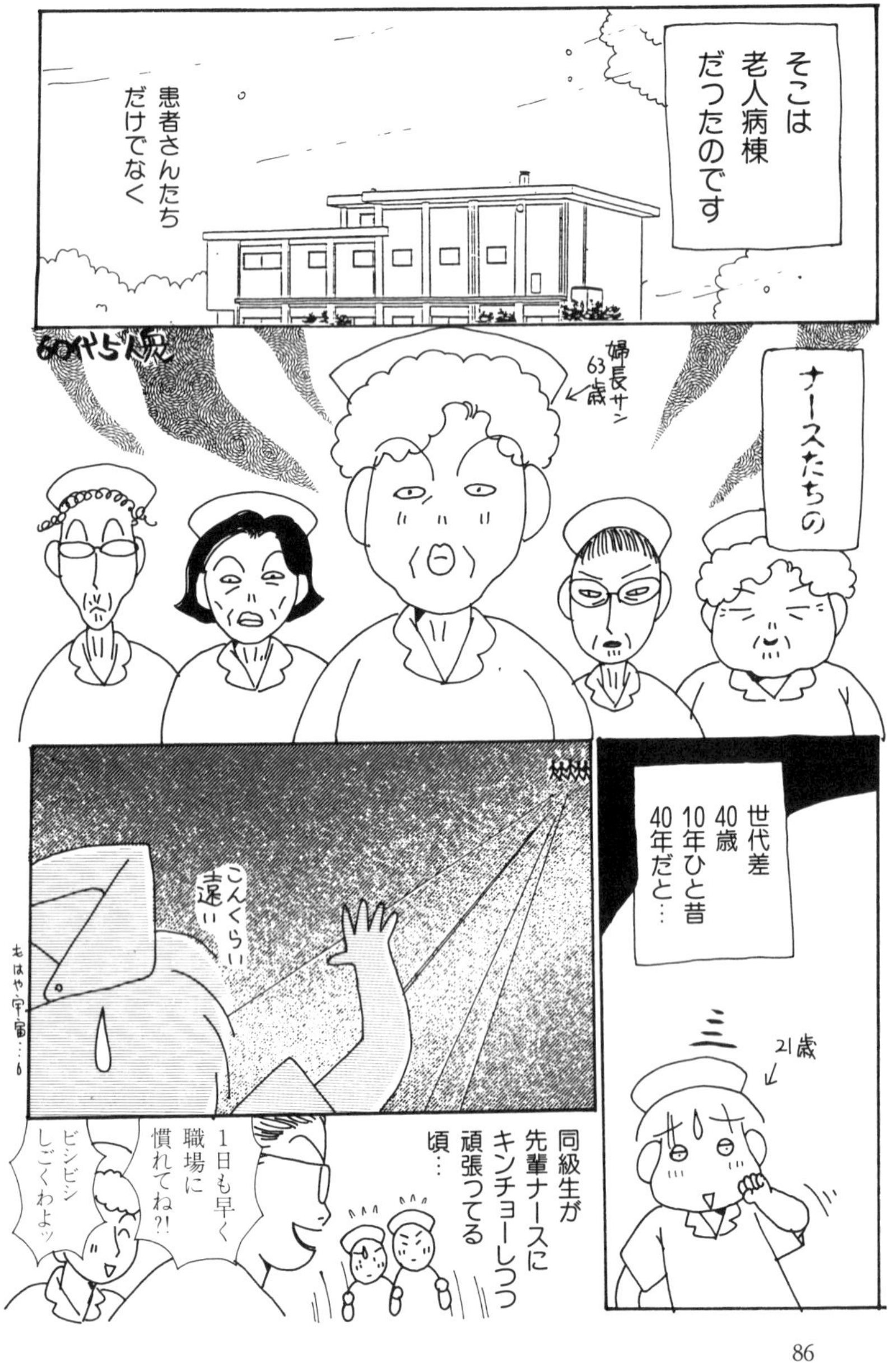
そこは老人病棟だつたのです
患者さんたちだけでなく
ナースたちの
婦長サン63歳
60代5人衆
世代差40歳10年ひと昔40年だと…
21歳
こんくらい遠い
もはや宇宙…
同級生が先輩ナースにキンチョーしつつ頑張つてる頃…
1日も早く職場に慣れてね?!
ビシビシしごくわよッ

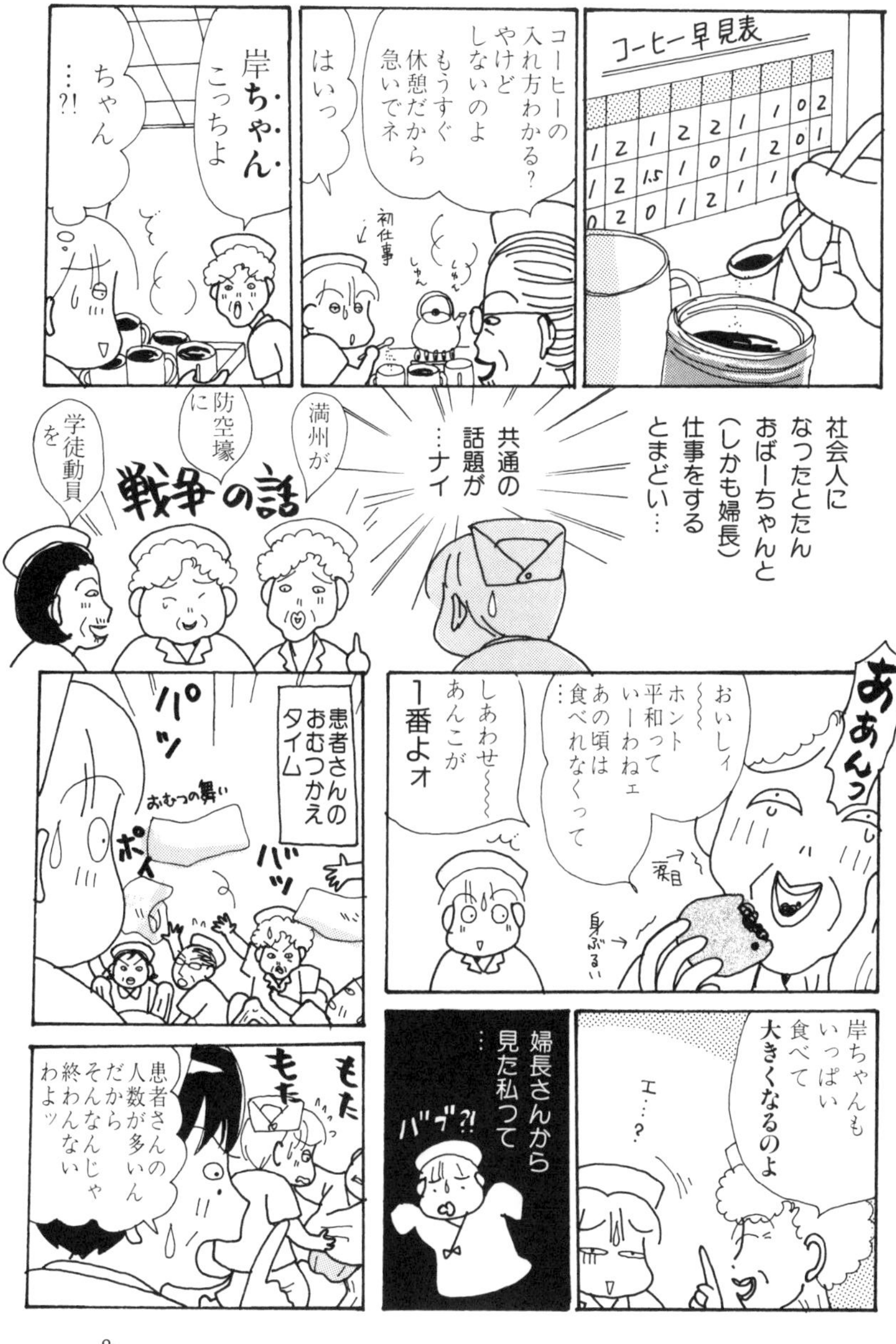
コーヒー早見表
コーヒーの入れ方わかる？ やけどしないのよ もうすぐ休憩だから急いでネ
はいっ
初仕事
しゅんしゅん
岸ちゃんこっちよ
ちゃん…?!
社会人になったとたんおばーちゃんと（しかも婦長）仕事をするとまどい…
共通の話題が…ナイ
満州が
防空壕に
学徒動員を
戦争の話
ああんっ
おいしィ〜〜 ホント平和っていーわねェ あの頃は食べれなくって…
しあわせ〜〜〜 あんこが1番よォ
涙目
身ぶるい
患者さんのおむつかえタイム
パッ
おむつの舞い
ポイ
バッ
岸ちゃんもいっぱい食べて大きくなるのよ
エ…?
婦長さんから見た私って…
バブ?!
もたもた
患者さんの人数が多いんだからそんなんじゃ終わんないわよッ

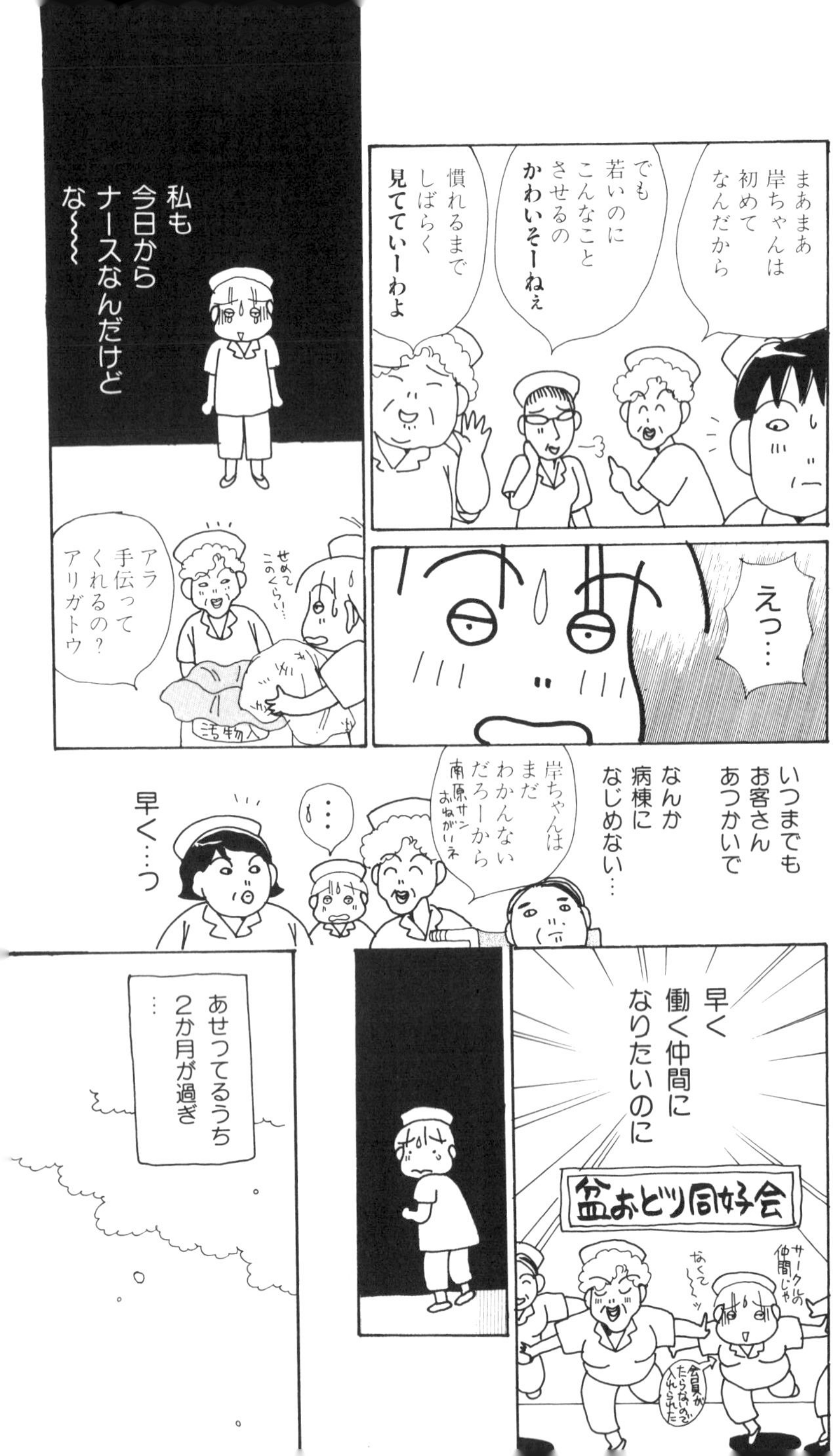

まあまあ岸ちゃんは初めてなんだから
でも若いのにこんなことさせるのかわいそーねぇ
慣れるまでしばらく見てていーわよ
えっ…
私も今日からナースなんだけどな〜〜〜
アラ手伝ってくれるの？アリガトウ
せめてこのくらい!…
汚物入
いつまでもお客さんあつかいで
なんか病棟になじめない…
岸ちゃんはまだわかんないだろーから南原サンおねがいネ
…
早く…っ
早く働く仲間になりたいのに
盆おどり同好会
サークルの仲間じゃなくて〜〜ッ
会員がたらないので入れられた
あせってるうち2か月が過ぎ…

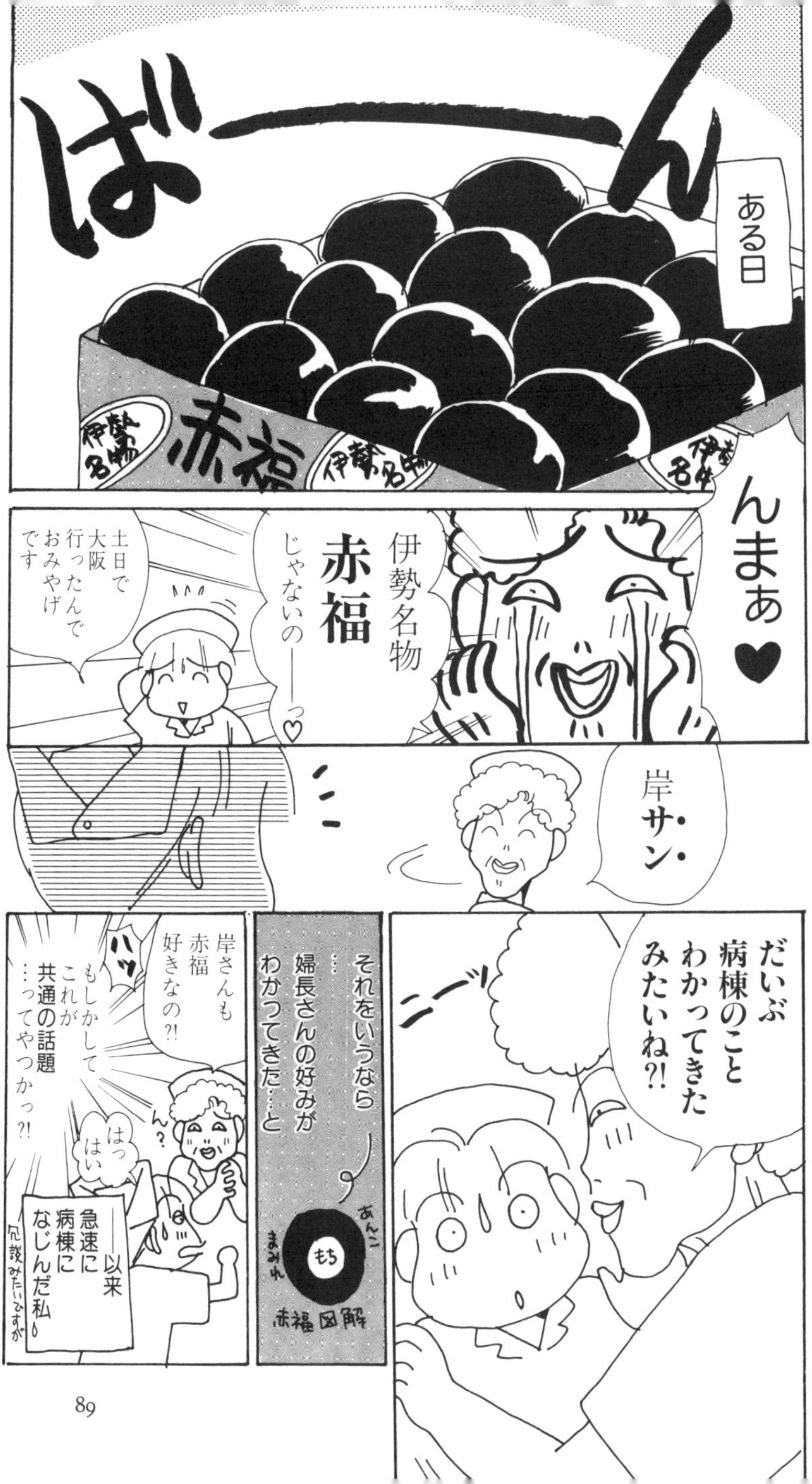
ある日
ばーーん
伊勢名物
赤福
伊勢名物
伊勢名物
んまぁ♥
伊勢名物 赤福 じゃないのーーっ♥
土日で大阪行ったんでおみやげです
岸サン・・
ニ
だいぶ病棟のことわかってきたみたいね?!
ニーッ
それをいうなら…婦長さんの好みがわかってきた…と
あんこ
もち
まみれ
赤福図解
岸さんも赤福好きなの?!
ハッ
もしかしてこれが共通の話題…ってやつかっ?!
ん?
はっはい
ーー以来急速に病棟になじんだ私。
冗談みたいですが

「私を通して」主任

主任さんは悲しい。何が悲しいって、ナース・キャップの一本線が悲しい。婦長まであと一歩およばず、No.2の地位が悲しいのだ。

「私を通して！」

が、そんな主任の十八番だった。


ある昼下がり、私は一人の患者さんから腹痛を訴えられた。さっそくナース・ステーションに帰り、主任に報告する。

「中沢さん、腹痛訴えてますけど」

ナース・ステーションはそう広くはない。医師のいる診察室はスクリーン一枚隔てて筒抜け状態なので、当然その報告は医師にも聞こえる。で、

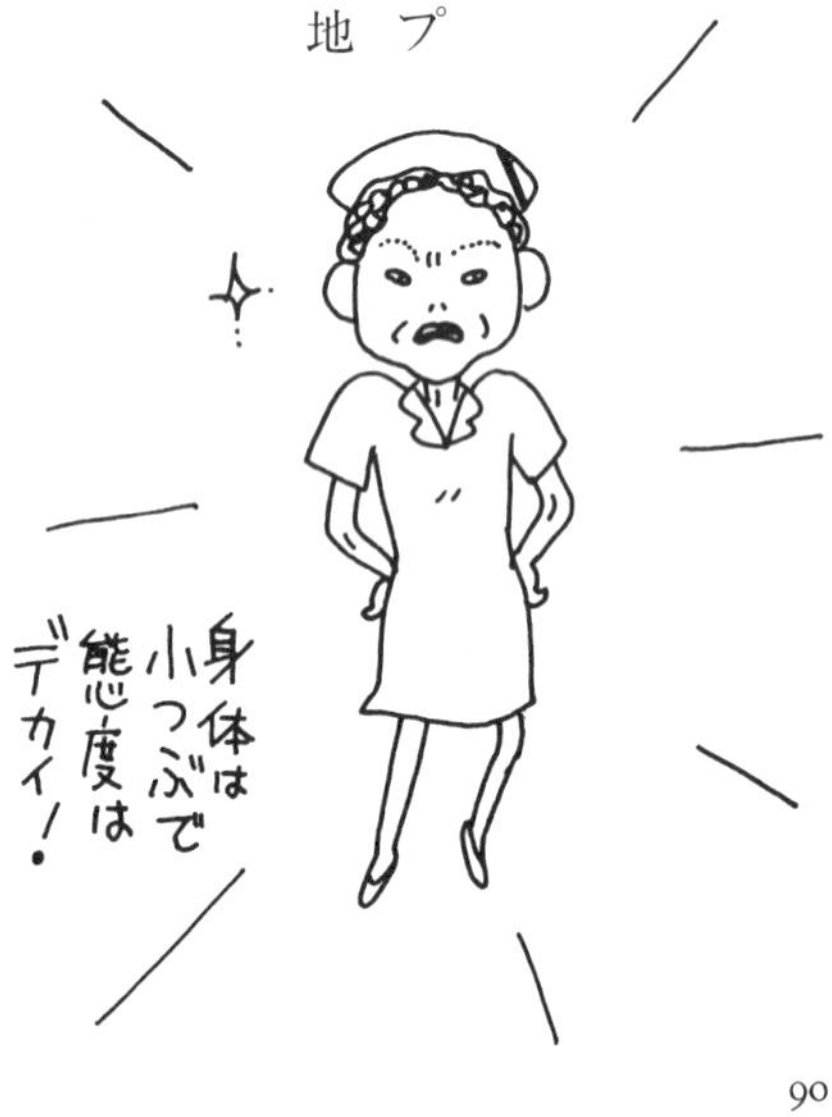

つい……、

「排便は？　腹はどう？　便秘してるんじゃない？　もしそうなら浣腸《かんちょう》して」

などと、先生が指示をくれちゃったりする。

「はい」

この時、うっかり返事をしてはいけない。後ろから、

「どういうつもりなの!?」

と、主任の怒声。彼女の理屈はこうなのだ。

「まず、患者の訴えは病棟の責任者である私を通して！　それから私の判断でドクターの指示を仰ぎますから！」

勝手なことをこの端女《はしため》風情が！　文句があるならベルサイユへいらっしゃい！　つまり、そう、ここは大奥なのだ。

女の園、ナース・ステーションは、「医師」という徳川の若殿《ぼん》を頂点に、「婦長」、「主任」というお局《つぼね》様が君臨し、私たち端女「ナース」はうっかり声をかけることも許されない。

たとえ、殿からお声がかかっても、立場をわきまえ、

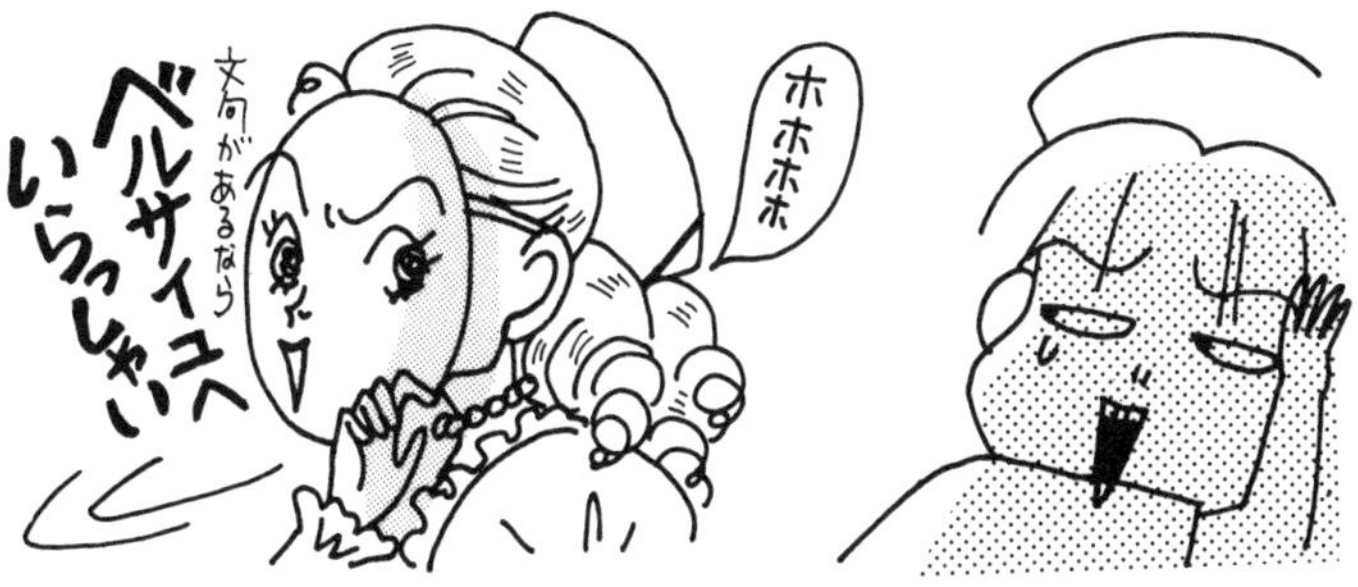

「ホホホ、すべてお局様を通してうかがいますワ」

と、通り過ぎなくてはいけない。


そんなある日、検温からもどった私に、主任が指示を出した。

「山田さんが熱出してるの。抗生剤の点滴が出るから、クラフォランのテストして」

抗生剤のテスト。それは本式の点滴をする前に、その抗生剤が身体に合うかどうかを試すものである。ほとんどの場合は、皮内注射をして腕にお団子を作るように薬液を入れ、時間をおいて皮膚の変化を見て、薬の合否を決める。クラフォランは、その頃病棟でよく使っていた、抗生剤の商品名だ。他に、ペントシリンというのも、ポピュラーに使われていた。

「ハイ」

私は良いお返事をして、山田さんのもとに急いだ。腕を出して、消毒
……、

「アララ」

山田さんの腕には、すでに抗生剤テストをした跡が。

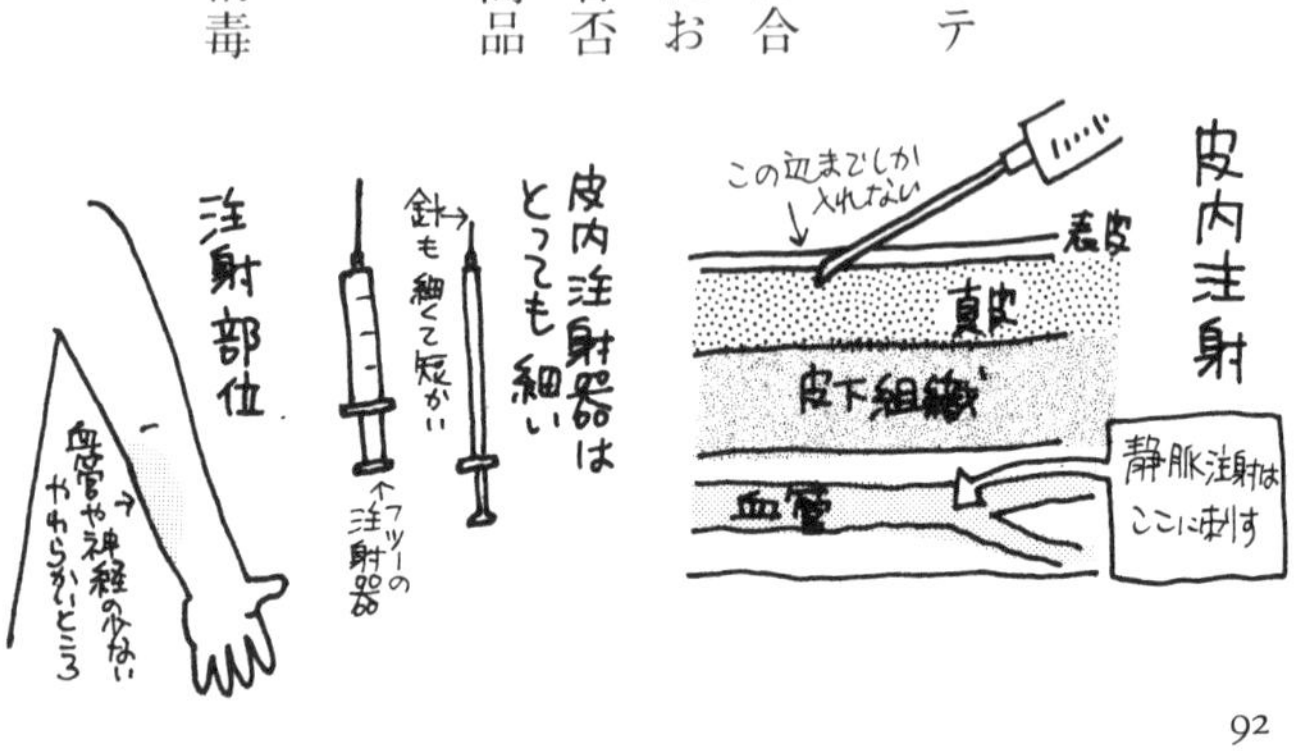

(そうか。先にペントシリン・テストをして、ダメだったんだな。それでは、クラフォランを……よいしょ)

　針はスムーズに表皮を破り、薬液はうまく皮内に入って形よくふくれた。うん、いい調子だ。お団子がキレイに出来た。ナース・ステーションに帰り、報告する。

「主任さん、クラフォラン・テスト終わりました」

「ハイ、ごくろーさま」

　という主任の声の後ろで、ガタッ、先生が椅子《いす》を立つ音がした。

　つづけて先生は、診察室から出てきた。

「クラフォラン!?」

「おい、おい、何回クラフォラン・テストやるの!?　クラフォランがダメだったから、ペントシリンだろ!」

「は!?」

　私は混乱した。

(え!?　だって、クラフォランだって。アレ?　アレレ……)

と、その時、

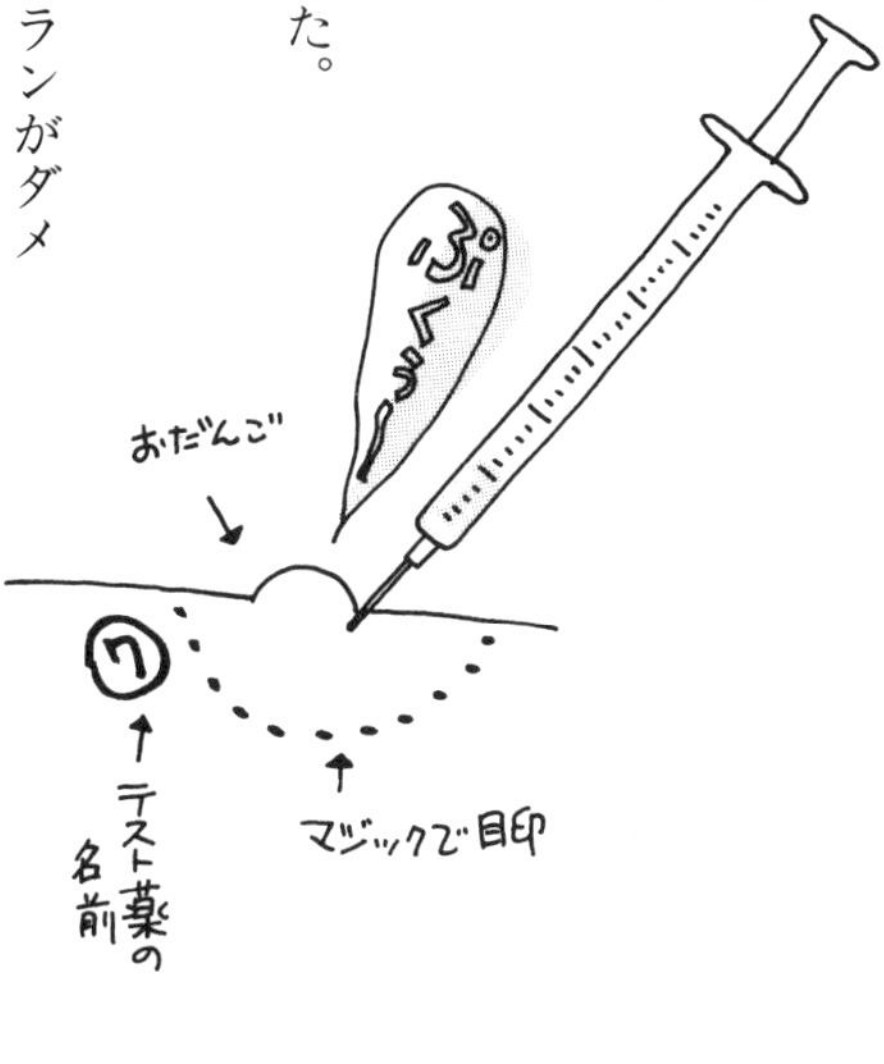
ぷくぅー
おだんご
⑦
マジックで目印
テスト薬の名前

「申し訳ありません。看護婦が私の指示を聞き違えまして。岸さん、ダメじゃないの。ペントシリンでしょ」

主任の天の声。

「岸さん、先生にお詫《わ》びしてッ！　まったくもうポーッとしてるんじゃないわよ」

ポ――――ッ。

私の意識は、汽車の汽笛。はるかかなたに遠くたなびく。

「ホラ、早く、今度は間違えないで、ペントシリンよ」

意識モウロウとした私に、主任は新しい注射器を持たせて、ナース・ステーションを追い出した。

主任ざぁ――――ん。

かわいそーなのは、一回余計に皮内注射をされるハメになった患者の山田さんである。

「今の薬も合わないみたいだから、もう一回ね!?」

苦しまぎれの方便で、エイッと注射器をさす。けれど指先は、さっきの主任の理不尽さに震え、プルプル……。おらたち百姓に口はねえだに、一《いっ》

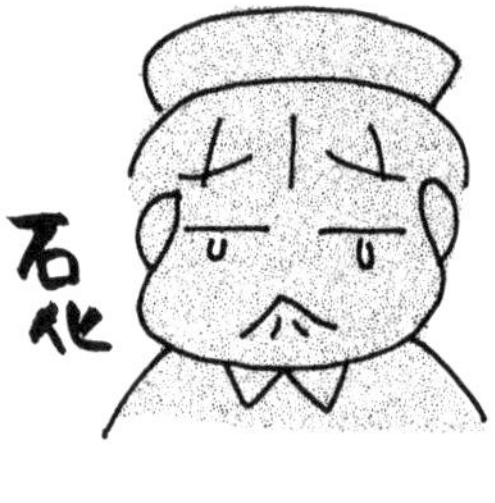

揆《き》するだ……。

「痛っ。イテテ……」

私の怒りの指先で、山田さんの腕のお団子はつぶれ、

「もう一回いい？」

山田さんには、とんだ災難だった。

主任さん、あなたを通したこの落とし前、どーつけてくれるんですか⁉

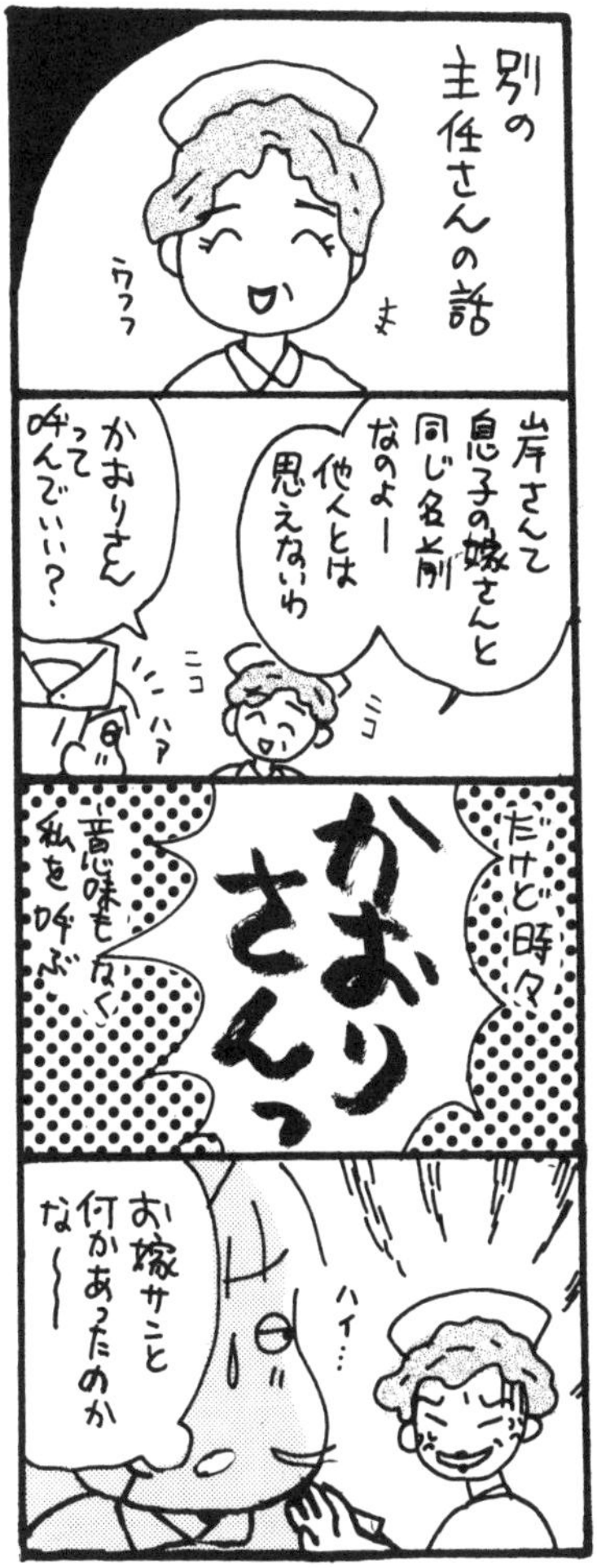
別の主任さんの話
ウフフ
岸さんて息子の嫁さんと同じ名前なのよー
他人とは思えないわ
かおりさんって呼んでいい？
ニコ
ニコ
ハア
だけど時々
かおりさんっ
意味もなく私を呼ぶ
ハイ…
お嫁サンと何かあったのかな～～

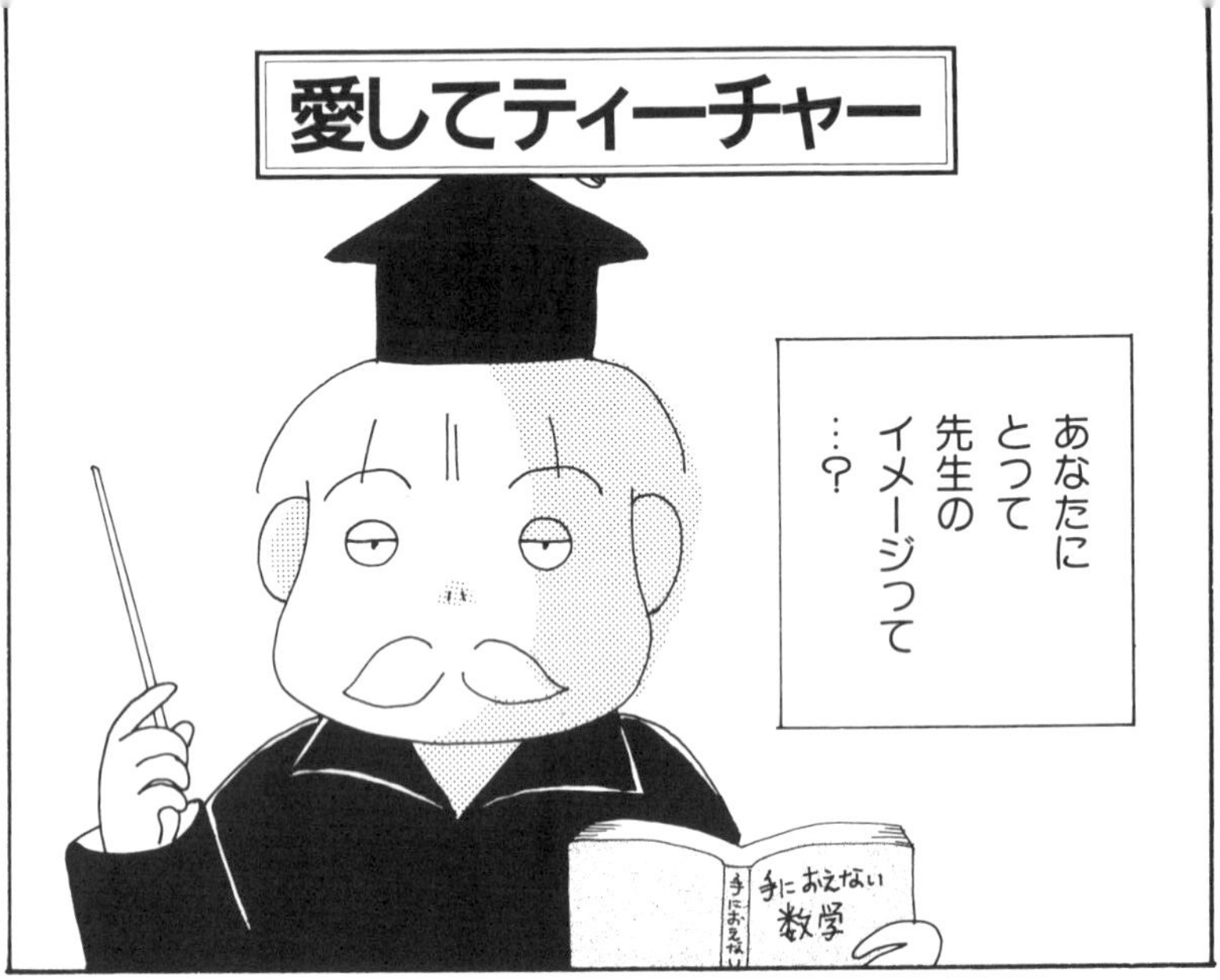
愛してティーチャー
あなたにとって先生のイメージって…？
手におえない数学

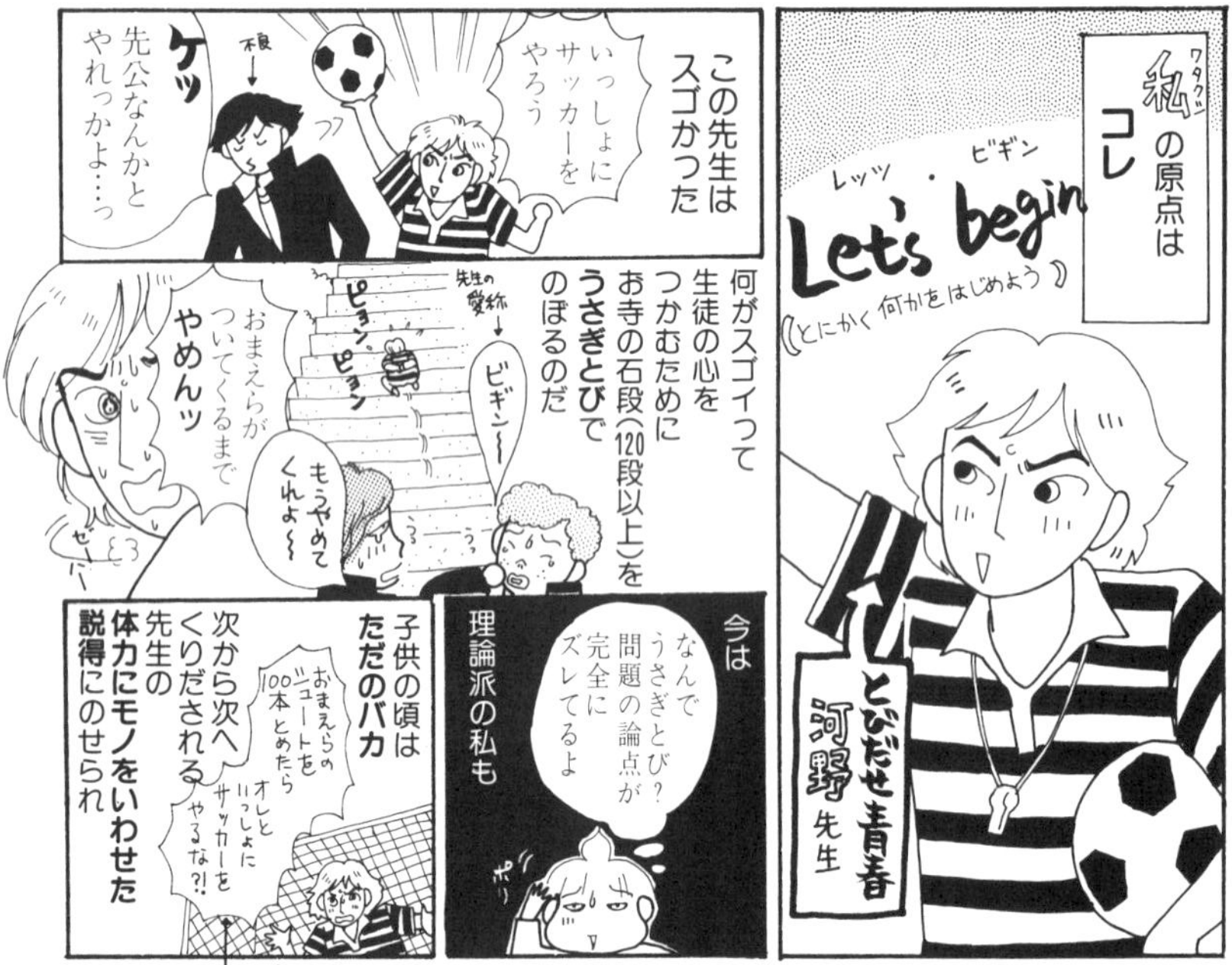
私《ワタクシ》の原点はコレ
Let's begin《レッツ・ビギン》
《とにかく何かをはじめよう》
とびだせ青春 河野先生
この先生はスゴかつた
いっしょにサッカーをやろう
不良
ケッ
先公なんかとやれっかよ…っ
何がスゴイって生徒の心をつかむためにお寺の石段(120段以上)をうさぎとびでのぼるのだ
先生の愛称
ビギン〜
ピョン ピョン
もうやめてくれよ〜
おまえらがついてくるまでやめんッ
ゼェ ゼェ
今は
なんでうさぎとび？問題の論点が完全にズレてるよ
理論派の私も
子供の頃はただのバカ
次から次へくりだされる先生の体力にモノをいわせた説得にのせられ
おまえらのシュートを100本とめたらオレといっしょにサッカーをやるな?!
ナゾの理屈

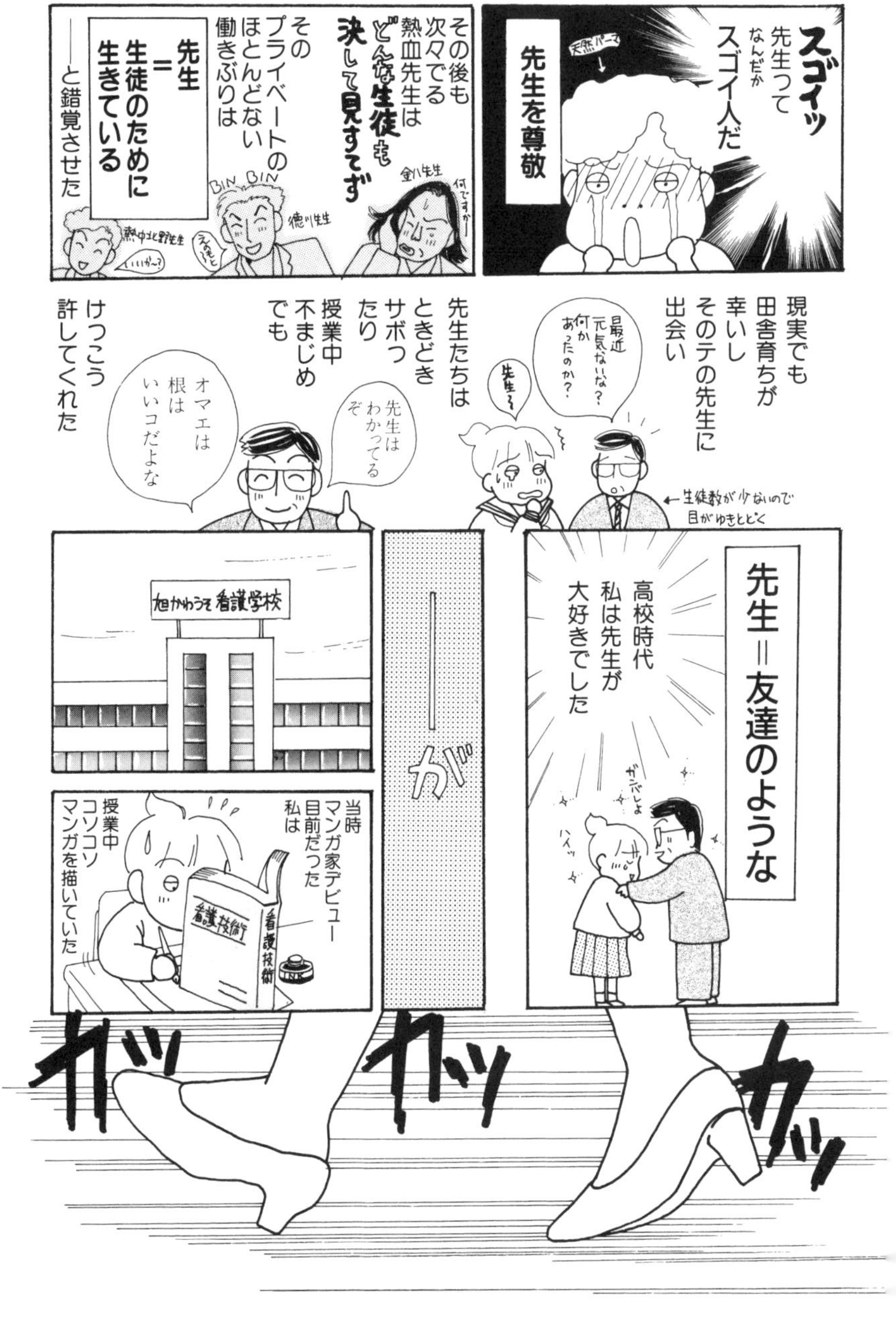
スゴイッ
先生って
なんだか
スゴイ人だ
天然パーマ
先生を尊敬
その後も
次々でる
熱血先生は
どんな生徒も
決して見すてず
金八先生
何ですかー
徳川先生
BIN BIN
えのもと〜
熱中北野先生
いいが〜？
その
プライベートの
ほとんどない
働きぶりは
先生
＝
生徒のために
生きている
——と錯覚させた
現実でも
田舎育ちが
幸いし
そのテの先生に
出会い
最近
元気ないな？
何か
あったのか？
先生〜
生徒数が少ないので
目がゆきとどく
先生たちは
ときどき
サボったり
授業中
不まじめ
でも
先生は
わかってる
ぞ
オマエは
根は
いいコだよな
けっこう
許してくれた
先生＝友達のような
高校時代
私は先生が
大好きでした
ガンバレよ
ハイッ
ーーーガ
旭かわうそ看護学校
当時
マンガ家デビュー
目前だった
私は
授業中
コソコソ
マンガを描いていた
看護技術
看護技術
INK
カツ
カツ
カツ
カツ

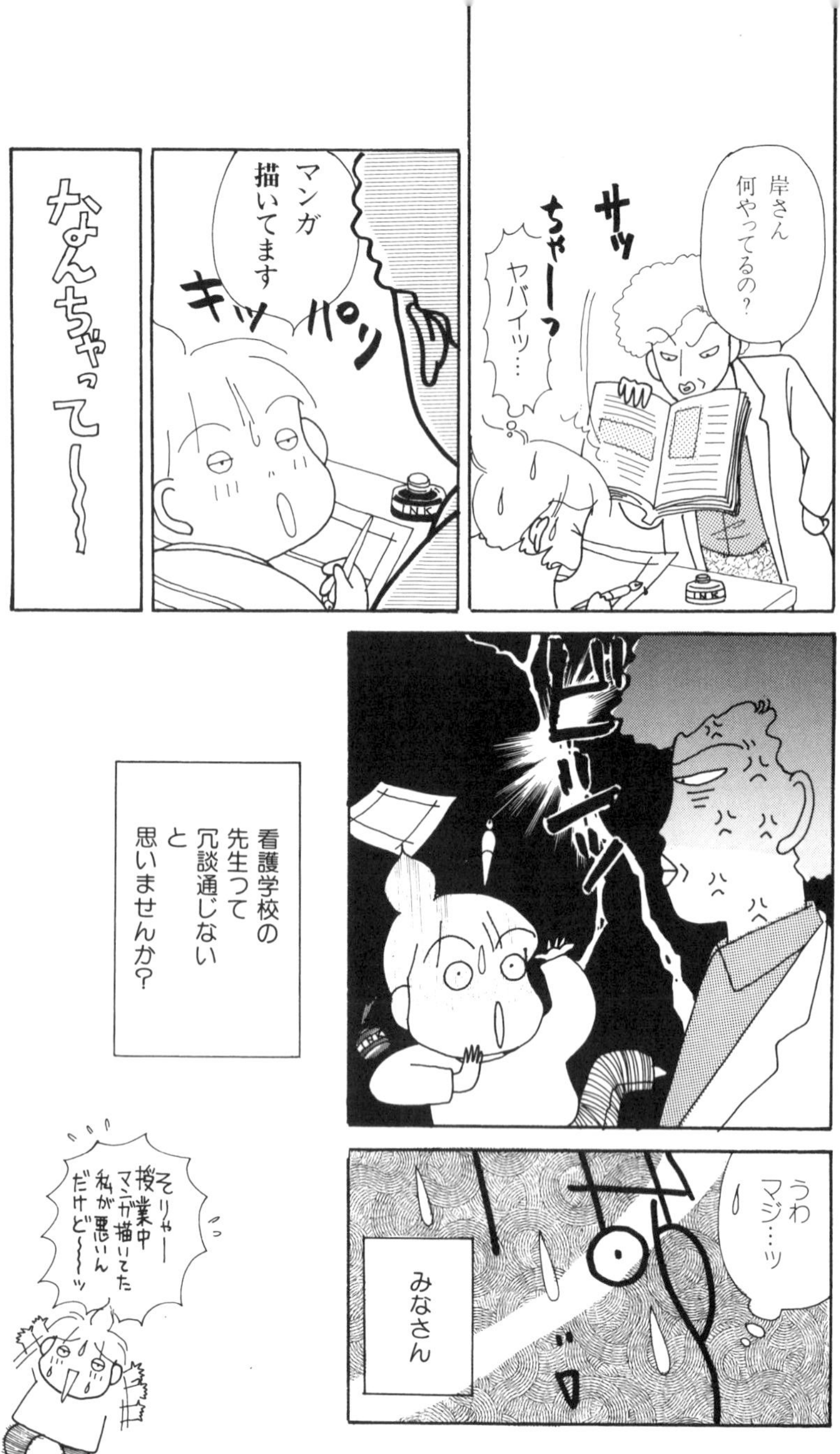
岸さん
何やってるの？
サッ
ちゃーっ
ヤバイッ…
マンガ
描いてます
キッ
パリ
なんちゃってー〜
看護学校の
先生って
冗談通じない
と
思いませんか？
うわ
マジ…ッ
みなさん
そりゃー
授業中
マンガ描いてた
私が悪いんだけど〜〜ッ

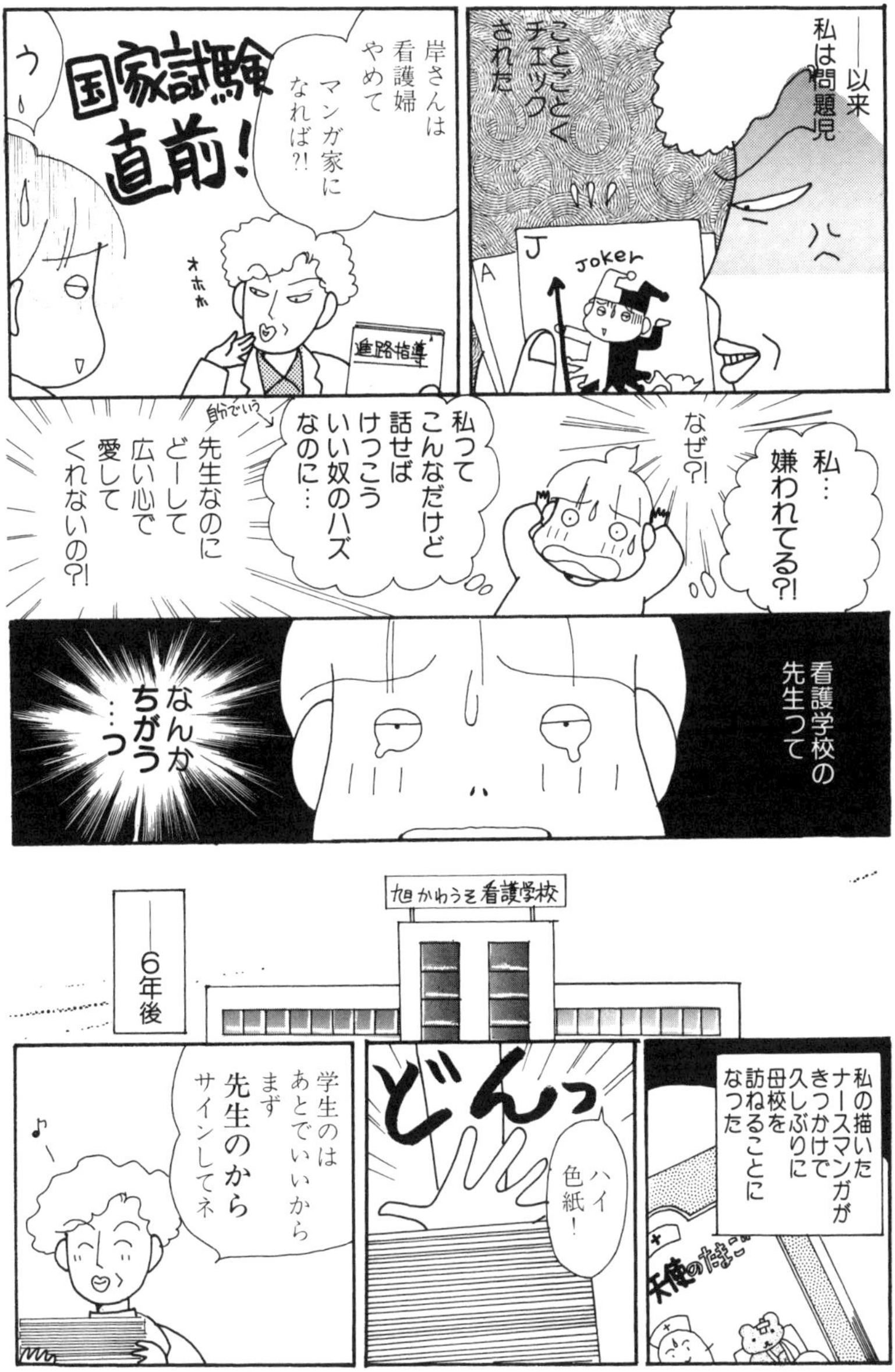

以来
私は問題児
ことごとくチェックされた
J
A
Joker
岸さんは看護婦やめてマンガ家になれば?!
国家試験直前!
う
オホホ
進路指導
私…嫌われてる?!
なぜ?!
私ってこんなだけど話せばけっこういい奴のハズなのに…
自分でいう
先生なのにどーして広い心で愛してくれないの?!
看護学校の先生って
なんかちがう…っ
旭かわうそ看護学校
6年後
私の描いたナースマンガがきっかけで久しぶりに母校を訪ねることになった
天使のたまご
どんっ
ハイ色紙!
学生のはあとでいいからまず先生のからサインしてネ

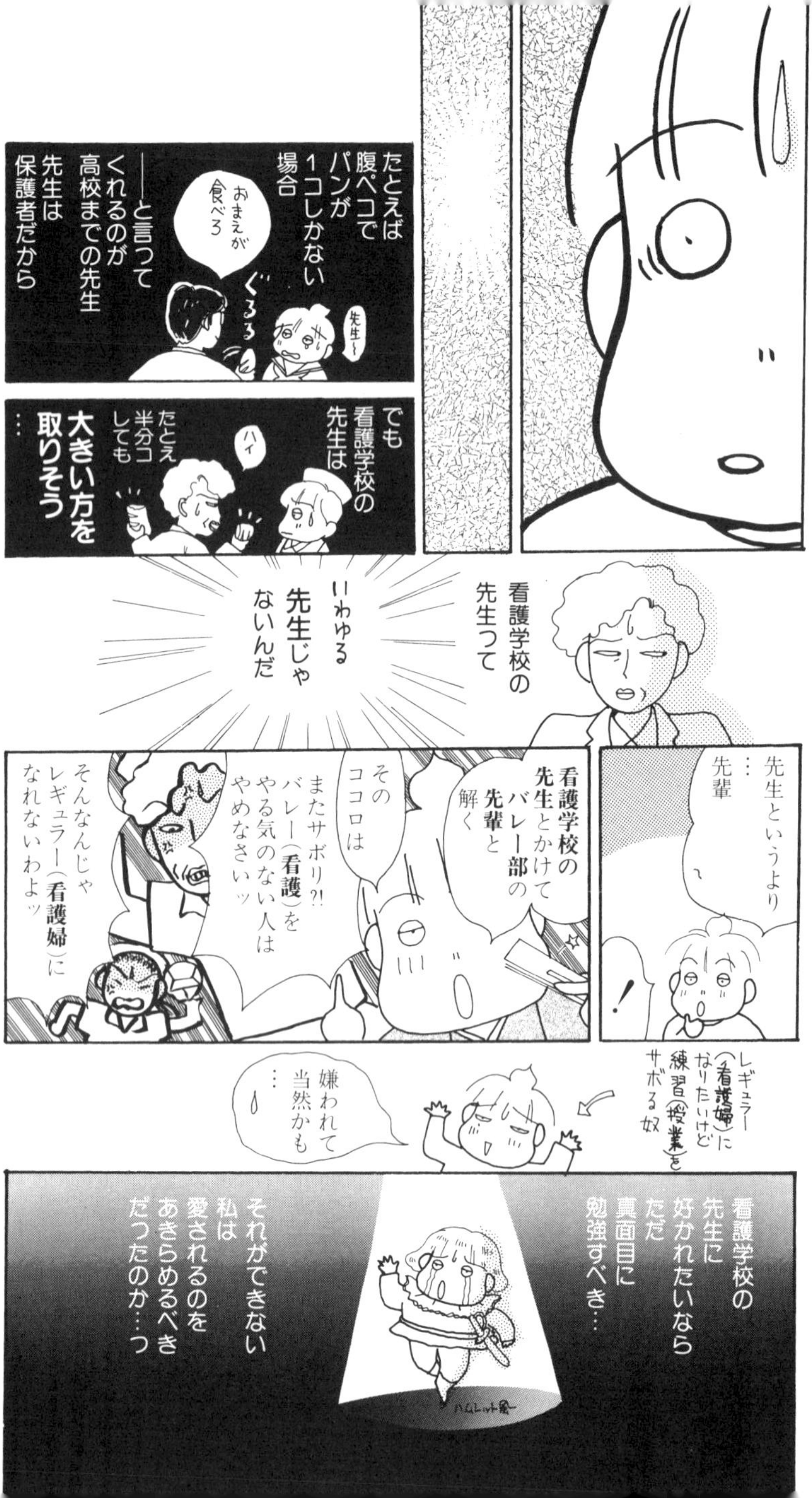
たとえば
腹ペコで
パンが
1コしかない
場合
おまえが
食べろ
ぐるる
先生～
——と言って
くれるのが
高校までの先生
先生は
保護者だから
でも
看護学校の
先生は
ハイ
たとえ
半分コ
しても
大きい方を
取りそう
…
看護学校の
先生って
いわゆる
先生じゃ
ないんだ
先生というより
…
先輩
看護学校の
先生とかけて
バレー部の
先輩と
解く
その
ココロは
またサボリ?!
バレー（看護）を
やる気のない人は
やめなさいッ
そんなんじゃ
レギュラー（看護婦）に
なれないわよッ
レギュラー（看護婦）に
なりたいけど
練習（授業）を
サボる奴
嫌われて
当然かも
…
看護学校の
先生に
好かれたいなら
ただ
真面目に
勉強すべき…
それができない
私は
愛されるのを
あきらめるべき
だったのか…っ
ハムレット風

こんなこともある

新人の医師というのは、婦長、主任に一度は嫌われるものらしい。それは、姑の嫁いびりのよーに、伝統、もしくは習慣に近いものだった。

「あの先生、いい加減でだめよ。いつも缶コーラ片手に病棟にくるでしょ。いい加減な証拠なのよ」

今日も婦長は主任に耳打ちする。

陰口同盟で結ばれた婦長と主任の友情は、新しいスケープ・ゴートを得て、さらに固く結ばれる。

いったい、缶コーラをもって病棟にくることが、彼のいい加減な医療行為を示す、どんな証拠になるというのか。けれど、婦長と主任の陰口には、「理由」だけあって、「説得力」と「意味」はない。陰口を言う理由はひとつ、

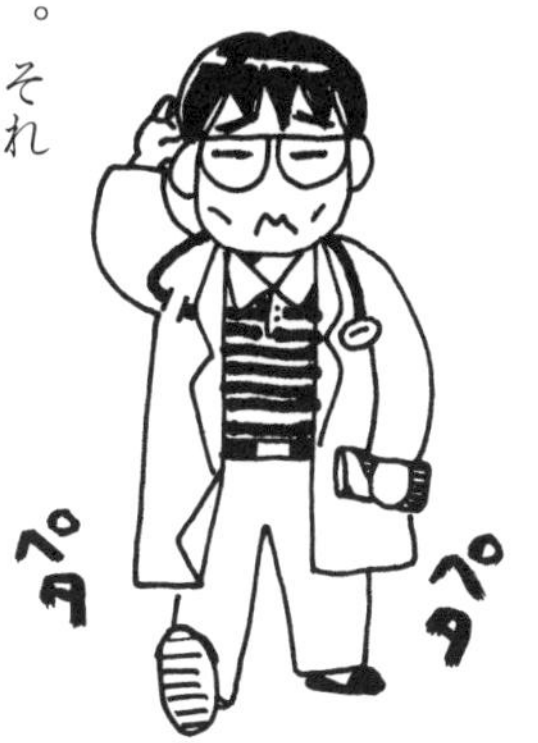

「先生が気に入らない」

のだ。

そのドクターの名は菅野正樹。年齢は二六歳、ちょっと美川憲一くさい低音で、

「何か、変わったことない?」

と、病棟に入ってくる。

「まったく、近頃の若いモンは、挨拶《あいさつ》もできないんだから。病棟に入るときは、おはようございます、でしょう。まったく、もう」

主任が婦長に耳打ちする。

そんなに気に入らないなら、正々堂々談判すればいいのだが、そこは旧人類ナースの悲しさ。たとえ若造でも、医師は、医師。先生様に意見など、看護婦ふぜいが、とどこかで思っている。けれど、プライドが許さない。理性と本能のはざまでゆれる、病棟権力者、婦長&主任は、そのはけ口として、陰口を言い、ささいな意地悪をするのであった。たとえば、菅野ドクターには、三時のお茶を出さないとか……。そのせいもあって、菅野先生は、缶コーラ持参で病棟に来ていたのかもしれない。なんだか、涙ぐま

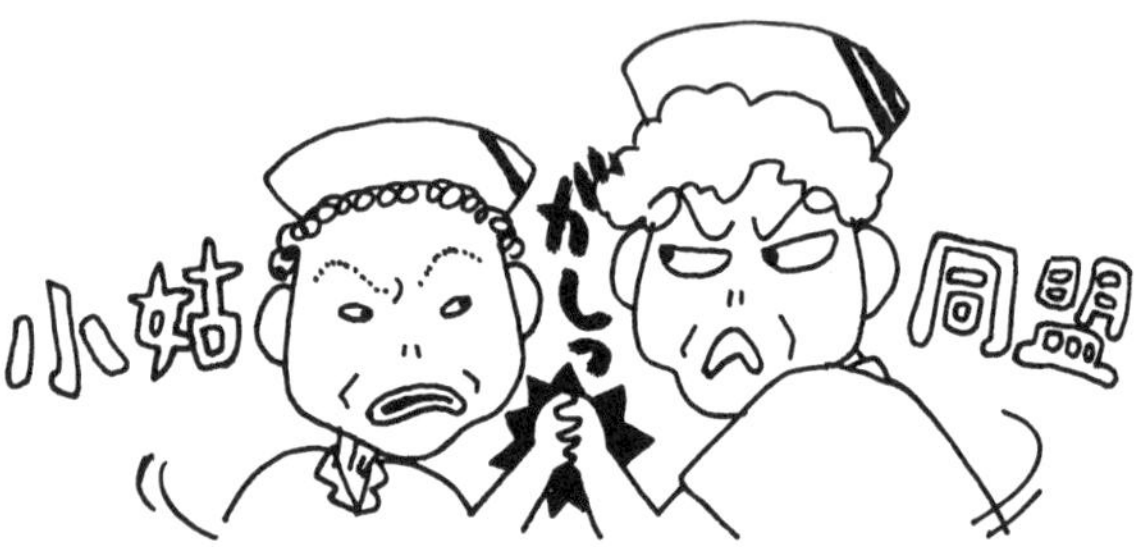

しい話ではありました。

けれど、その先生、飲んだコーラをいつもきれいに洗って、なぜかX線写真観察機《シャーカステン》（撮ったレントゲン写真を張りつけて映す機械）の上に並べて、帰っていく。婦長の癇《かん》にさわるだけあって、なんだかとぼけた、ちょっと変わった先生ではあった。

　ある日の夜勤で、一人の患者さんの容体が急変した。当直の婦長は、当内科病棟の婦長、ドクターは、菅野先生だった。一時は家族も呼ばれ、危ないかもしれないという状況だったが、なんとか持ち直し、小康状態となった。患者さんは意識ももどり、家族の呼びかけに、目の表情で答えるまでになった。

「なんとか、大丈夫」

　私たちはいったん、ナース・ステーションに引き上げた。午前一時、病棟は静けさを取り戻した。

「心配ないと思うけど、バイタル・チェック、一〇分おきにして」

　菅野先生が、指示を出す。声は、疲れた美川憲一だ。

「一〇分おきィ？」

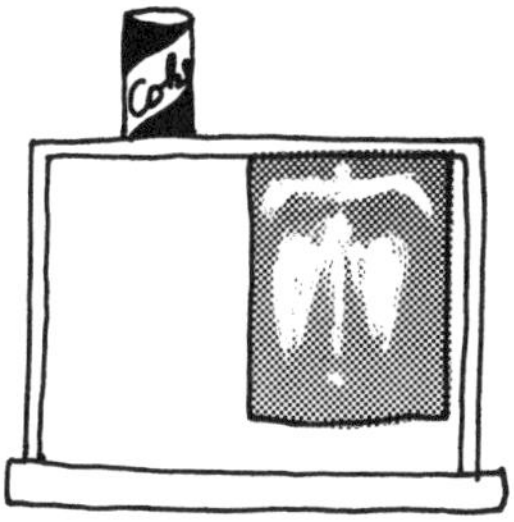

これには、一同驚いた。多すぎる！

バイタル・チェックとは、一般状態の観察ということで、つまり患者さんの現況を細かく調べることをいう。具体的には、体温、呼吸数、脈数、尿量、顔色、意識の有無などの検査である。これを一〇分おきということは、一時間に六回。いっそのこと、病室にナース・ステーションごと引っ越したらどうだろう。

「せっかく夜食にと思って、新発売のカップラーメン買ってきたのに……」

私は、夜勤のペアの後輩ナースと顔を見合わせて、ため息をついた。

「今夜は、徹夜だあ」

と、肩を落とす。夜勤とはいえ、普通は二人ペアで仕事をする強みで、夜中二時間くらいは、交替で仮眠がとれるシステムになっていた。今夜のように、急変した患者さんが出た場合でも、一応落ちついていれば、通常は三〇分おきのバイタル・チェックで充分である。今回のように、家族がつきそい、意識もある患者さんに、一〇分おきというのは、いくらなんでも多い。これではお茶を飲むヒマもないです。

「わかりました」

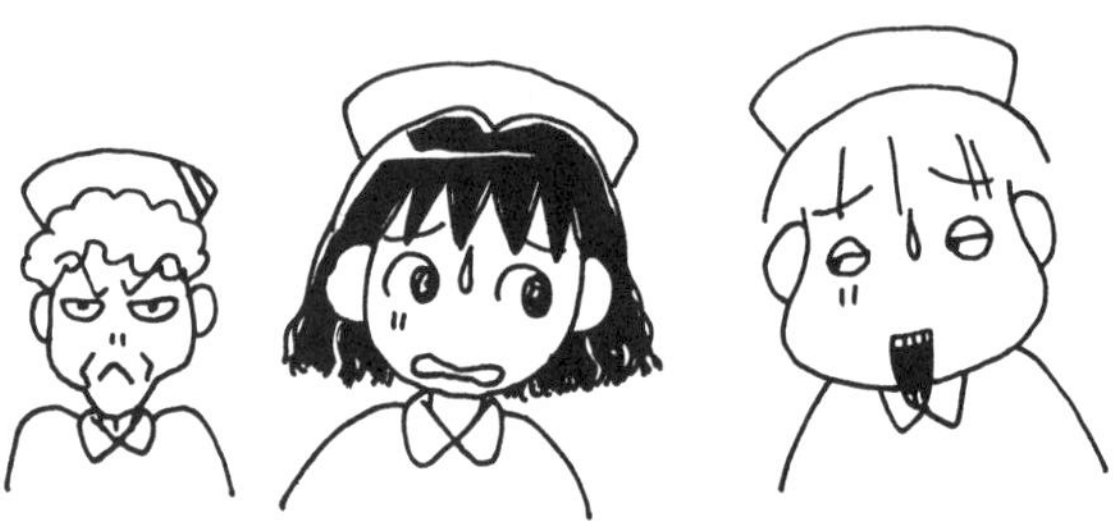

婦長さんの声が響いた。

ちょっと、待って、今の言葉プレイ・バック。私たち夜勤ナースは、そのバイタル・チェックの実行者となるわけですが、まだ何もわかってません。

けれど、婦長の快諾を得た菅野ドクターは、その気が変わらないうちにと、すぐに帰り支度を始める。

「じゃあ、何かあったら当直室へTELして。よろしく」

去っていくドクターの後ろ姿を見ながら、

「まったく、一〇分おきのバイタル・チェックなんて、意味のないことを。人間の一般状態なんて一〇分やそこらじゃ変わりゃしないわよ」

と、婦長お得意の陰口がでる。

だから婦長さん、それは私たちでなく、菅野先生に言えばいいじゃないですか。私もまた、心の中で婦長さんに対する陰口を思う。

人間なんて、ララララーラララララーラ……。

「とにかく、先生の言うことなんか、聞かなくていいから。一〇分おきのチェックなんて、必要なし。三〇分おきで充分よ。そうしなさい」

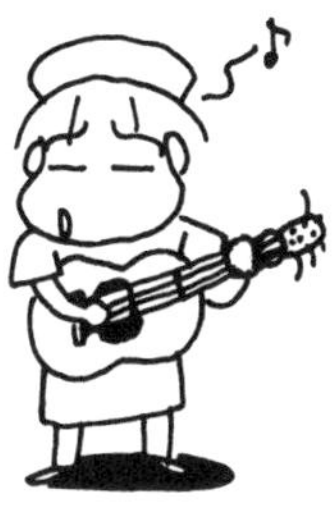

婦長はさらに、

「先生が勝手な指示を出しても、実際やるのは私たちなんだから、やりやすいように変えさせてもらっていいのよ。じゃあ、そういうことだから。疲れたでしょ? コーヒーでも飲んで一休みして。患者さんは大丈夫よ。普通どおり、三〇分おきのチェックになさい」

医師指示を一部アレンジした婦長指示を残し、婦長さんは病棟を去った。後に残されたのは、経験と技術の浅いパート看護婦の私と、さらに浅い、新卒ナースの二人組。

「どうするー」

どっちの指示を聞いたらいいのか。それにしても、何だか……。

「なんか、婦長さんの言うこと、ムカつきませんでした?」

と、新卒ナース。

「そう、そうなのよ。なんか嫌だよね」

と、私。

「キチンとやりませんか? 菅野先生の指示どおり……」

新卒ナースの提案に、

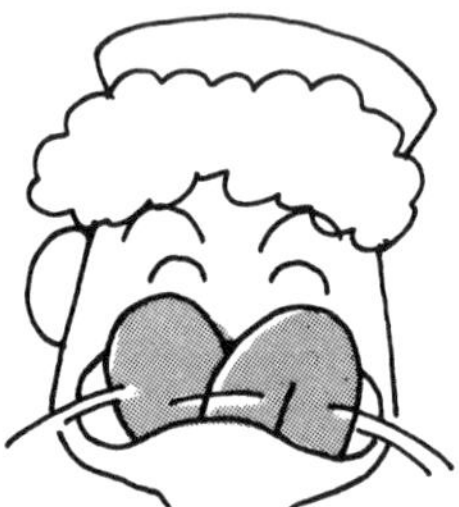

「うん、そうしよう」

乗っかる私。

最初は、意地だった。婦長さんに対する意地、自分に対する意地、やってやろーじゃないの、という感じ。とりあえず、午前一時から三時までを私、三時から五時までを新卒ナースと分担し、一〇分おきバイタル・チェックの開始となった。

やってみると、これが辛い。思った以上に、きついのだ。病室に入ると、一斉に注がれる家族の目。

「し、失礼します」

と、血圧を計りはじめる。患者さんは眠っている。家族は、私の指先を見つめる。注目の的である。まるで、「世紀の一瞬」のような緊張感が走る。

「一二〇―六〇です」

血圧が正常値であることを告げると、家族から安堵《あんど》のため息がもれる。

続いて、脈をとる。

ドク、ドク、ドク、またも家族の目は一点集中だ。ドク、ドク、そのう

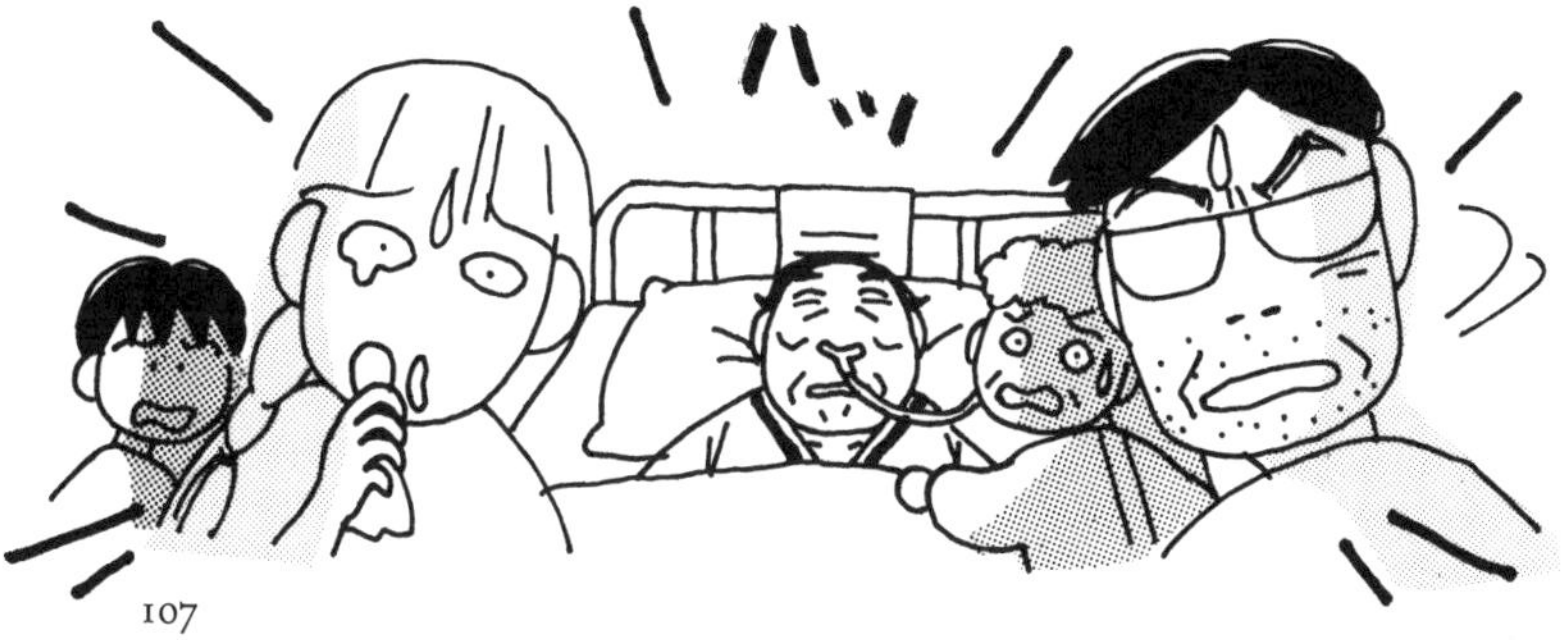

ち患者の脈か、自分の脈かわからなくなる。それほどに、私自身の脈が、速く、大きい。

（落ちつけ）

自分に言い聞かせる。かなり自意識過剰状態だ。

（家族が見てるのは、患者さんで、私じゃないんだ）

当たり前のことを、今さら思う。落ちつくために、大きく息をつき、首をふる。

「おじいちゃんに何か!?　異常ですか？」

ザワッ、家族が青ざめる。うかつに動けない。

「だ、大丈夫です。落ちついて、落ちついています」

自分自身にも、言い聞かせる。とにかく、規定のチェックを終えて、病室を後にする頃には、私はすっかり疲れはてた。ナース・ステーションに帰って、記録する。ホッと一息も束の間、次の一〇分がやってくる。

やがて、家族の視線に心を焼かれながら脈をとるのに慣れた頃、私の足はむくみ、ナース・シューズが、履けなくなってしまった。病室とナース・ステーションの一〇分おきの往復は、身体にもよくないんだなあ。ぼんや

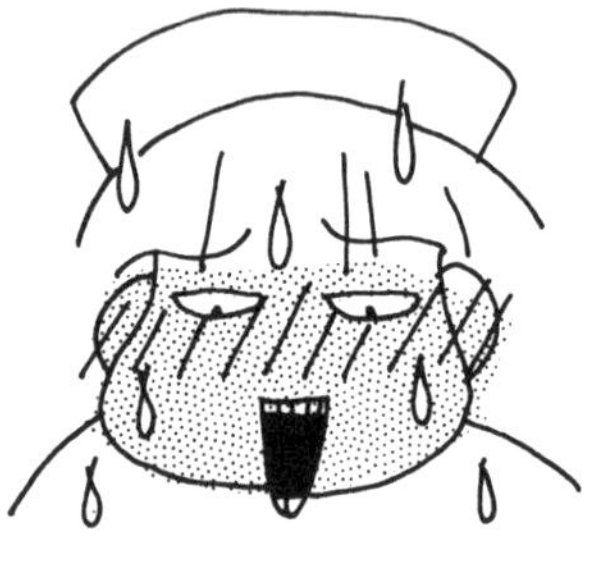

りそう思った。

シューズをスリッパに履きかえ、ペタペタさせながら病室に向かう。

(もうすぐ、三時だ。交替だ。やれやれ)

血圧を計っていると、患者さんの娘らしき人が、

「どうもすみません。大変でしょう」

と、声をかけてくれた。とっさに、

「いいえ、そんな、仕事ですから」

ニッコリと笑った。

(決まった!)

長時間家族から注目されつづけたことで、私は、女優開眼、すっかりいい気になっている。

(我ながら、カッコイイ。この患者さんの孫でも見ていたら、きっと、私も看護婦になろう、とか思ったりして。ムフフ)

今や、疲れは脳にまで達し、ナチュラル・ハイ状態の私。一人よがりに盛り上がる。

午前三時。新卒ナースとタッチ交替。

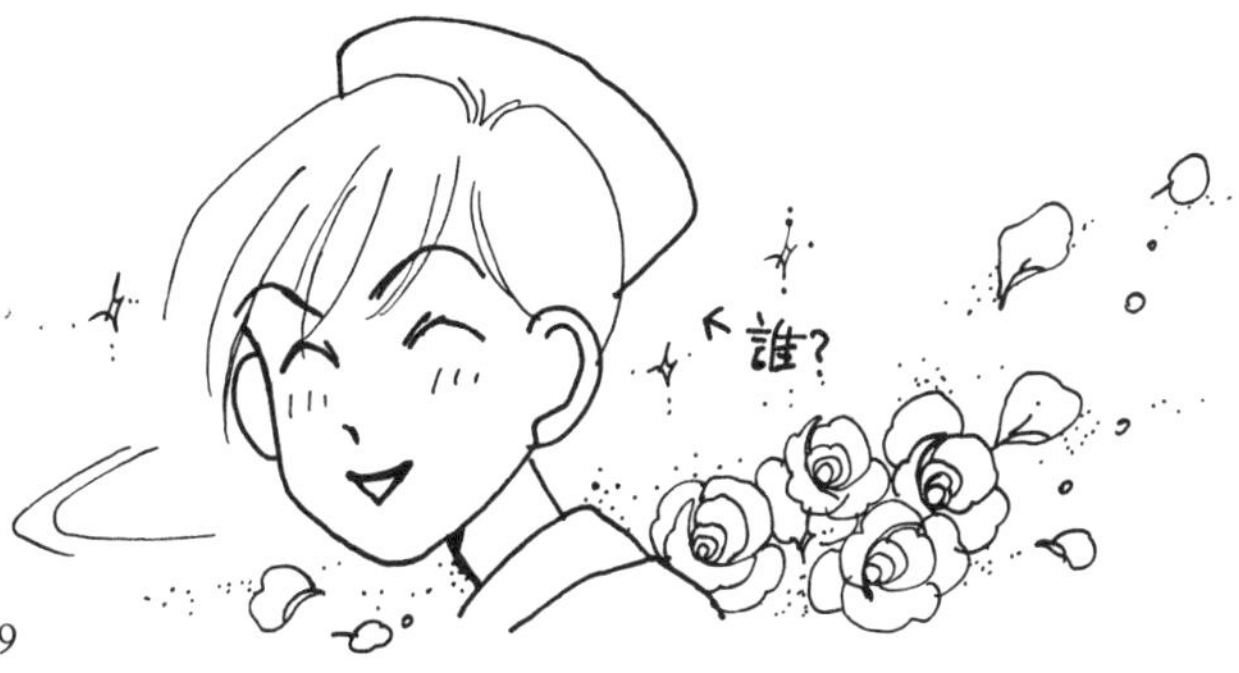

妙な興奮が残った。

そう、看護婦さんになった、気がしたのだ。


翌日、患者のおじいちゃんは、朝食の流動食を飲めるまでに回復した。家族も安心しての帰り際、ナース・ステーションに挨拶にみえた。さっそく応対にでた婦長に、娘さんは丁重にお礼の言葉などを述べ、ついでに、

「昨夜の看護婦さんたちには、本当にお世話になって、ありがとうございました。あんなによく様子を見にきてもらって、この病院なら安心して任せられます。どうぞ、よろしく」

などと、言ったらしい。婦長はニコニコで、私と新卒ナースをほめた。婦長のアレンジ指示を無視したことは、この際どうでもいいようである。

一方の、菅野ドクターは、ビッシリ書き込まれた看護記録を見て、

「本当にやったの?」

ボソッと言った。

もしかして、先生、一〇分チェックっていうのは、それくらい頻繁に患者の状態に気をくばれ、ということのたとえだったんですか?　というこ

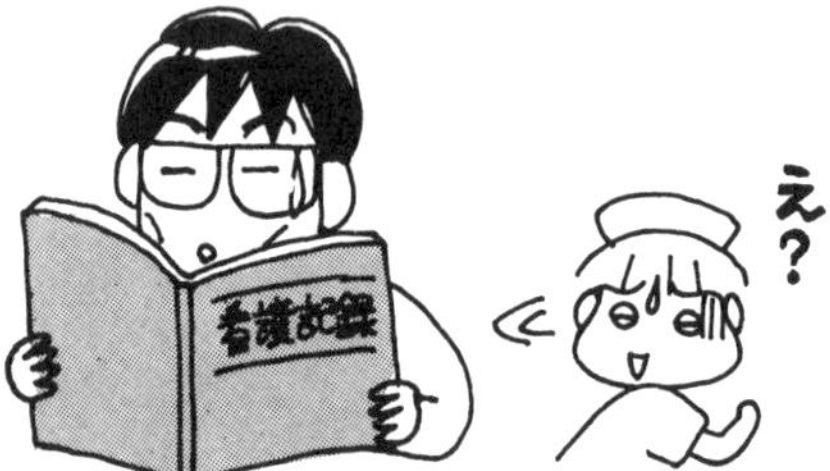

とは、バカ正直に言葉どおりのことをした私たちって……。

「ま、いいんじゃない」

先生は当直開けの缶コーラをゴクゴクと飲んだ。婦長が、意地悪をして置いたままにしておくので、シャーカステンには、数日前からのコーラの空き缶が、ズラリと並んでいる。

「ま、いいか」

ナース・キャップのピンをはずし、頭からおろすと、ドッと緊張がとける。

とりあえず、患者さんも持ち直したし、家族があんなに喜んでくれたのなら、それはそれで、よかったのだ。スリッパを脱いで、ナース・シューズに履きかえる。やはり、むくんだ足では、うまく入らない。カカトをふんで、だらしなく歩きながら、私はちょっといい気持ちだった。

こんな日があってもいいな。

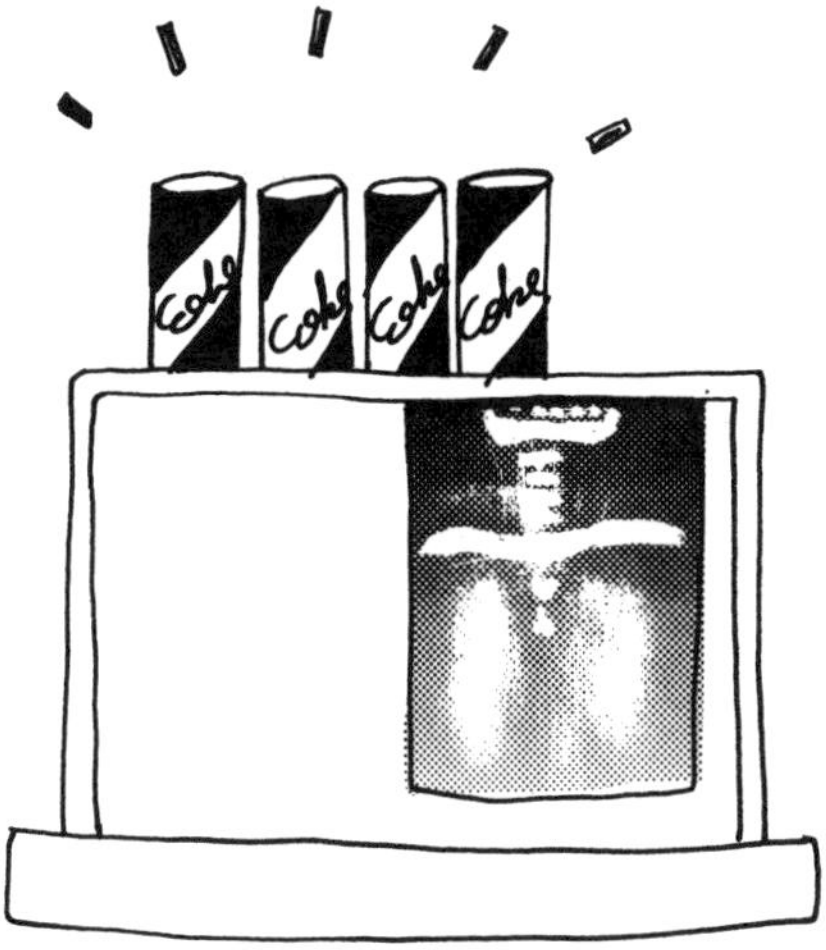

ナイチンゲールの真実?

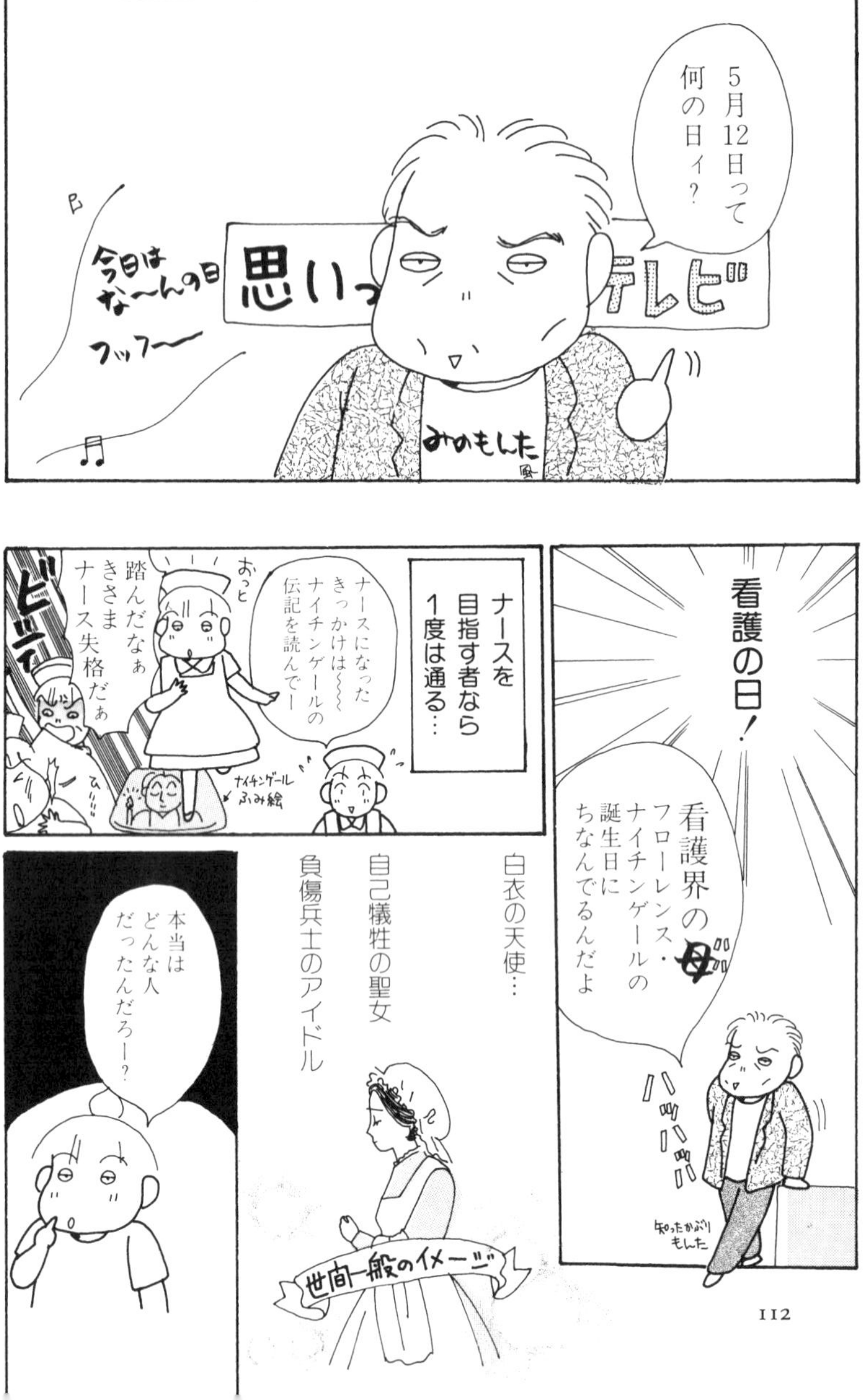
5月12日って何の日ィ?
今日はな〜んの日 フッフ〜
思いっ
テレビ
みのもんた
看護の日!
看護界の母 フローレンス・ナイチンゲールの誕生日にちなんでるんだよ
知ったかぶりもんた
ナースを目指す者なら1度は通る…
ナースになったきっかけはナイチンゲールの伝記を読んでー
おっと
踏んだなぁ きさま ナース失格だぁ
ナイチンゲール ふみ絵
白衣の天使…
自己犠牲の聖女
負傷兵士のアイドル
世間一般のイメージ
本当はどんな人だったんだろー?

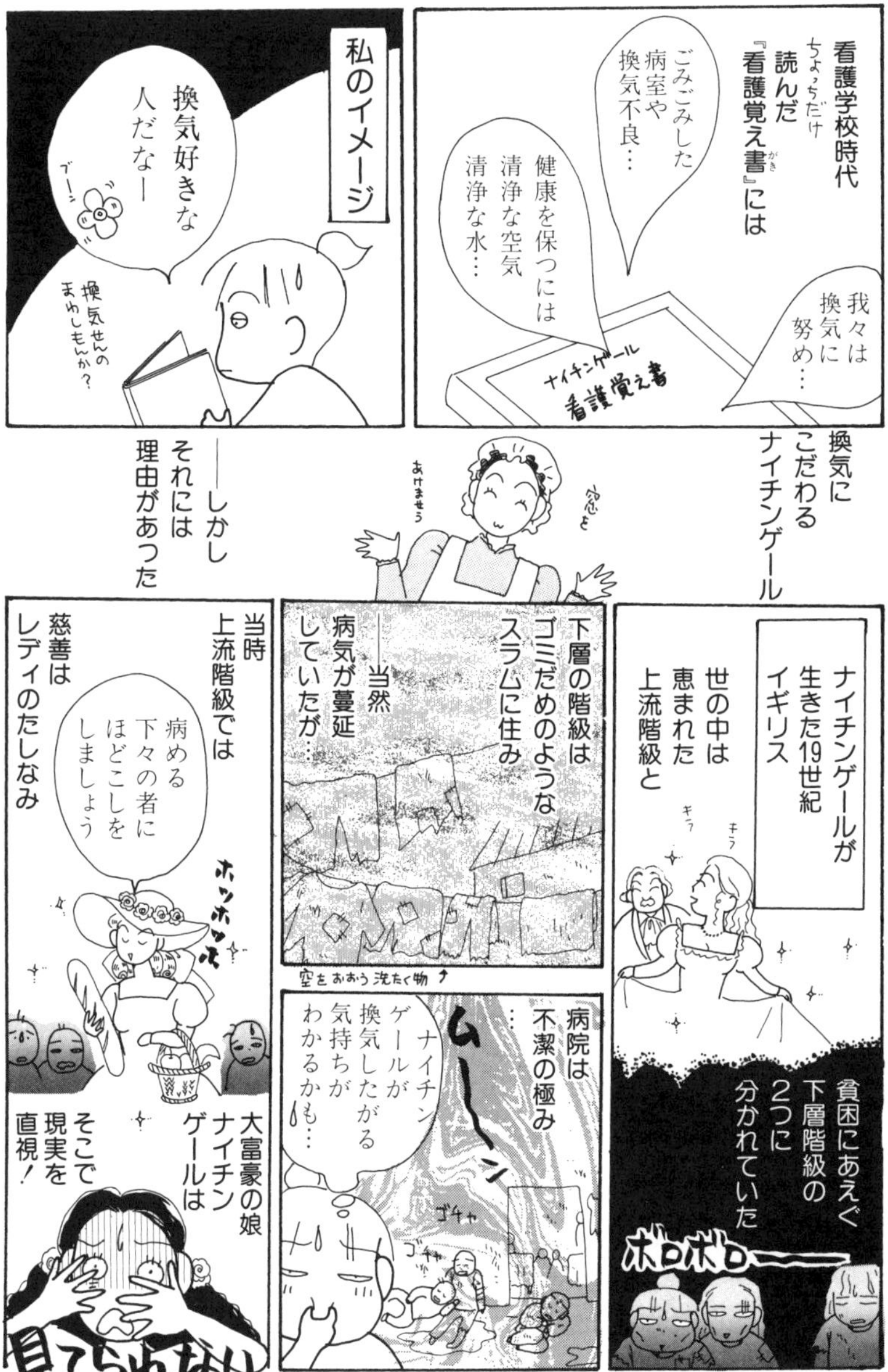

看護学校時代
ちょっちだけ
読んだ
『看護覚え書《がき》』には
ごみごみした病室や換気不良…
健康を保つには清浄な空気清浄な水…
我々は換気に努め…
ナイチンゲール
看護覚え書
私のイメージ
換気好きな人だなー
ブー
換気せんのまわしもんか？
換気にこだわるナイチンゲール
あけませう
窓を
──しかしそれには理由があった
ナイチンゲールが生きた19世紀イギリス
世の中は恵まれた上流階級と
キラ
キラ
貧困にあえぐ下層階級の2つに分かれていた
ボロボロ──
下層の階級はゴミだめのようなスラムに住み
──当然病気が蔓延していたが…
空をおおう洗たく物
病院は不潔の極み…
ムーン
ナイチンゲールが換気したがる気持ちがわかるかも…
ゴチャ
ゴチャ
当時上流階級では
慈善はレディのたしなみ
病める下々の者にほどこしをしましょう
ホッホッホ
大富豪の娘ナイチンゲールは
そこで現実を直視！
見てられなけっ

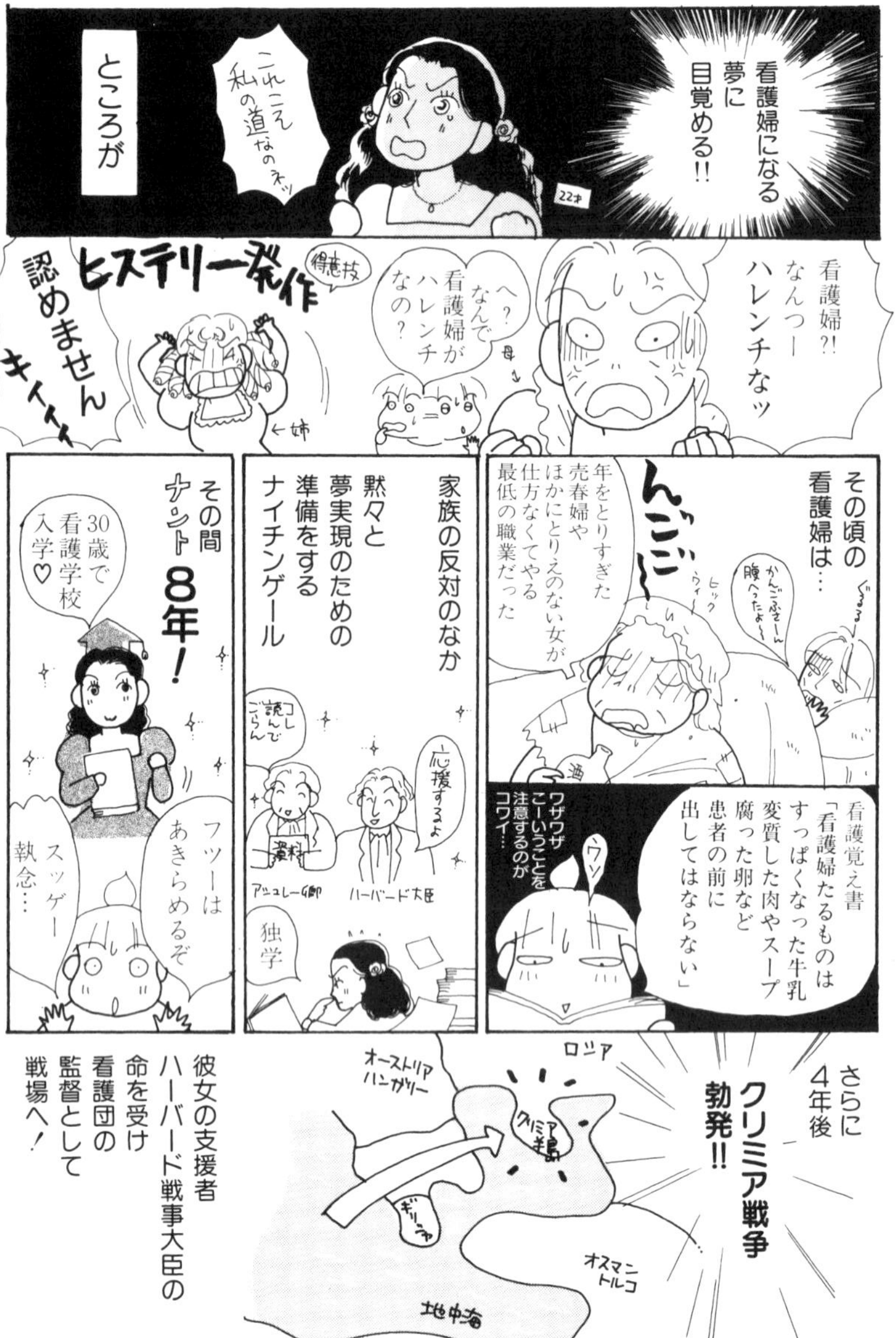

看護婦になる夢に目覚める!!
22才
これこそ私の道なのネッ
ところが
看護婦?! なんつーハレンチなッ
へ? なんで看護婦がハレンチなの?
母
ヒステリー発作
得意技
認めません
キィイイ
←姉
その頃の看護婦は…
ぐるる〜
かんごふさーん腹へったよ〜
ヒック ウィ〜
んごご〜
年をとりすぎた売春婦やほかにとりえのない女が仕方なくてやる最低の職業だった
酒
看護覚え書「看護婦たるものはすっぱくなった牛乳変質した肉やスープ腐った卵など患者の前に出してはならない」
ウソ
ワザワザこーいうことを注意するのがコワイ…
家族の反対のなか黙々と夢実現のための準備をするナイチンゲール
応援するよ
コレ読んでごらん
資料
ハーバード大臣
アシュレー卿
独学
その間ナント8年!
30歳で看護学校入学♡
フツーはあきらめるぞ
スッゲー執念…
さらに4年後
クリミア戦争勃発!!
ロシア
オーストリアハンガリー
クリミア半島
ギリシャ
オスマントルコ
地中海
彼女の支援者ハーバード戦事大臣の命を受け看護団の監督として戦場へ!

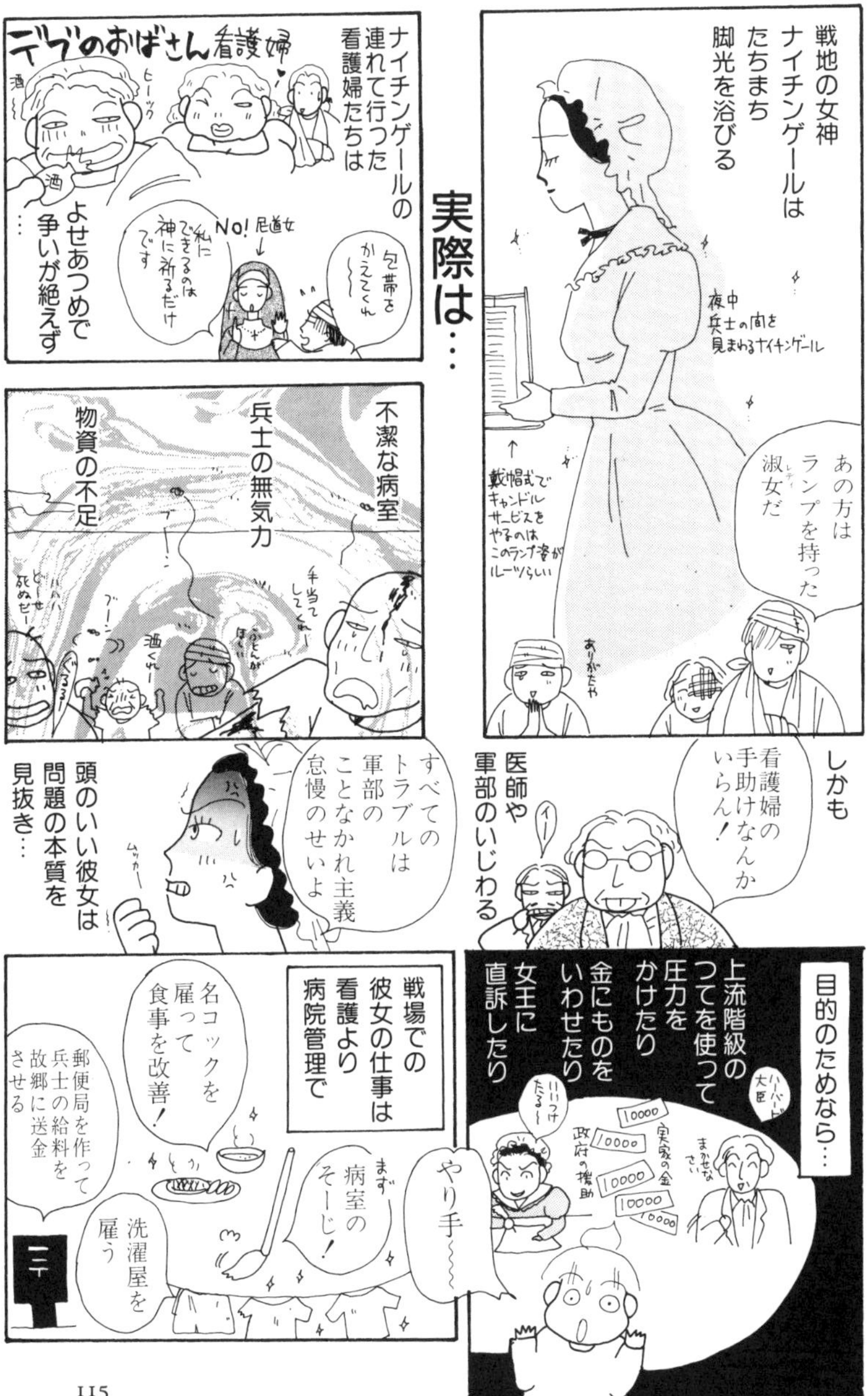
戦地の女神
ナイチンゲールは
たちまち
脚光を浴びる
夜中
兵士の間を
見まわるナイチンゲール
あの方は
ランプを持った
淑女《レディ》だ
戴帽式で
キャンドル
サービスを
やるのは
このランプ姿が
ルーツらしい
ありがたや
実際は…
ナイチンゲールの
連れて行った
看護婦たちは
デブのおばさん看護婦
ヒーック
酒～
酒
…
よせあつめで
争いが絶えず
包帯をかえてくれ～
NO! 尼道女
私に
できるのは
神に祈るだけ
です
不潔な病室
兵士の無気力
物資の不足
手当てしてくれ～
ふとんがほしい
酒くれ～
ブーン
ブーン
ハハハ
どーせ
死ぬぜー
ぐるる～
しかも
看護婦の
手助けなんか
いらん！
医師や
軍部のいじわる
イー
すべての
トラブルは
軍部の
ことなかれ主義
怠慢のせいよ
ムッカー
頭のいい彼女は
問題の本質を
見抜き…
目的のためなら…
上流階級の
つてを使って
圧力を
かけたり
金にものを
いわせたり
女王に
直訴したり
ハーバード大臣
いいつけたる～
まかせなさい
政府の援助
実家の金
10000
10000
10000
10000
10000
戦場での
彼女の仕事は
看護より
病院管理で
やり手～～
まず
病室の
そーじ！
名コックを
雇って
食事を改善！
洗濯屋を
雇う
郵便局を作って
兵士の給料を
故郷に送金
させる
〒

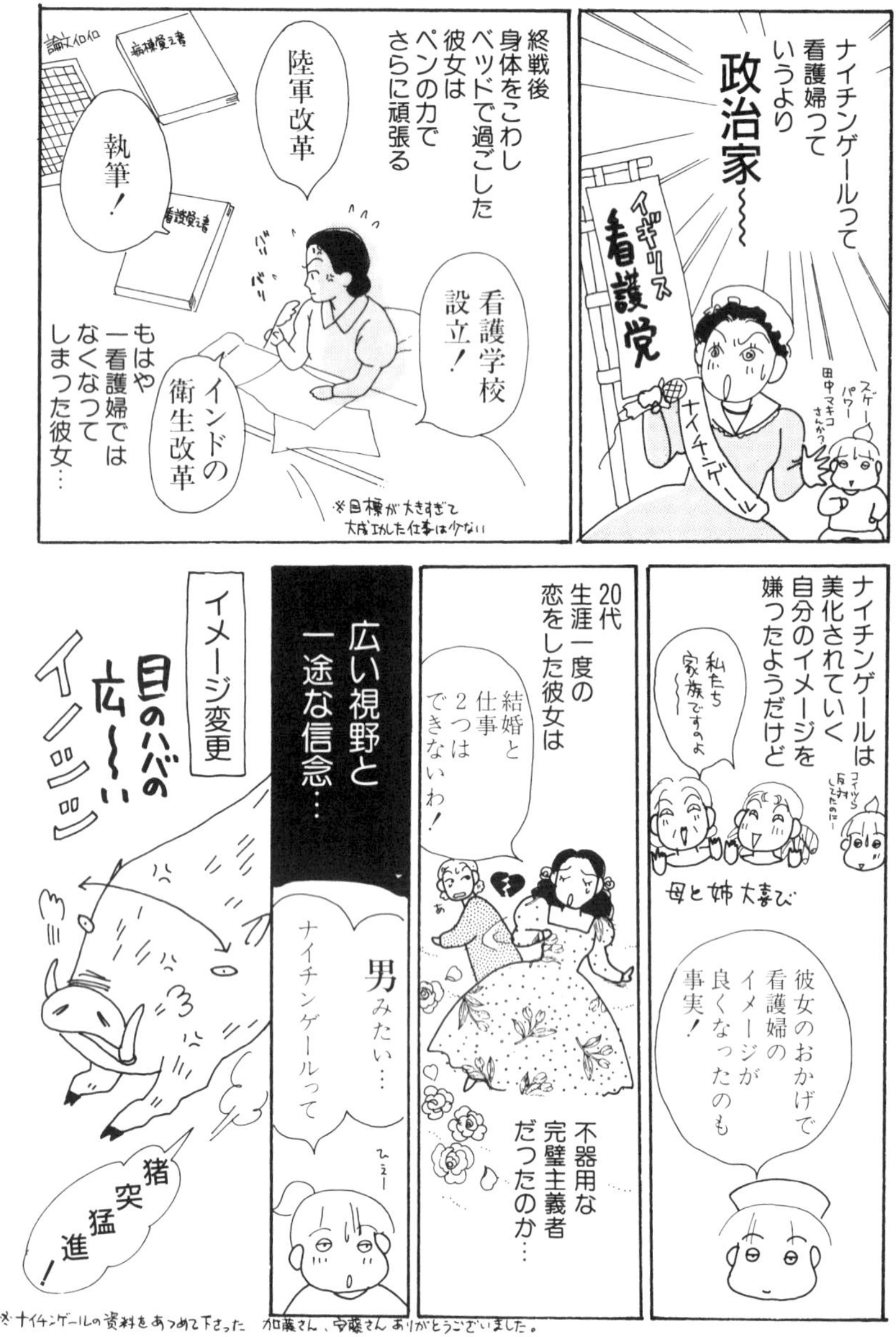

※ナイチンゲールの資料をあつめて下さった　加藤さん、安藤さん ありがとうございました。

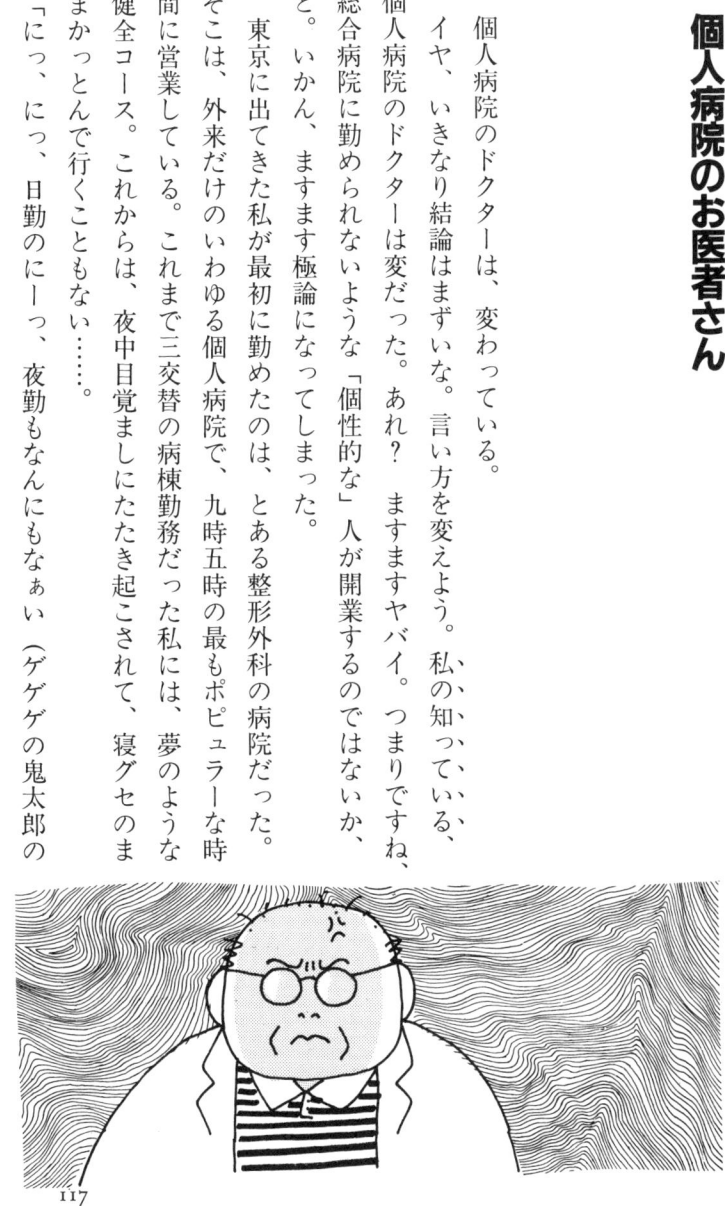

個人病院のお医者さん

個人病院のドクターは、変わっている。
イヤ、いきなり結論はまずいな。言い方を変えよう。私の知っている、
個人病院のドクターは変だった。あれ？　ますますヤバイ。つまりですね、
総合病院に勤められないような「個性的な」人が開業するのではないか、
と。いかん、ますます極論になってしまった。
東京に出てきた私が最初に勤めたのは、とある整形外科の病院だった。
そこは、外来だけのいわゆる個人病院で、九時五時の最もポピュラーな時
間に営業している。これまで三交替の病棟勤務だった私には、夢のような
健全コース。これからは、夜中目覚ましにたたき起こされて、寝グセのま
まかっとんで行くこともない……。
「にっ、にっ、日勤のにーっ、夜勤もなんにもなぁい（ゲゲゲの鬼太郎の

節で)」

今日から私のことを、ＯＬナースと呼んでくださぃ。

さて、希望に燃える初出勤の日。私の前には当病院の院長。年の頃は四〇代なかば……丸顔丸メガネで、髪の毛はかなりひかえめだ。

(さては、アンパンマンだな？　髪の毛と同じく奥ゆかしい人柄だといいな)

しかし、この期待はさっそく裏切られる。

「岸です。今日からよろしくおねが……あれ？」

はじめましての挨拶も終わらぬうちに、くるり、院長は背を向けた。そして、

(あの～。まだしゃべってんですけど……)

戸惑う私を置き去りにしたまま、彼はすたすたと歩きはじめる。そのままストン……、診察室の椅子に腰かけ、振り向きざま短く一言。

「呼んで」

「せんせ～い」

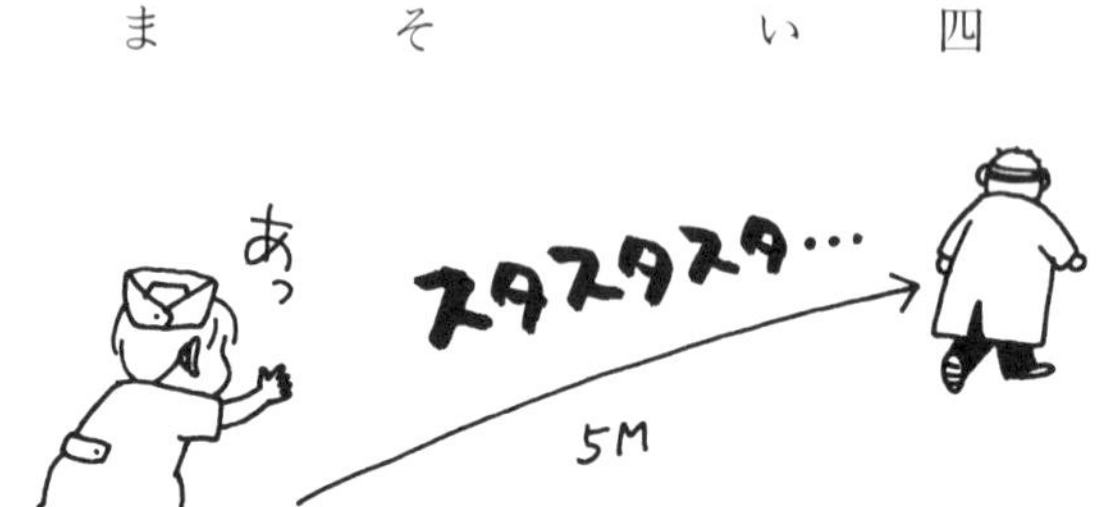

リクエストにお応えして呼んでみた。ただし、置き去りになってる私から、院長ははるか五メートルの彼方にいる。自然、間のびした呼び方になった。と、その瞬間真っ赤になって立ち上がった先生は、

「バカッ。呼ぶのは待合室の患者だ。このカルテが見えないかっ！」

見えません。だって、先生は五メートルの向こう側……。

「だからっ、私についてこいっ！」

なぁるほど。たった一日で私は、個人病院の何たるかを知ったのだ。


個人病院の院長にとって、病院は自分の国なのだ。苦労して手に入れた一国一城の主《あるじ》の座。世が世なら整形外科藩、三〇万石の大名だ。おのれの腕と才覚のみで、患者という石高《こくだか》を増やしてみせる。徳川幕府(大学病院)の将軍様(教授)には身分じゃ負けても、財力なら負けぬと、野心に燃えるハングリーな外様大名なのだ。一歩、徳川家(大学)に出向けば冷や飯食いのこの身だが、わが城の中では、

「あんたが大将！」

「あんたが法律！」

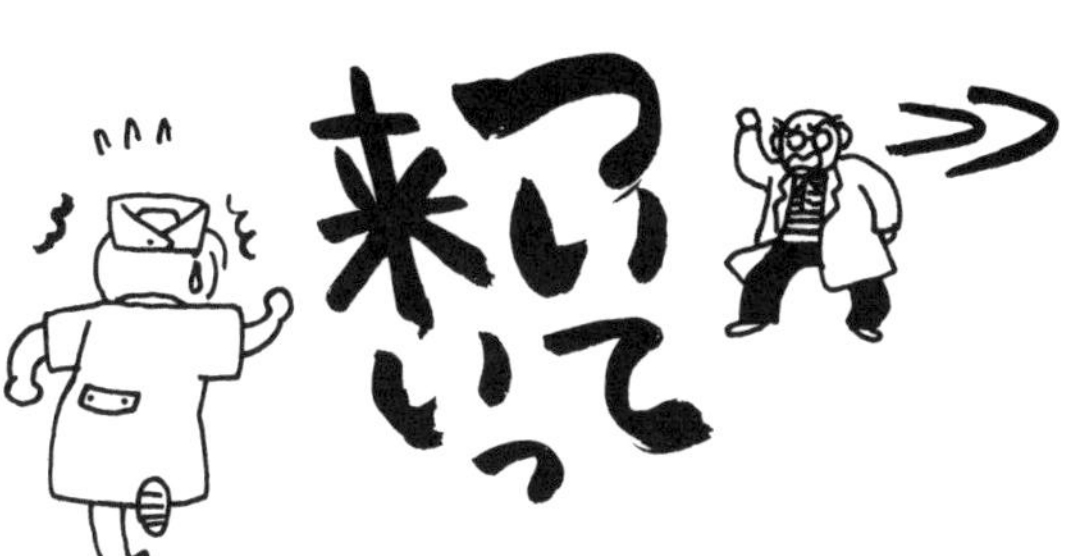

なのだ。

そしてこの殿様は、看護婦をお小姓か何かと勘違いされている。

「………」

殿は無言で、後ろの私を振り返られる。

「は？　何か……？」

新参者の私には、殿の心中、はかりかねまする。

「ふー……」

殿は深いため息をつかれ、記入済みのカルテを渡す。

(カルテを整理しろということらしい。それならそうと、口で言えばいいのに)

しかし、殿はお小姓には口をきくのももったいないという風情で、次の患者の治療にかかる。そして、今度は後ろ向きのまま、右手を肩の横に差し出して、

「あちらに見えますのはー」

のポーズ。

「？？？」

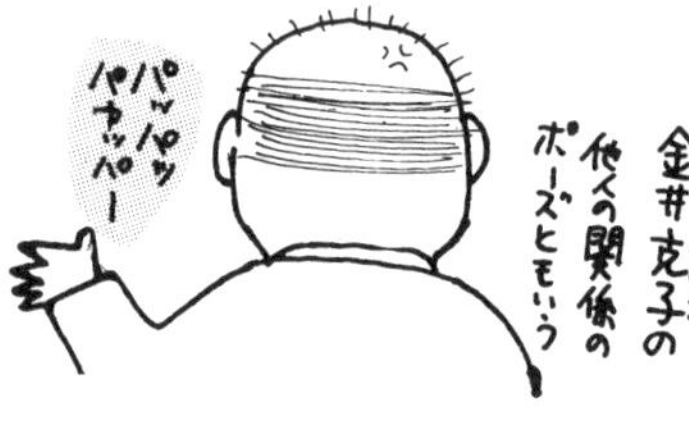

ますますもってわからない。殿、いよいよご乱心か、と身をのりだすと、その先に患者さんがいた。見ると、押さえた指先からドクッ、血が流れている。かなり深く切ってるようだ。

「……縫うんですよね?」

殿から何のお達しもないので、私は念のために聞いた。とたんに、

「カッ。決まってるじゃナイカッ」

いったい、いつ決まっちゃったんだろう。

「…………」

それきり、殿は患者さんの方に向きなおって、再び「あちらに見えますのはー」のポーズ。どうやらこの殿は、即席お小姓のワタクシにも即ツーカーを求める『織田信長』な人のようだ。しかし、あのポーズは何だろう。

(縫うとなると、まず消毒だよな。あっ……)

ピンセットの大きいやつ(「鑷子《せっし》」という)で、滅菌した容器の中から消毒綿をもちあげつつ、気がついた。あれは消毒綿を持ってこい、のポーズじゃないか? さっそく、殿の後ろに立ち、手の平に消毒綿つき鑷子を置く。とたんに、ネジを巻かれたからくり人形のようにテキパキと消毒をは

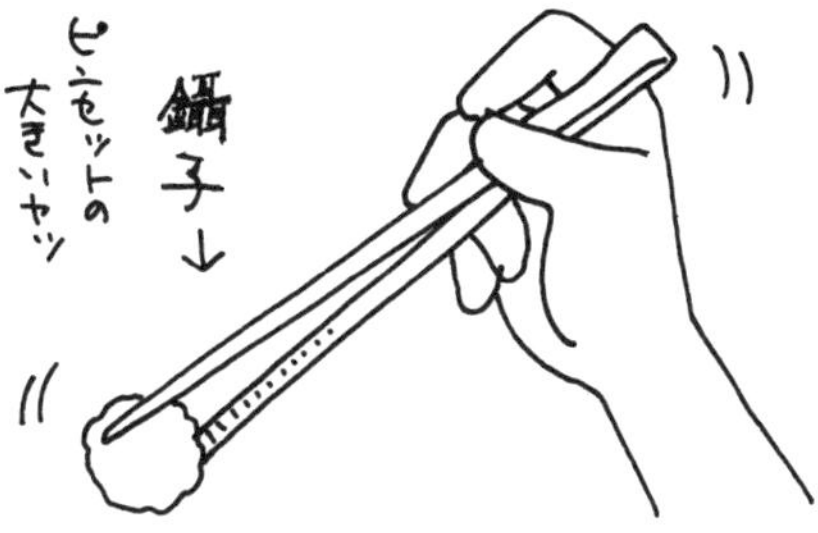

じめる院長殿。ビンゴ！

おもしろいわ、この人。

またある日、患者さんの採血が終わり、止血のため酒精綿で押さえているると、突然、

「ダメじゃないかッ」

殿の檄《げき》が飛んだ。

「？」

首をかしげる私の手を払いのけ、酒精綿をはじき飛ばし、ペタッ。患者さんの手に、バンドエイドを貼《は》る殿。

「酒精綿の小さな綿くずが、血管の中に入ったらどうする？　危ないじゃないかっ」

「はぁ？」

どう危ないんだろう？　注射針を刺した穴から血管に侵入した綿くずが、異常増殖し、やがてこの人の命を奪うとでもいうのか？

殿は、といえば、

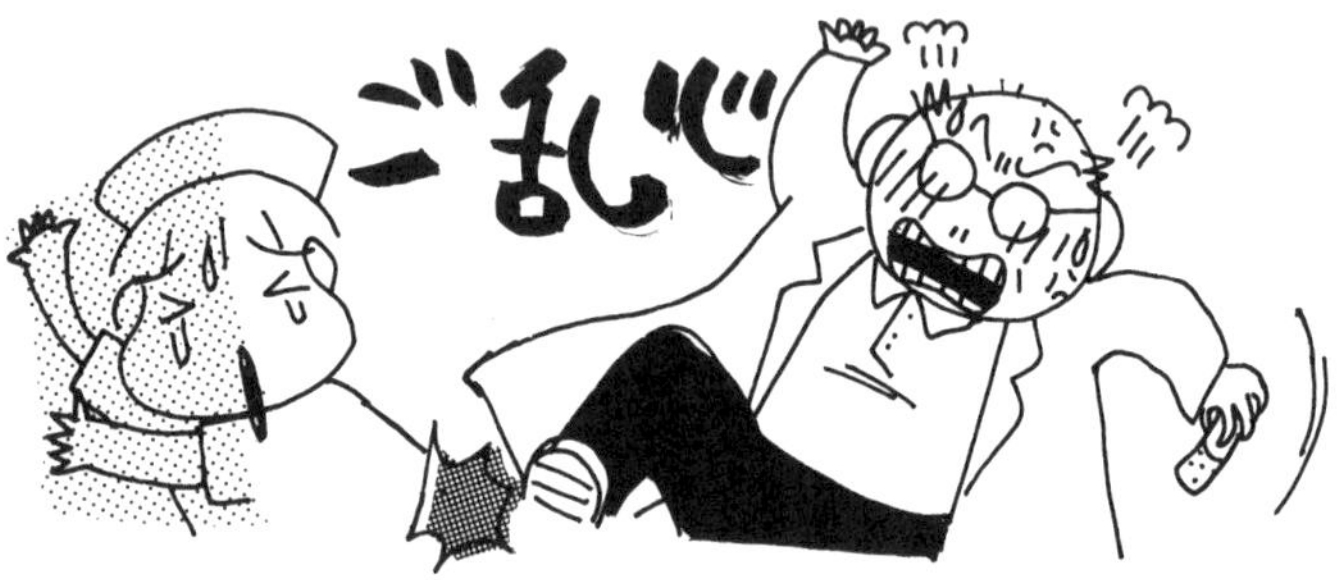

「いやぁ、危機一髪でしたね。でも、もう大丈夫ですよ」

さもそんな風に、バンドエイドで止血した患者を送り出している。これが整形外科藩、三〇万石のご家風なのね。

「………」

いつものように無言で椅子に座る殿。

殿の頭はハゲておられる。まん丸のハゲ頭の上に、産毛がヒヨヒヨとたなびいている。

上から見下ろす殿はまったくの無防備。

(殿、アダ名つけていいですか?)

私は心の中でつぶやいた。

「………」

殿の無言をいいことに、心の中で呼んでみた。

(ヒヨコハゲ)

以後、私はこう呼ぶことで、何度かのピンチをのがれた。

「またッ。何をやってるッ!?」

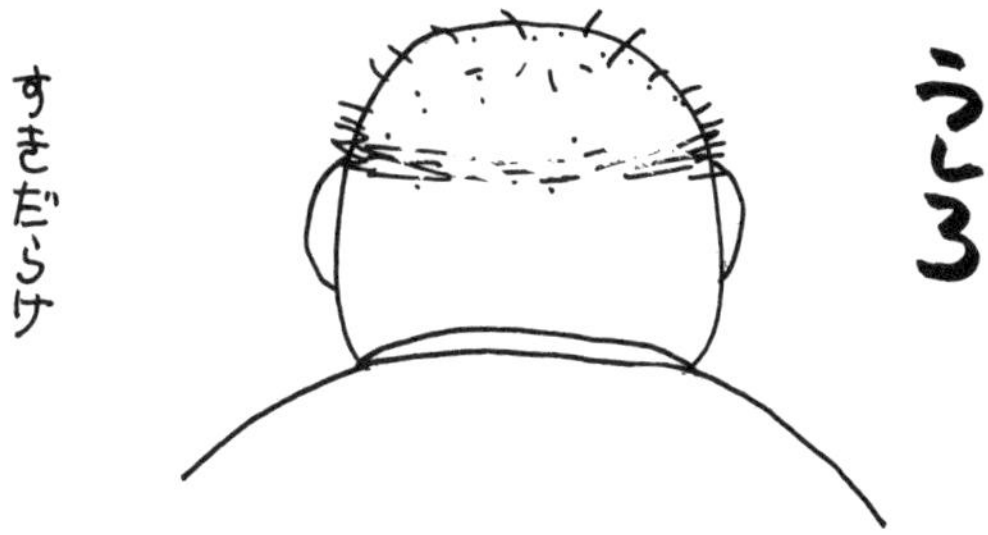

「すみません（ヒヨコハゲル、い）」

「ダメじゃないかッ」

「その通りです（ヒヨコハゲレバ、い、バ）」

「ちがうッ。こうだろッ!?」

「ハイ（ヒヨコハゲル時。ヒヨコハゲロ！、い、い）」

ヒヨコハゲの未然、連用、終止、連体、仮定、命令の、五段活用形だ。どうです？　こんなストレス解消法。本に書けば……売れないか、やっぱり。

さらに驚いたことに、殿の暴君ぶりは家来（この場合、私）だけにとどまらない。もはや天下無敵、患者さんにも容赦はしないのだ。

「昨日から、腰が痛くて、ホラこの辺が……」

「ハイ、ハイ、お大事に」

ばーさんの裸は見ない。

「エットー、五歳の頃からぁ……」

「それでッ、今はどうなの!?　今はっ!?」

長い話は聞かない。

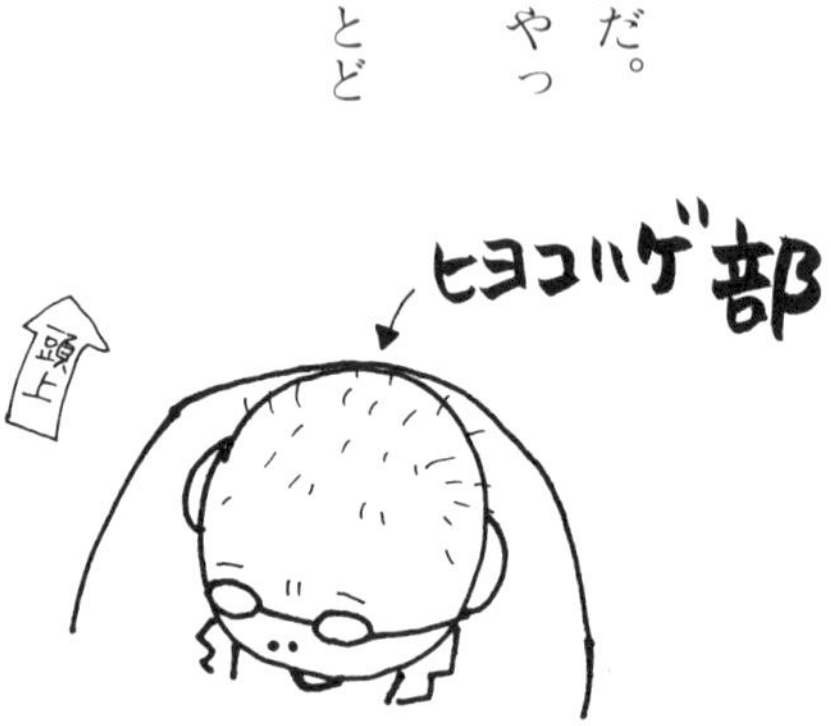

「ウワ――――ン。ウェ――――ン」

「外に出して！」

泣く子は診《み》ない。

それでも、腕がいいから患者さんは増える。実力第一主義の殿様は、向かうところ敵なし！　しかし、これでいいのか？


その年もおしせまったある日、私は殿に誘われて、他のスタッフ（理学療法士の面々）といっしょに小料理屋さんに行った。一応、忘年会ということらしい。

（やれやれ、プライベートでも、怒鳴られたら嫌だな）

内心暗くなる私を尻目に、三歩先行く殿の背中が変なのだ。どこか浮わついている。

（？）

その違和感は、小料理屋に入った瞬間から決定的となった。

殿が、はじけたのだ。

「おしぼりちょーだーい」

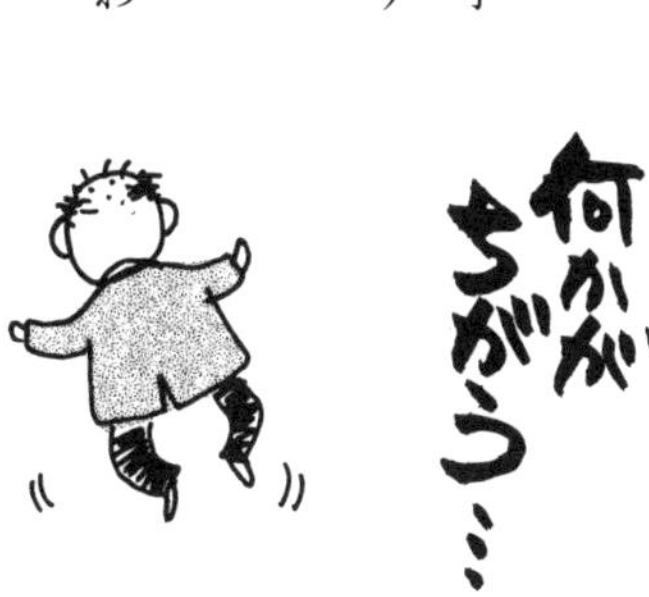

「お通しまだー?」

「ハイ、ビール。さあ飲んで、飲んで」

まるでコンパニオンのよーにスタッフにお酌をし、始終ニコニコと、まめまめしく働く殿。

これが、いつも言葉をおしんで始終ムッツリ、口を開けば、

「ダメじゃないかッ」

人を怒ることしかしない、あの殿なのか?

お酒のせいか? イヤ、殿は人にすすめるばかりで、まだ飲んでないぞ!

「ホラッ! 岸さん、飲んで、しゃべって」

うわー。殿が、初めて名前で呼んだ。だから、今日が私の名前記念日。

なんて言ってる場合じゃないぞ。それにしても、一応名前覚えてはいたんですね。

しかし、急にしゃべれと言われても……。話題に困ってつい、

「今日の○○さんの処置ですけど……」

患者さんのことを話す。

とたんに、

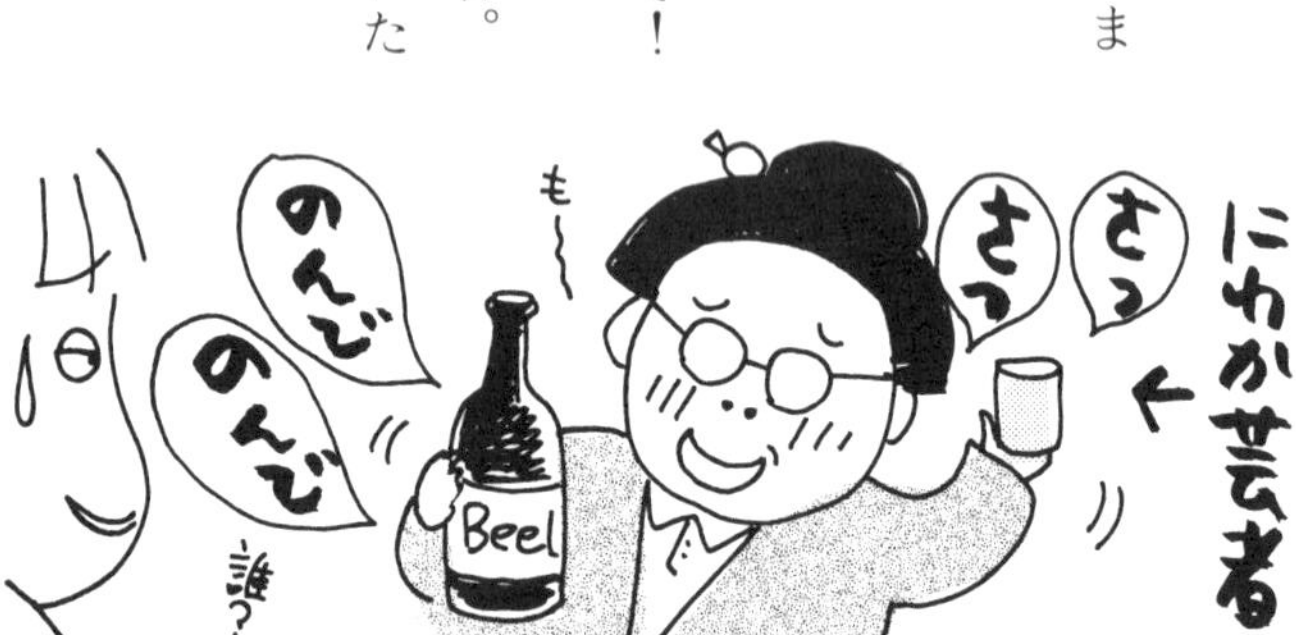

「病院の話はするな！　せっかく楽しいのに」

と、もとの殿に早変わり。

「!?」

もしかして、この人、医者やるの嫌々なの？

「あのー、先生はどうして医者になろうと……？」

「……べつに。先代が医者だったし、病院あるし……」

殿は苦みばしった顔で吐きすてた。

それきり病院の話を断ち切ると、殿はまた嬉々《きき》として、コンパニオン業にもどってはしゃぐ。

嫌々やってるお医者さん。

そーか。だから、いつも怒ってんのか。

ヒヨコハゲもいろいろ大変なんだなー。

「よし！　つげ！」

えらそーにコップを出すと、いつもと立場逆転。

殿がハイハイとビールをついでくれた。何なんだ、いったい。

もしかして、これは一年に一度の、殿の罪滅ぼしのポーズなのか!?

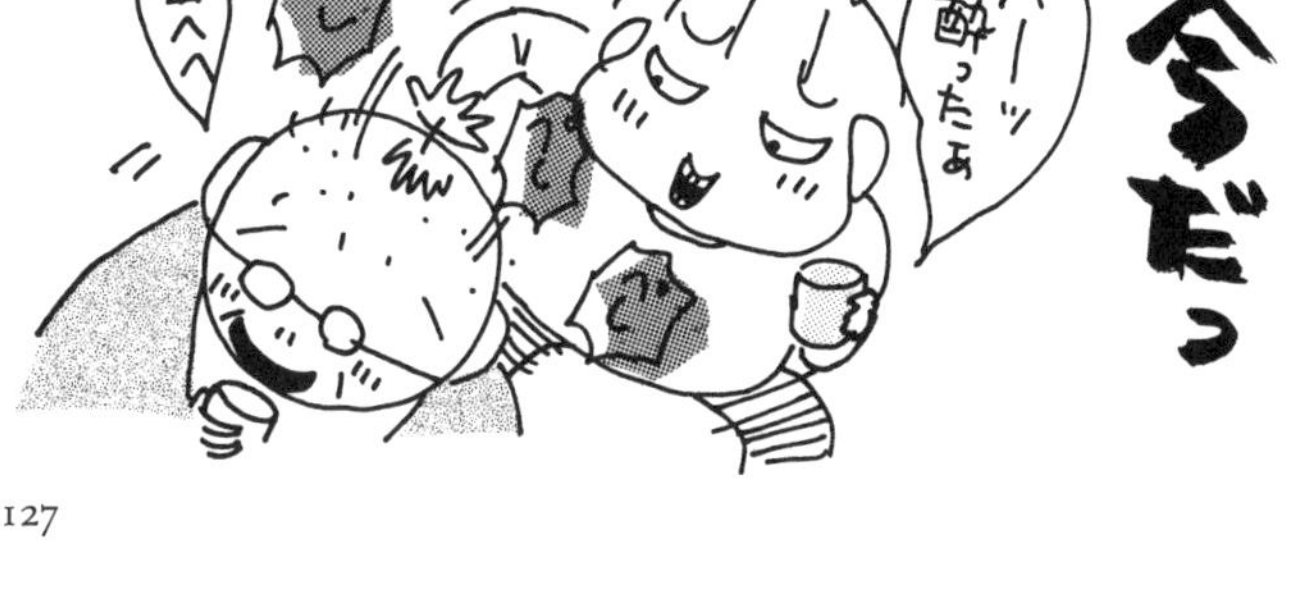

まあ、どっちでもいーや。今日は飲んじゃえ。
ヒヨコハゲ。やっぱおもしろいわ、この医者《せんせい》。

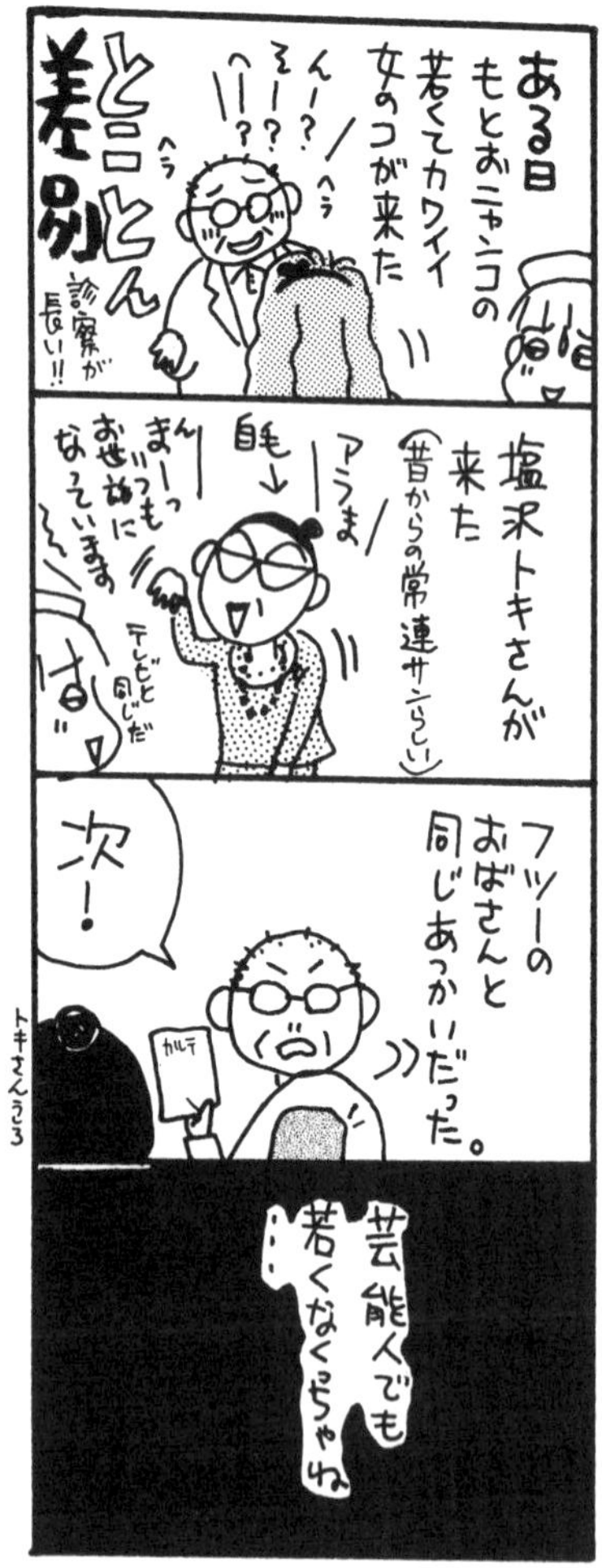
ある日
もとおニャンコの若くてカワイイ女のコが来た
ん――?
え――?
へ――??
ヘラ
ヘラ
とことん
差別
診察が長い!!
塩沢トキさんが来た
(昔からの常連サンらしい)
アラま―
白毛↓
まんま――っ
いつもお世話になっています
テレビと同じだ
はっ
フツーのおばさんと同じあつかいだった。
次!
カルテ
トキさんうしろ
芸能人でも若くなくっちゃね

みそ汁戦争

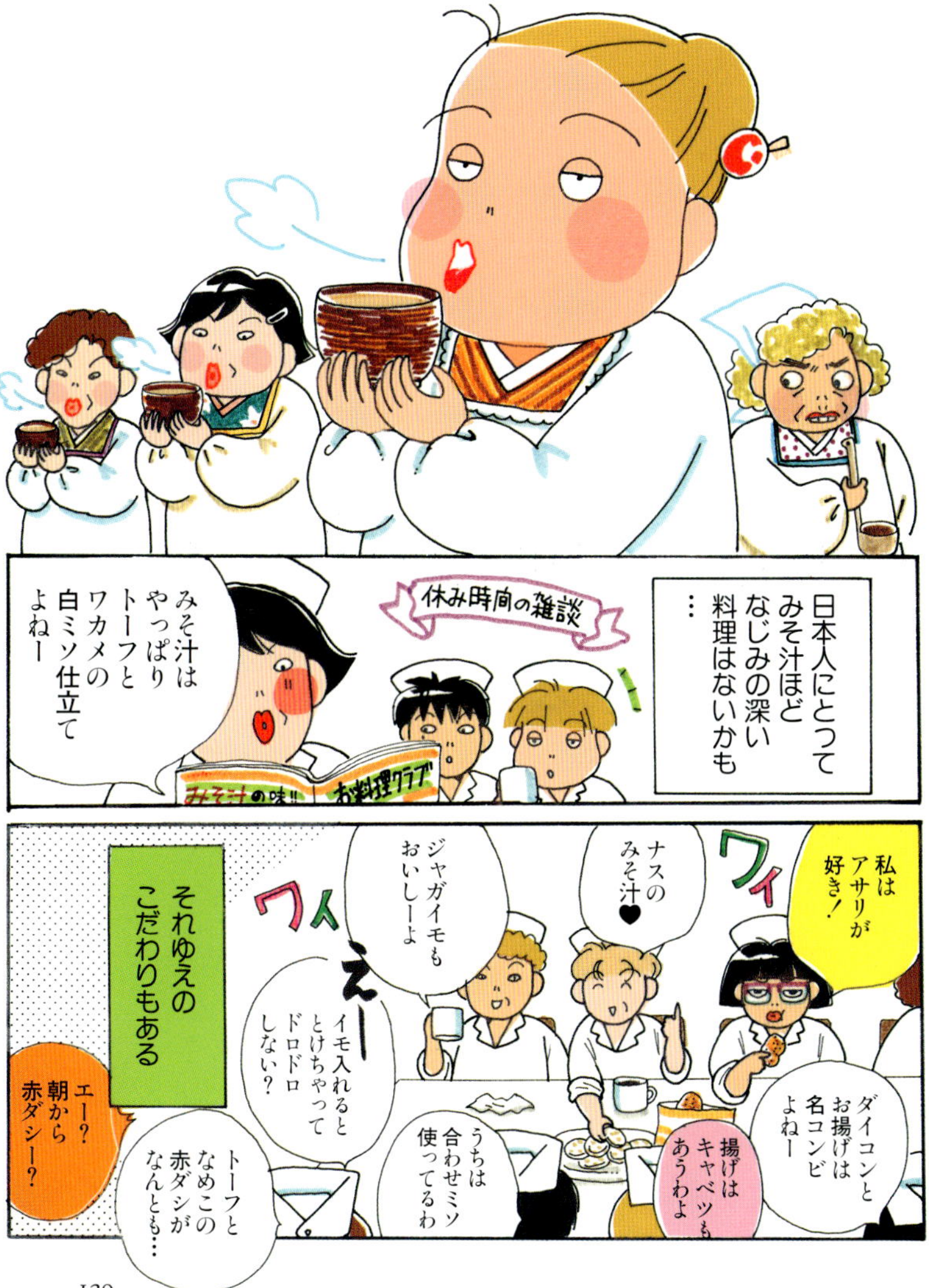
日本人にとって みそ汁ほど なじみの深い 料理はないかも …
休み時間の雑談
みそ汁は やっぱり トーフと ワカメの 白ミソ仕立て よねー
お料理クラブ
みそ汁の味!!
私は アサリが 好き!
ワイ
ナスの みそ汁♥
ジャガイモも おいしーよ
ワイ
それゆえの こだわりもある
えー
イモ入れると とけちゃって ドロドロ しない?
ダイコンと お揚げは 名コンビ よねー
揚げは キャベツも あうわよ
うちは 合わせミソ 使ってるわ
トーフと なめこの 赤ダシが なんとも…
エー? 朝から 赤ダシー?

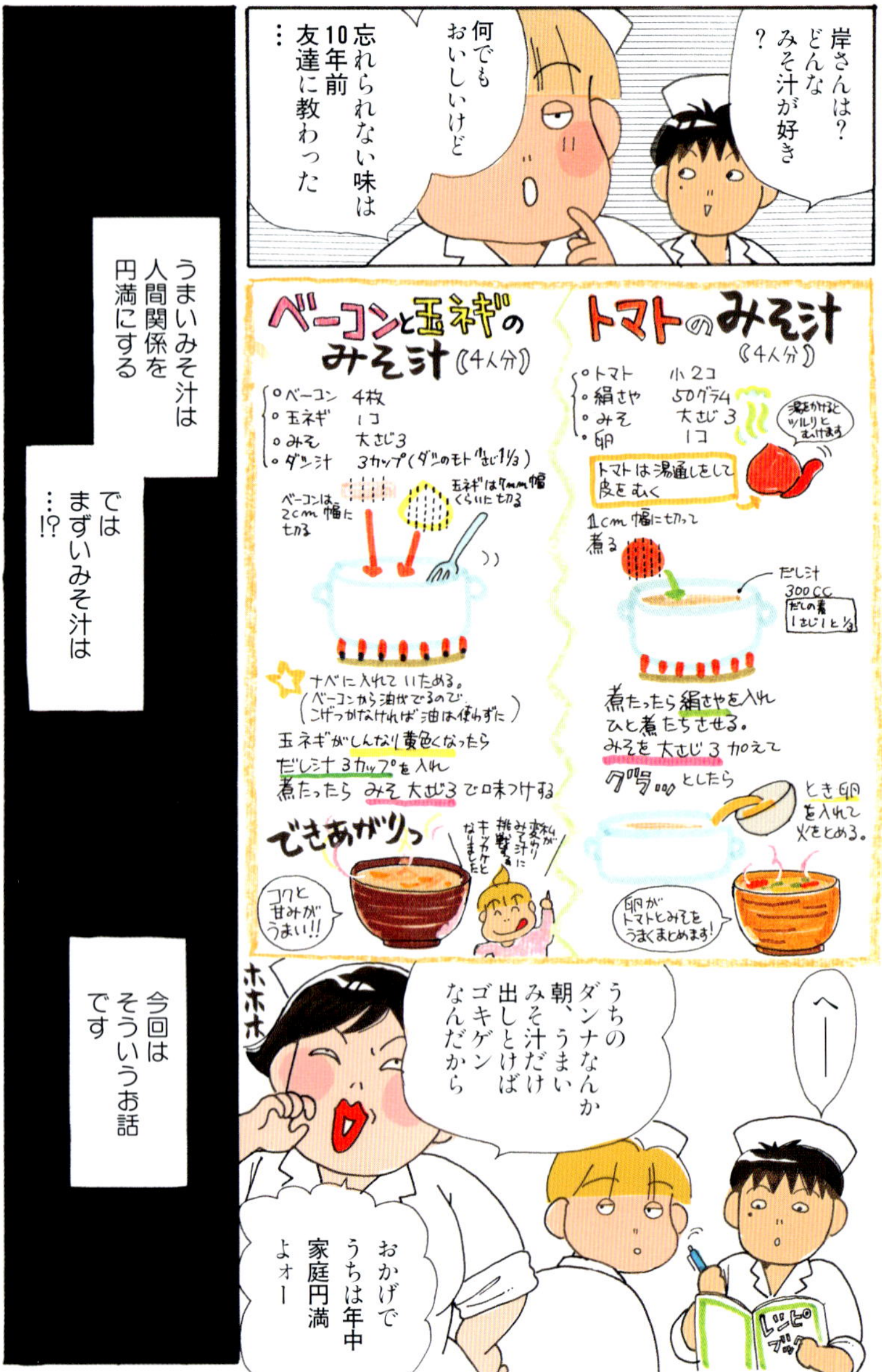
岸さんは？どんなみそ汁が好き？
何でもおいしいけど
忘れられない味は10年前友達に教わった…
うまいみそ汁は人間関係を円満にする
ではまずいみそ汁は…!?
トマトのみそ汁
《4人分》
・トマト　小2コ
・絹さや　50グラム
・みそ　大さじ3
・卵　1コ
湯をかけるとツルリとむけます
トマトは湯通しをして皮をむく
1cm幅に切って煮る
だし汁300cc
だしの素1さじ1と1/3
煮たったら絹さやを入れひと煮たちさせる。
みそを大さじ3加えて
クツ…としたら
とき卵を入れて火をとめる。
卵がトマトとみそをうまくまとめます!
ベーコンと玉ネギのみそ汁
《4人分》
・ベーコン　4枚
・玉ネギ　1コ
・みそ　大さじ3
・ダシ汁　3カップ（ダシのモト小さじ1 1/3）
ベーコンは2cm幅に切る
玉ネギは7mm幅くらいに切る
ナベに入れていためる。
（ベーコンから油がでるのでこげつかなければ油は使わずに）
玉ネギがしんなり黄色くなったら
だし汁3カップを入れ
煮たったらみそ大さじ3で味つけする
できあがりっ
私が変わりみそ汁に挑戦するキッカケとなりました
コクと甘みがうまい!!
へー
うちのダンナなんか朝、うまいみそ汁だけ出しとけばゴキゲンなんだから
ホホホ
おかげでうちは年中家庭円満よォー
レシピブック
今回はそういうお話です

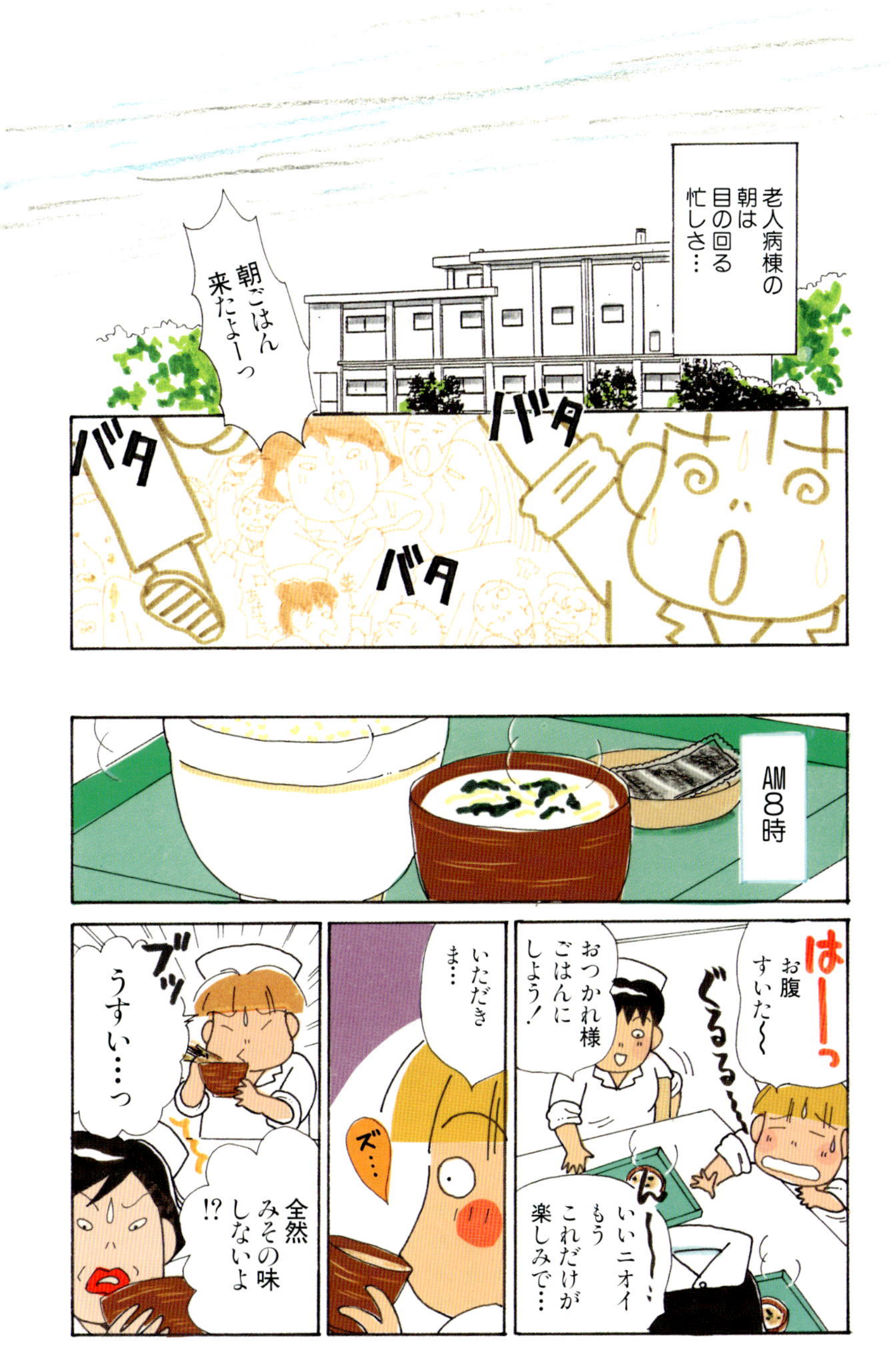
老人病棟の朝は目の回る忙しさ…
朝ごはん来たよーっ
バタ
バタ
バタ
AM8時
はーっ
お腹すいた〜
ぐるる〜
おつかれ様ごはんにしよう！
いいニオイもうこれだけが楽しみで…
ん〜…
いただきま…
ズ…
ブッ
うすい…っ
全然みその味しないよ!?

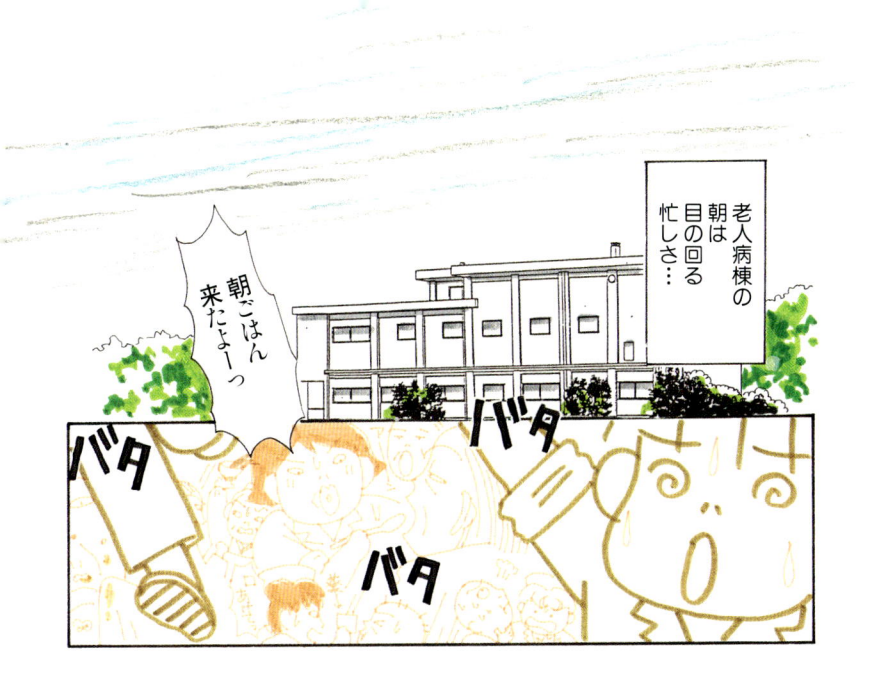

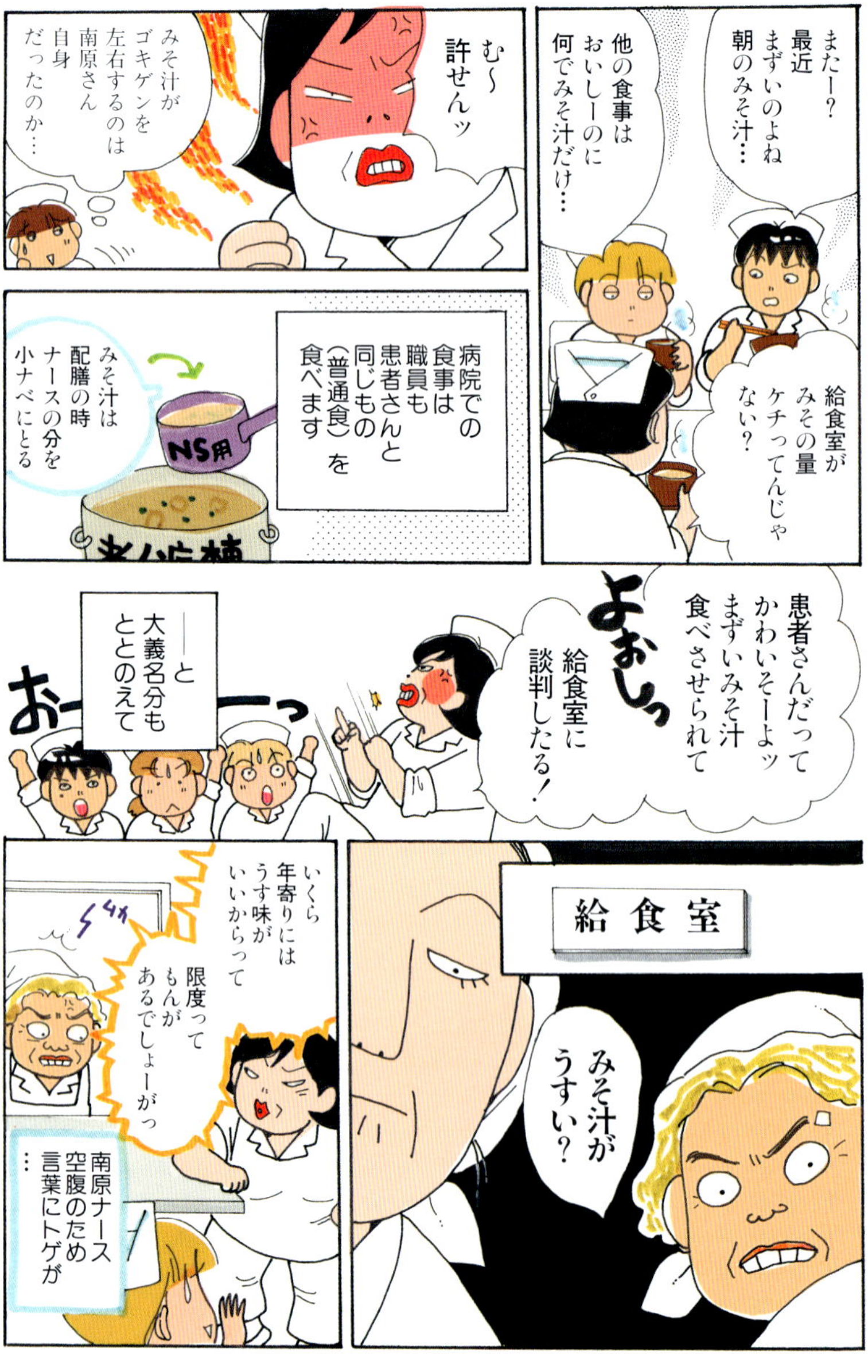

またー？ 最近 まずいのよね 朝のみそ汁…
他の食事は おいしーのに 何でみそ汁だけ…
給食室が みその量 ケチってんじゃ ない？
む～ 許せんッ
みそ汁が ゴキゲンを 左右するのは 南原さん 自身 だったのか…
病院での 食事は 職員も 患者さんと 同じもの（普通食）を 食べます
NS用
みそ汁は 配膳の時 ナースの分を 小ナベにとる
患者さんだって かわいそーよッ まずいみそ汁 食べさせられて
よおしっ
給食室に 談判したる！
――と 大義名分も ととのえて
おー――っ
給食室
みそ汁が うすい？
いくら 年寄りには うす味が いいからって
限度って もんが あるでしょーがっ
南原ナース 空腹のため 言葉にトゲが…

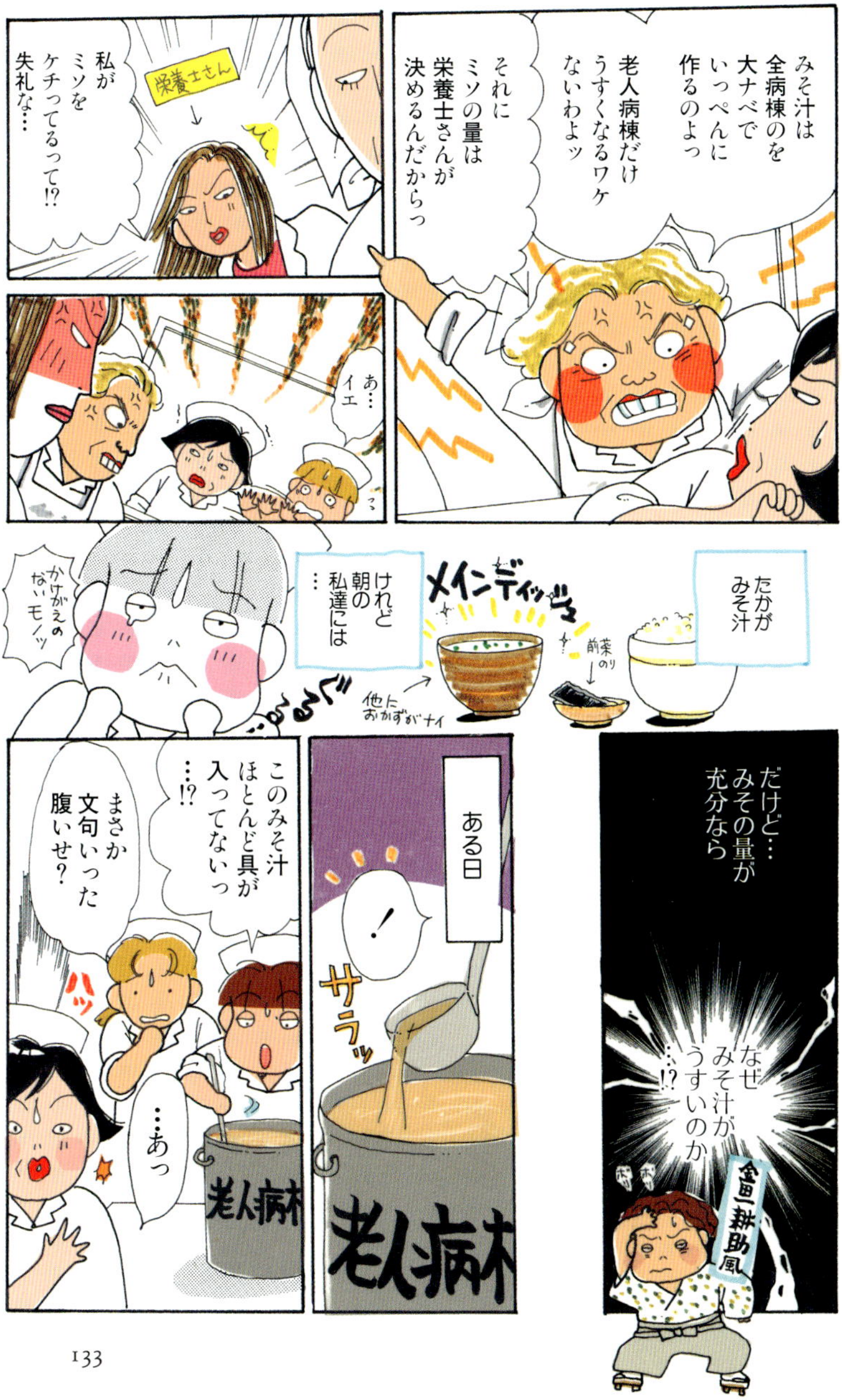
みそ汁は全病棟のを大ナベでいっぺんに作るのよっ
老人病棟だけうすくなるワケないわよッ
それにミソの量は栄養士さんが決めるんだからっ
栄養士さん
私がミソをケチってるって!?失礼な…
あ…イエ…
たかがみそ汁
メインディッシュ
前菜のり
他におかずがナイ
けれど朝の私達には…
かけがえのないモノッ
ぐるるる
だけど…みその量が充分なら
なぜみそ汁がうすいのか…!?
金田一耕助風
ある日
!
サラッ
このみそ汁ほとんど具が入ってないっ…!?
まさか文句いった腹いせ?
ハッ
…あっ
老人病棟
老人病棟

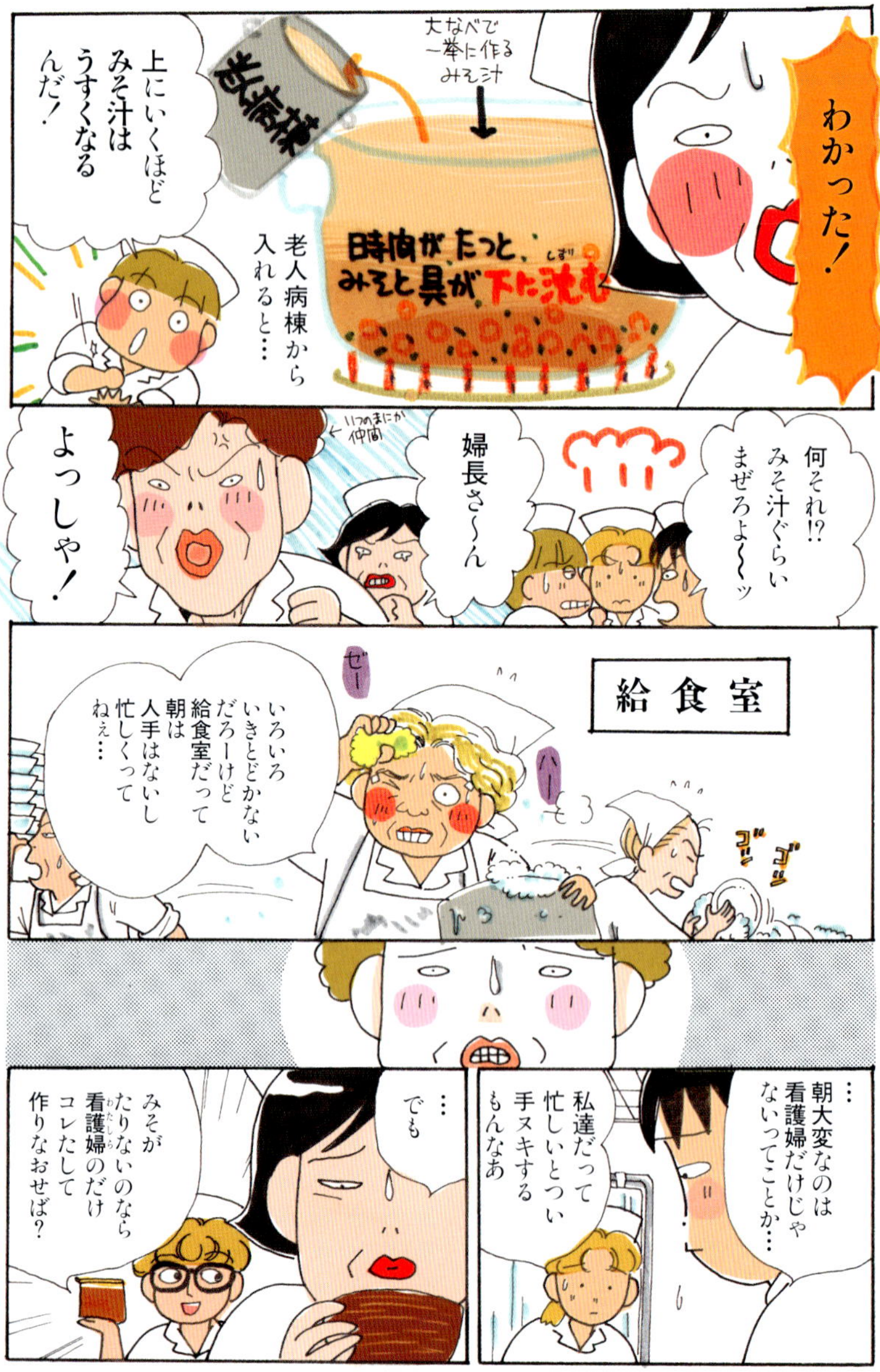
わかった！
大なべで一挙に作るみそ汁
時間がたつと、みそと具が下に沈《しず》む
老人病棟から入れると…
上にいくほどみそ汁はうすくなるんだ！
何それ!? みそ汁ぐらいまぜろよ〜ッ
婦長さ〜ん
いつのまにか仲間
よっしゃ！
給食室
ゼー
ハー
ゴン ゴン
いろいろいきとどかないだろーけど給食室だって朝は人手はないし忙しくってねぇ…
…朝大変なのは看護婦だけじゃないってことか…
私達だって忙しいとつい手ヌキするもんなあ
…でも
みそがたりないのなら看護婦《わたしら》のだけコレたして作りなおせば？

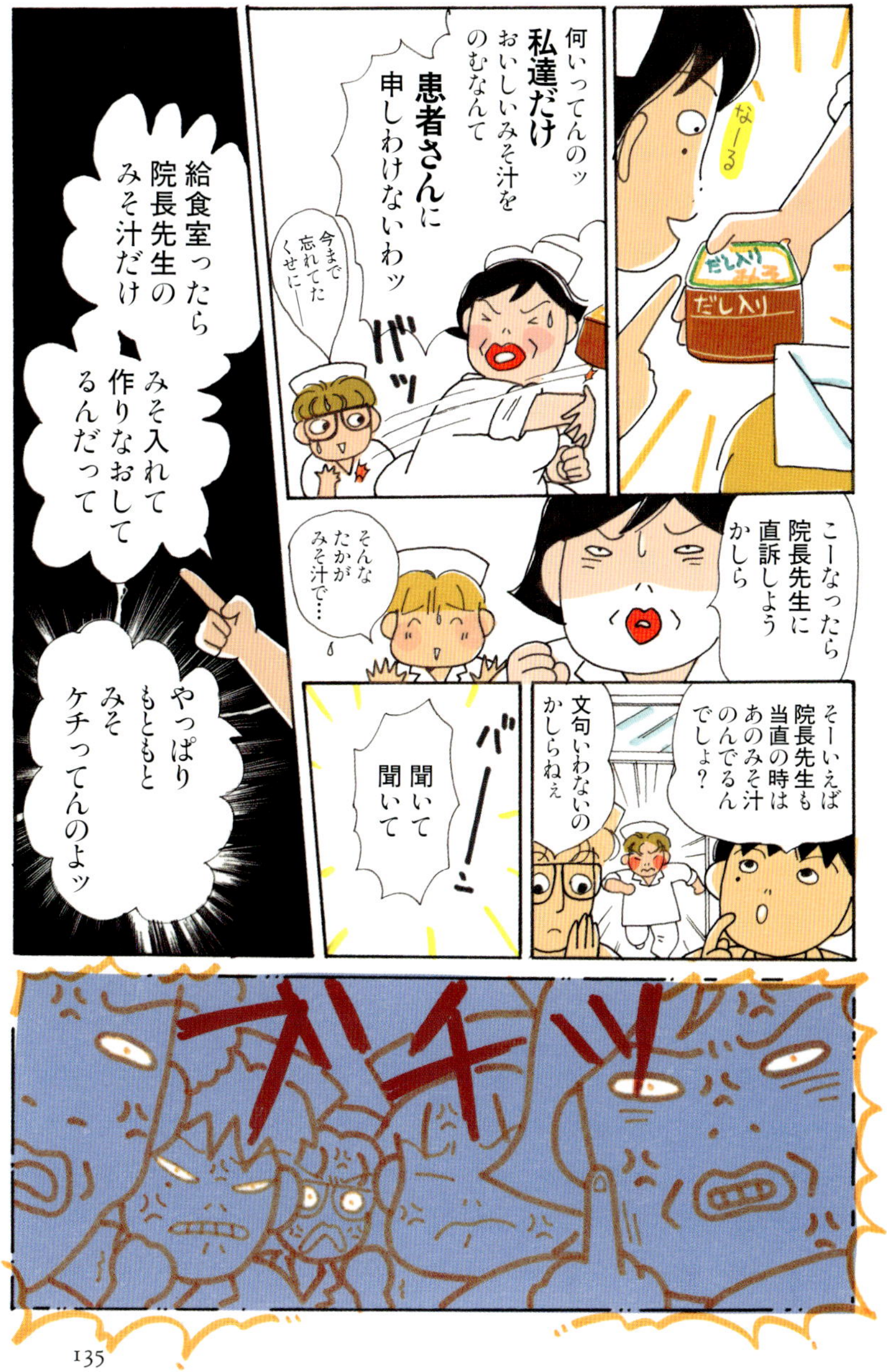
なーる
何いってんのッ 私達だけ おいしいみそ汁を のむなんて 患者さんに 申しわけないわッ
ガッ
今まで 忘れてた くせに——
こーなったら 院長先生に 直訴しよう かしら
そんな たかが みそ汁で……
そーいえば 院長先生も 当直の時は あのみそ汁 のんでるんでしょ?
文句いわないの かしらねぇ
バー!
聞いて 聞いて
給食室ったら 院長先生の みそ汁だけ
みそ入れて 作りなおしてるんだって
やっぱり もともと みそ ケチってんのよッ

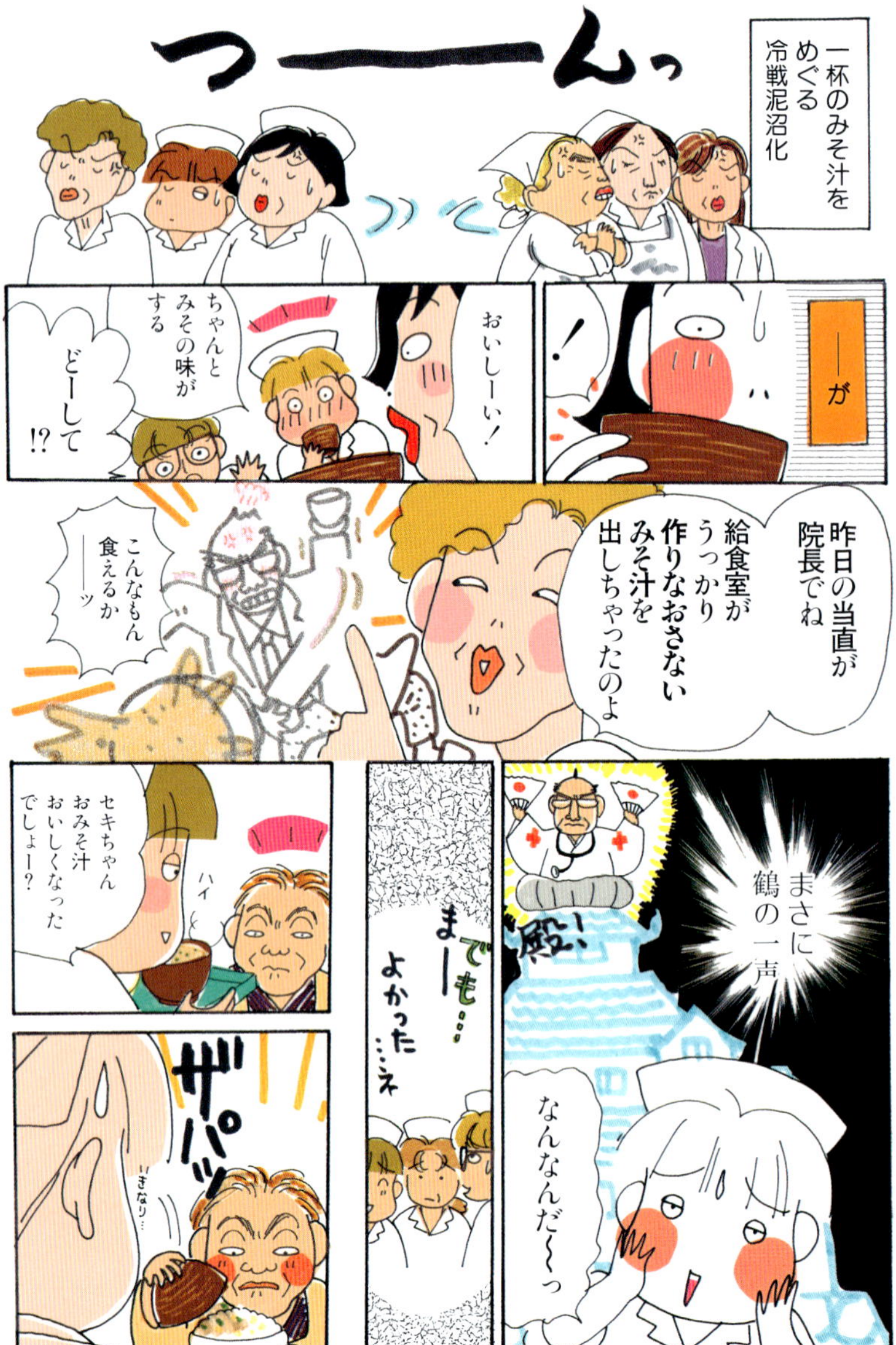
一杯のみそ汁をめぐる冷戦泥沼化
つーーーんっ
ーーが
おいしーい!
ちゃんとみその味がする
どーして!?
昨日の当直が院長でね
給食室がうっかり作りなおさないみそ汁を出しちゃったのよ
こんなもん食えるかーーッ
まさに鶴の一声
殿!
なんなんだ〜っ
までも…
よかった…ね
セキちゃんおみそ汁おいしくなったでしょー?
ハイ
ザパッ
きなり…

そんなセキちゃんがスキ♡

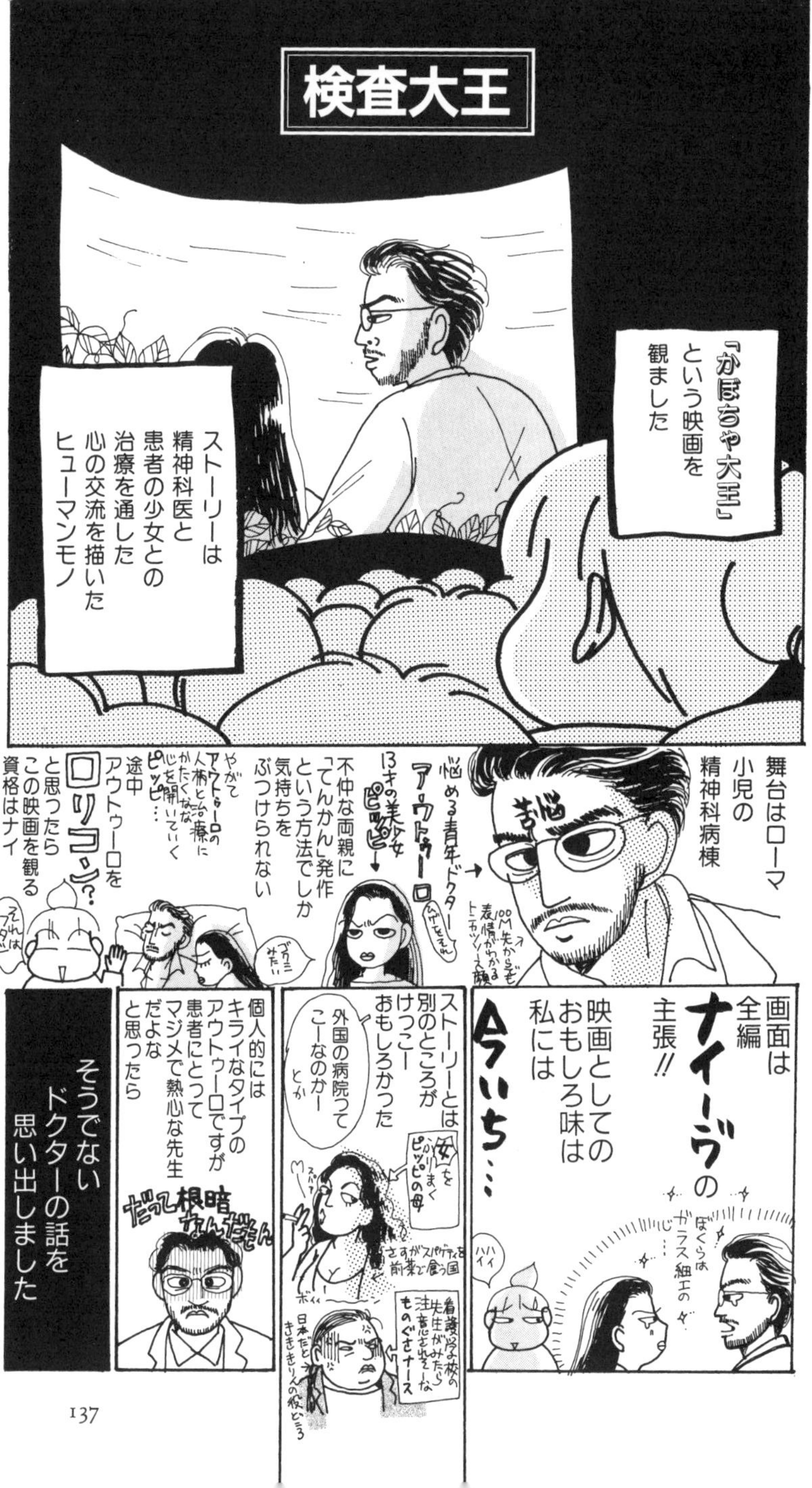
検査大王
「かぼちゃ大王」という映画を観ました
ストーリーは精神科医と患者の少女との治療を通した心の交流を描いたヒューマンモノ
舞台はローマ小児の精神科病棟
悩める青年ドクターアウトゥーロ
苦悩
100M先からでも表情がわかるトニカツソース顔
13才の美少女ピッピ
ひげをそれ
不仲な両親に「てんかん」発作という方法でしか気持ちをぶつけられない
やがてアウトゥーロの人柄と治療にかたくなな心を開いていくピッピ…
ゴクミみたい
途中アウトゥーロをロリコン？と思ったらこの映画を観る資格はナイ
それはワタシ
画面は全編ナイーヴの主張!!
映画としてのおもしろ味は私にはAマいち…
ぼくらはガラス細工の心…
ハハイ
ストーリーとは別のところがけっこーおもしろかった
外国の病院ってこーなのかーとか
女をふりまくピッピの母
さすがスパゲティを前菜で食う国
ボイィ〜
看護学校の先生がみたら注意されそーなものぐさナース
日本だときききりんの役どころ
個人的にはキライなタイプのアウトゥーロですが患者にとってマジメで熱心な先生だよなと思ったら
だって根暗なんだもん
そうでないドクターの話を思い出しました

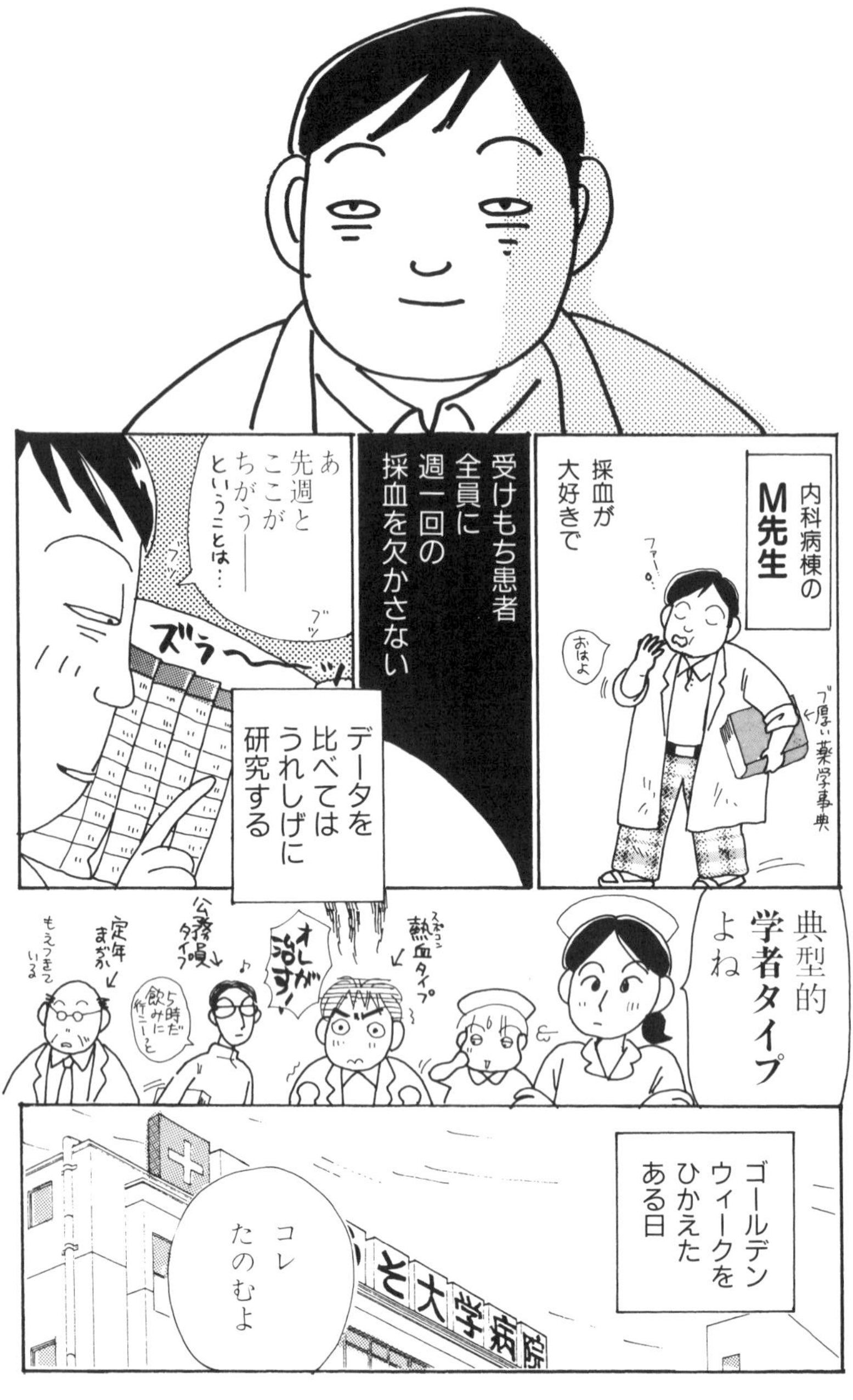

内科病棟のM先生
採血が大好きで
ファー
おはよ
ブ厚い薬学事典
受けもち患者全員に週一回の採血を欠かさない
あ 先週とここがちがう―― ということは…
ブツ
ブツ
ズラ〜〜ッ
データを比べてはうれしげに研究する
典型的学者タイプよね
熱血《スポコン》タイプ
オレが治す!
公務員タイプ
5時だ飲みに行こーっと
定年まぢか
もえつきている
ゴールデンウィークをひかえたある日
コレたのむよ
そ大学病院

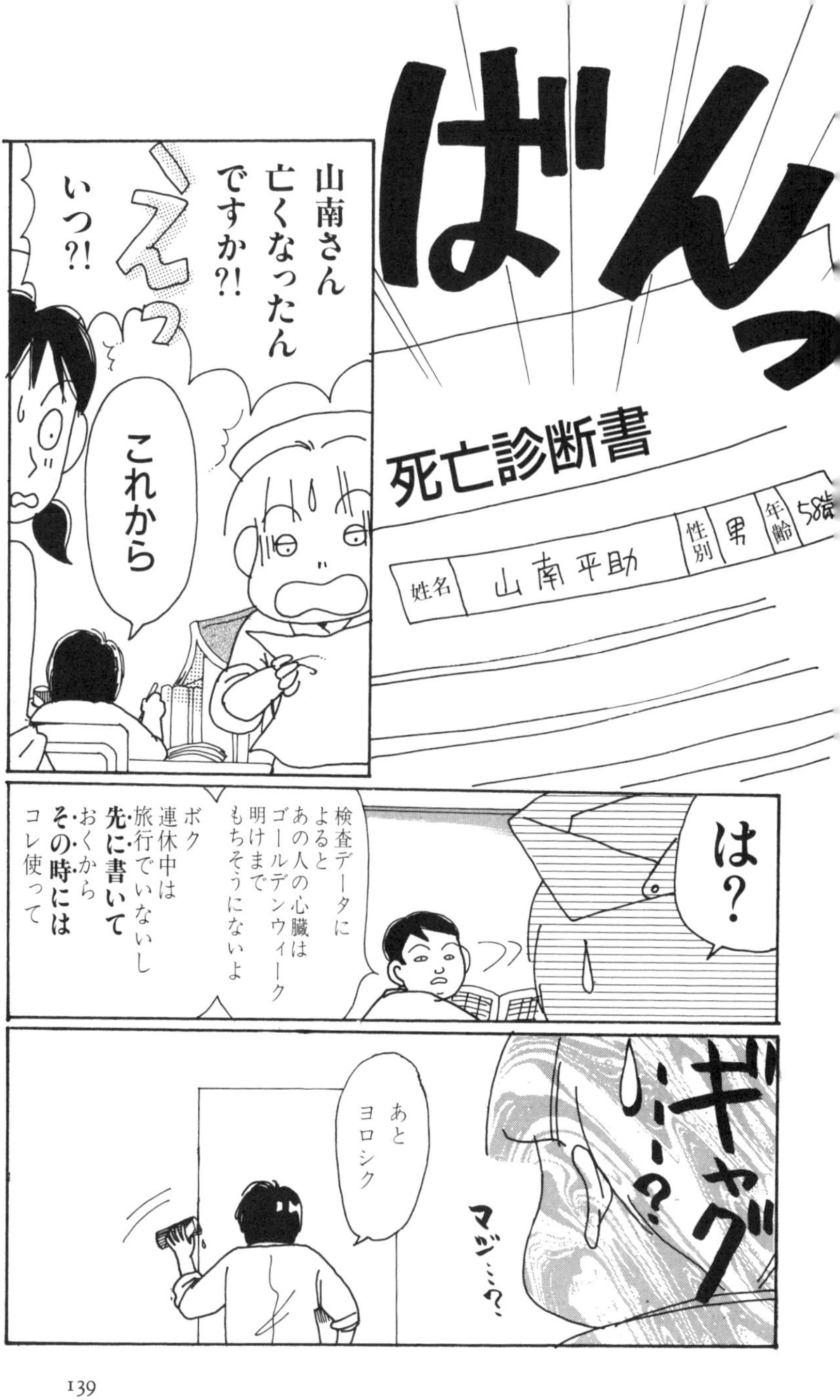
ばんっ
死亡診断書
姓名 山南平助 性別 男 年齢 58歳
山南さん亡くなったんですか?!
えっ
いつ?!
これから
は?
検査データによるとあの人の心臓はゴールデンウィーク明けまでもちそうにないよ
ボク連休中は旅行でいないし先に書いておくからその時にはコレ使って
ギャグ…?
マジ…?
あとヨロシク

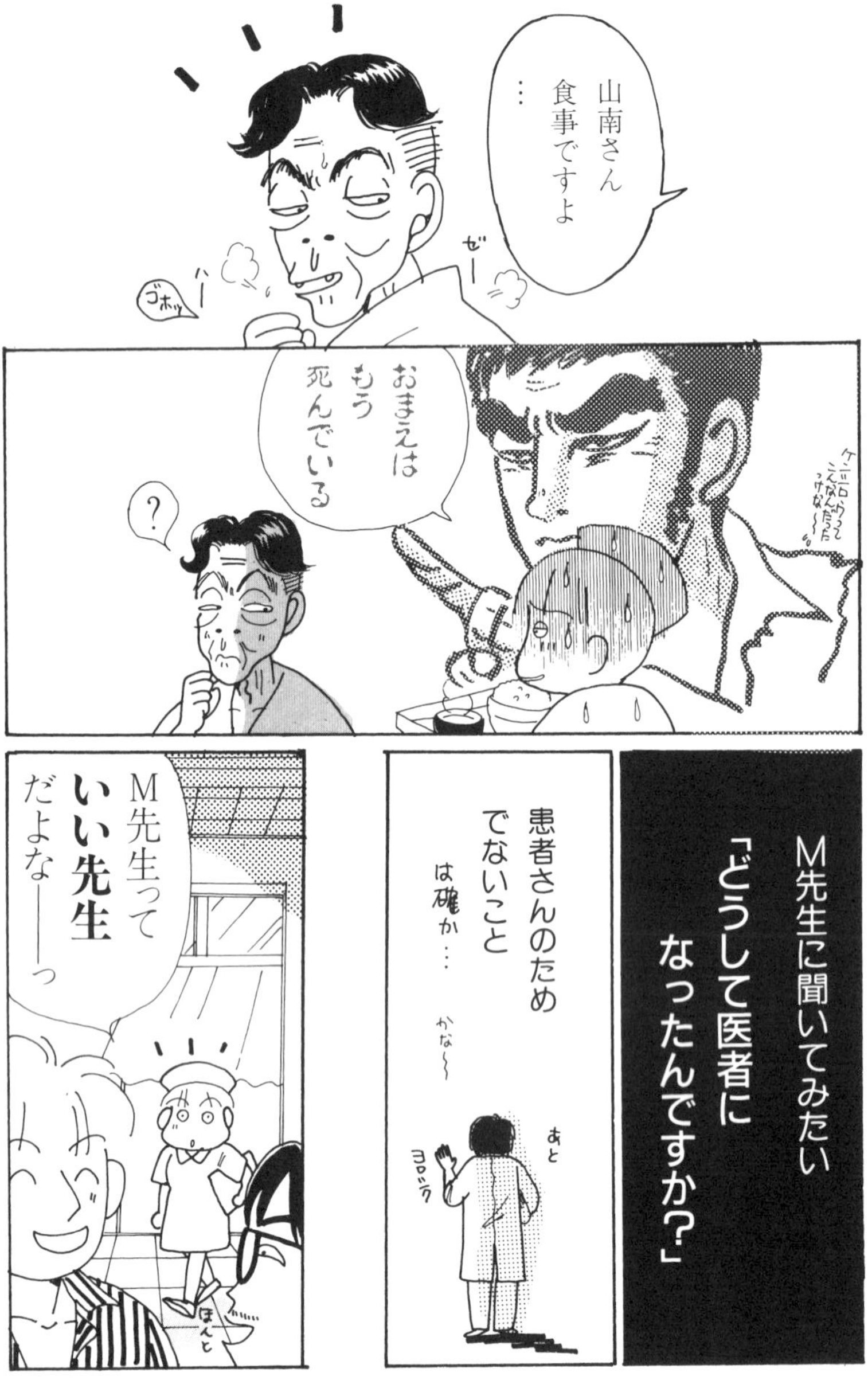
山南さん
食事ですよ
…
ゼー
ハー
ゴホッ
ケンシロウって
こんなんだった
っけな〜
おまえは
もう
死んでいる
?
M先生に聞いてみたい
「どうして医者に
なったんですか?」
患者さんのため
でないこと
は確か…
かな〜
M先生って
いい先生
だよな——っ
ほんと

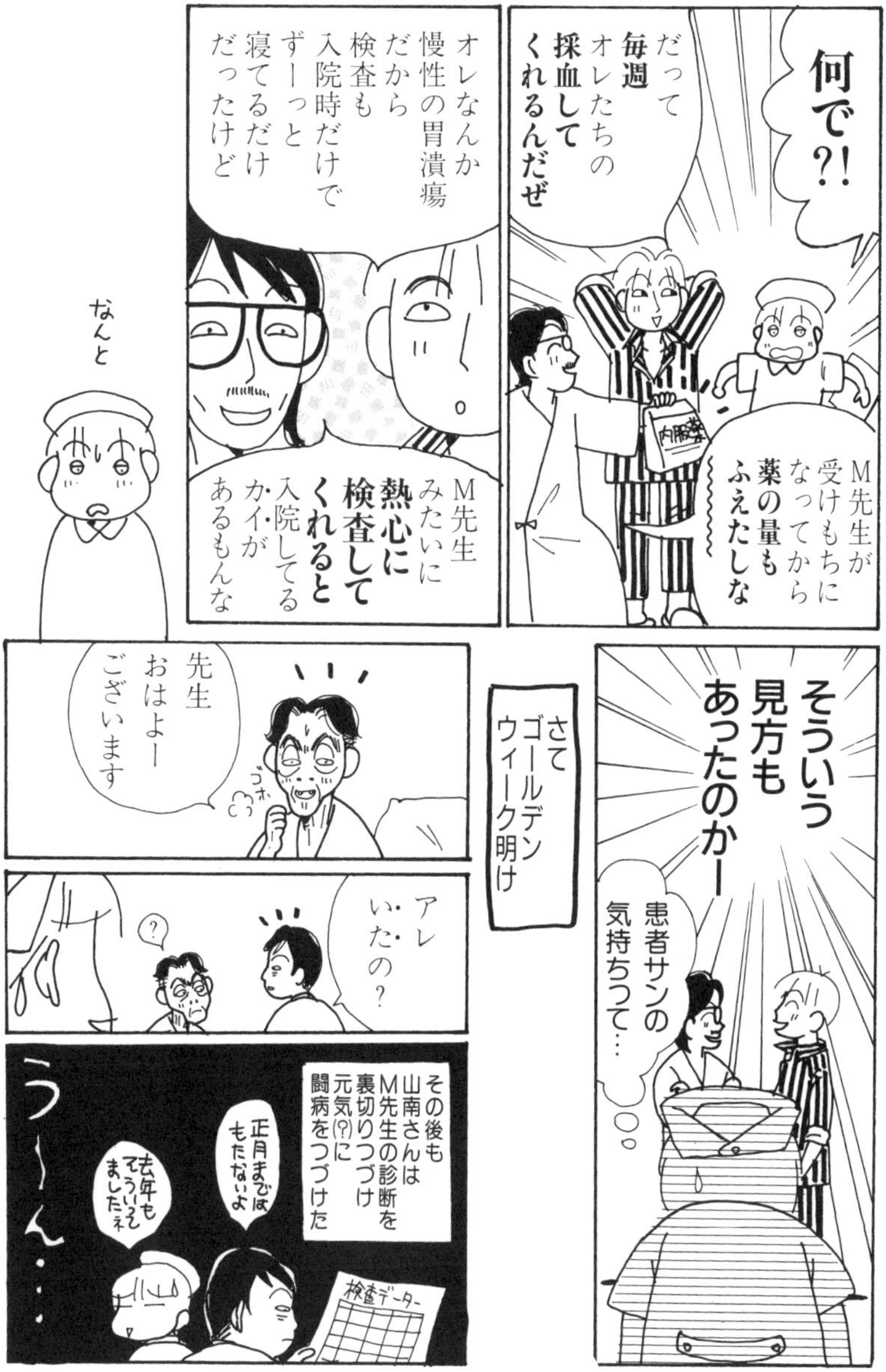
何で?!
だって毎週オレたちの採血してくれるんだぜ
M先生が受けもちになってから薬の量もふえたしな
内服薬
オレなんか慢性の胃潰瘍だから検査も入院時だけでずーっと寝てるだけだったけど
M先生みたいに熱心に検査してくれると入院してるカイがあるもんな
なんと
そういう見方もあったのかー
患者サンの気持ちって…
さてゴールデンウィーク明け
先生おはよーございます
ゴホ
アレいたの？
？
その後も山南さんはM先生の診断を裏切りつづけ元気(?)に闘病をつづけた
正月まではもたないよ
去年もそういってましたネ
検査データー
う〜ん…

正義の暴力団

自分は常に正しい、と思っている人は「怖い」と申し上げましょう。それに、知識と技術と経験が加われば、もう向かうところ敵なしです。

畑田さんはさらに、看護婦免許と、「次期主任」という総婦長のお墨付きを持って、国立某大学病院からわが内科病棟にやって来た、バリバリのキャリア・ナースだった。

「きっさん！　ペタペタ変な音を立てて廊下を歩かないで！　患者さんが目を覚ますわ！」

畑田さんとペアで夜勤の日、私はただ怒られるために働く。

「そーじゃないでしょ！　吸引（患者のノドにつまった痰《たん》などの分泌物をチューブで取る作業）の仕方は！　いい加減にしないで！」

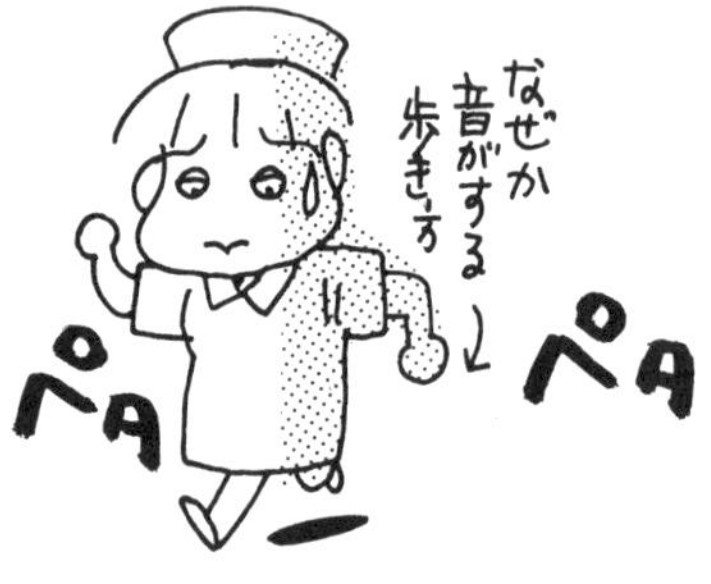

スミマセンと肩すくめる私に、

「姿勢が悪い！」

エヘヘ、なにせ猫背なモンでと笑うと、

「ヘラヘラしないで！」

もしかして私、嫌われてる？

突然ですが、一対一で話すときの人間関係って、シーソーのようなものだと思いませんか？　どちらか一方が怒ったら、もう一方はバランスをとるために、笑う。もちろんこの場合の笑いは、ギャハハではなく、エヘヘとかハハハとかいう、力ない、その場しのぎの笑いだ。病棟コメディアンの私としては、極力、座がしらけるのは防ぎたい。しかし、このあたりの気持ちがどーも、畑田さんには通じない。

そういえば昔から、私はこういう優等生タイプの人に嫌われつづけてきた。天敵、というやつにちがいない。というワケで宿命の好敵手《ライバル》、畑田ナースのことを書こうと思いますが、その前に肺炎で入院していた、木花与助さんのことを聞いてください。

「与助ちゃん」

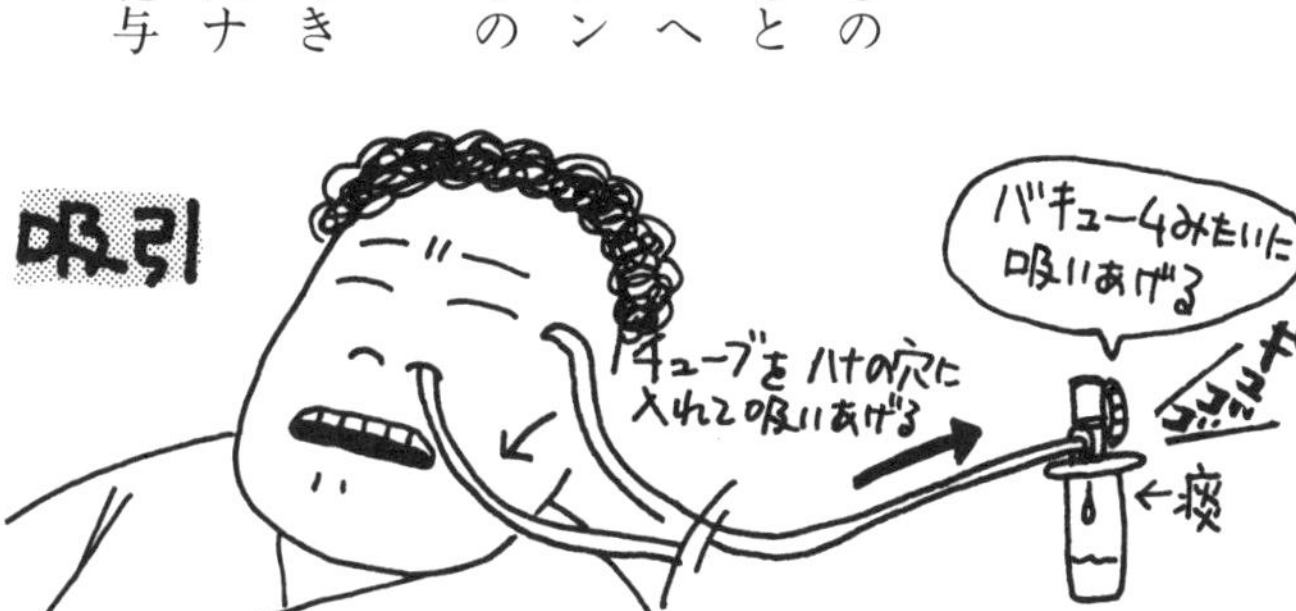

吸引
バキュームみたいに吸いあげる
チューブをハナの穴に入れて吸いあげる
ズゴゴ
←痰

木花与助さんは、御齢《おんとし》七〇歳。五〇歳近くも年上の大先輩を、本人が嫌がらないのをいいことに、私はついこう呼んでしまう。

その上、与助さんの頭を見ているといつも、ムラムラとわきあがってくる欲望を抑えられず、つい、

「与助さぁん(何か頼む時は、さんづけ)。ちょっとだけ、頭なでちゃダメ?」

と、おねだりする始末。

当の与助さんはいつもニコニコ、

「どうぞ、どうぞ」

私のなすがままに、頭を預けてくれる。本人のお許しを得て、思う存分頭をナデナデする私。与助ちゃんの頭は私好みのハゲ具合だ。白髪混じりのグレイの短髪は中心部をさけて自然の五分刈り、ひよこの産毛のように、たなびいているのがいとおかし。この五つ星ハゲのゴワゴワした感触が、た、たまらない。

(快感!)

患者の頭をナデながら、ヤニさがる、昼下がりのナース。ほとんど変態

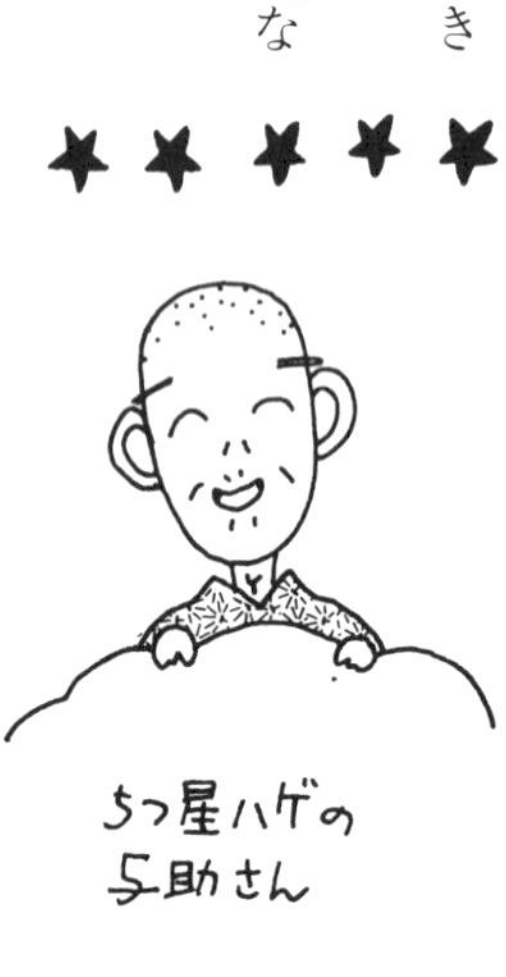

の域かもしれない。与助さんは、頭をナデられながら寝入っている。他人からどう見えようと、私たちは今、幸せの絶頂。

「きっさん！」

突然、背後から二人を引きさく、赤い稲妻、レーッド・センセーション。

「は、畑田さん」

私は、さっそくナース・ステーションの裏（？）に呼び出される。

「岸さん、木花与助さんのこと、ちゃんづけで呼ぶのはやめなさい！　まるで老人ホームみたい、ボケ老人を呼んでるみたいじゃないの！」

「あ!?」

「ふざけないで！　患者さんとなれあわないで。みっともない。第一、家族が聞いてたらいい気がしないわよ。もっとナースという仕事に、自覚とプライドを持ちなさいよ。どう!?　私の言うことまちがってる!?」

「あ、あの……」

クルッ。畑田さんは一気にまくしたて、私にシーソー式人間関係を結ぶヒマも与えず、背を向けた。背中が、すっとしたワーと言っている。自分が正しいことを言ってると思っている人間って、どーしてこうも暴力的な

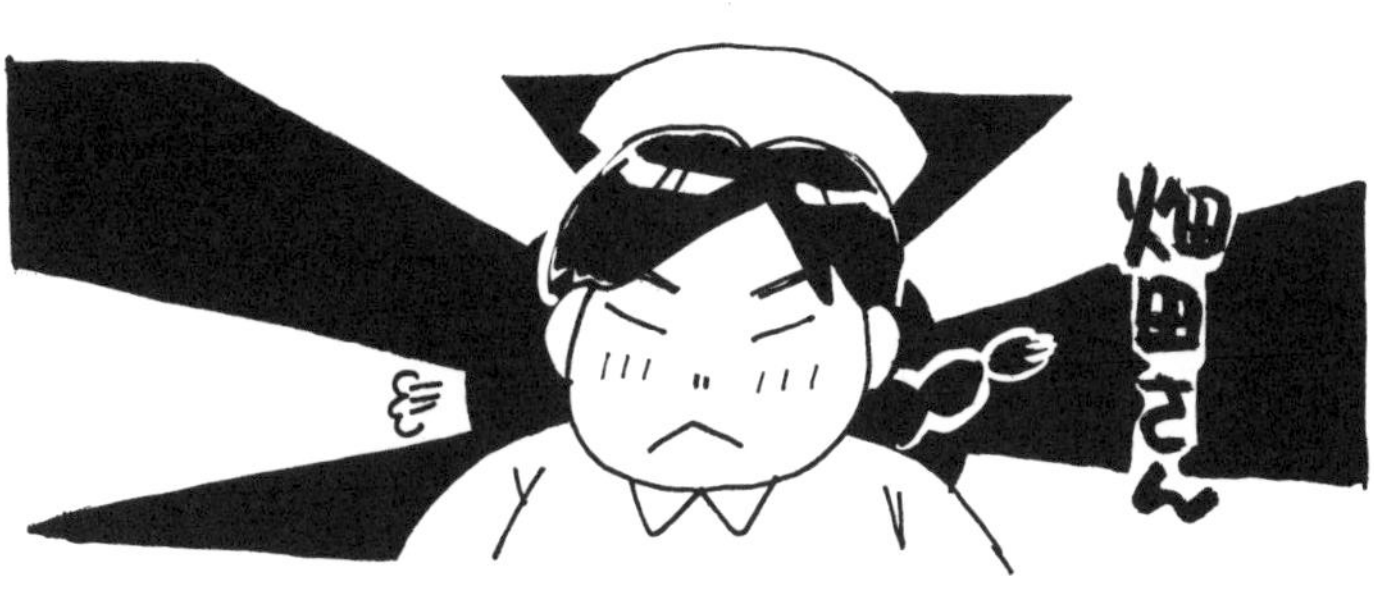

のでしょうか。

「口はあっても、耳はない。そして私は、自衛隊。専守防衛、守るだけ」

「で、何だっけ?」

私は牛のように、畑田発言を反芻《はんすう》する。突然だったので、怒られたことしかわからない。

「患者さんをちゃんづけしたから……?」

「それっていけないことなのかな……?」

当たり前のようにやってたことが実はナースとして許されないことだったのか?


そもそも私は、なぜ与助ちゃんと呼ぶんだろう。

たしかに私は過去、老人病棟にいた。そして大好きな患者さんを「ちゃん」づけで呼んでしまっていた。

でも、それってボケ老人だから?

そもそも、何で患者さん(それも年上のおじいちゃん、おばあちゃん)を「ちゃん」づけで呼んでしまうのか?

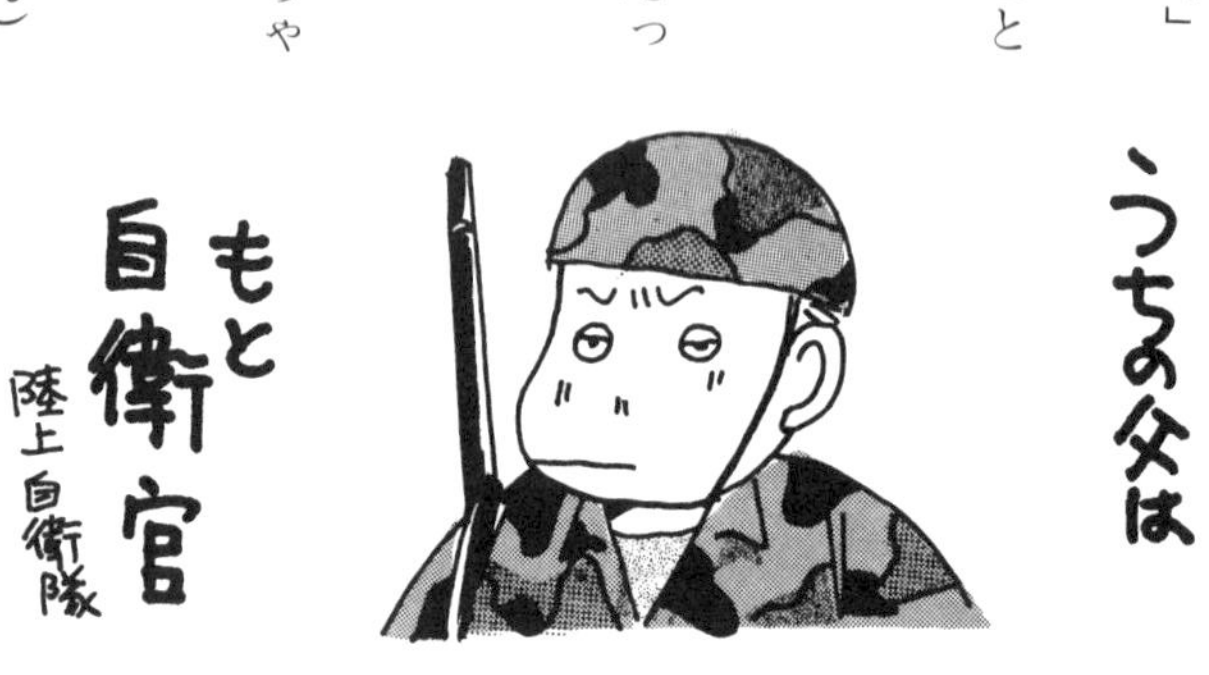

可愛いからだ。

いくら考えても、これしか思いつかない。ずっと年上の人生の先輩にむかって失礼な奴だとお思いでしょうが、その患者さんを見ていると、抱きしめたくなるような感情がわきあがる。けれどいきなり抱きつくわけにもいかない、それでつい呼んでしまう。

「与助ちゃん！」

それは聞きぐるしいことだろうか。患者さんをバカにしているように聞こえるのか。畑田さんは、私の「ちゃん」づけを聞いて怒った。ということは、畑田さんにはそう聞こえたということだ。いや、畑田さんのことはどうでもいい、問題は与助ちゃんだ。

「与助ちゃん」

「ハイヨー」

今まで、山びこの仲を固く信じていた私だったが、もしかして人のいい、A型気質の彼のことだ。私に気をつかって、内心の立腹を隠したままニコニコしていてくれたのではないか。頭ナデナデの儀式も、本当は（イヤだなあ、でも看護婦さんだからなあ）と、ガマンして？　だったら、だった

ら……私は病室に走った。開口一発、

「木花さん！」

「ハイヨー」

「与助さん」

「ハイヨー」

「与助ちゃん」

「ハイヨー」

どう呼んだって、笑顔。変わらぬ返事なのだ。

「そんなこと、どーでもええよ。好きなよーに呼んでくださいな」

じゃあ、じゃあ、頭ナデナデは？

「あれは、気持ちエエな。孫もよく触らせてくれって言ってたよ。ハゲ頭が珍しいのかな？ フォッフォッ」

七〇年生きてきた御大《おんたい》には、そんなのは小さなこと、どーでもいいことだった。懐の大きな人なのだ。さすが、私が「ちゃん」づけを見こんだだけのことはある！ よかったー。畑田さんが何と言おうと与助ちゃんがいいならそれでいいじゃん。

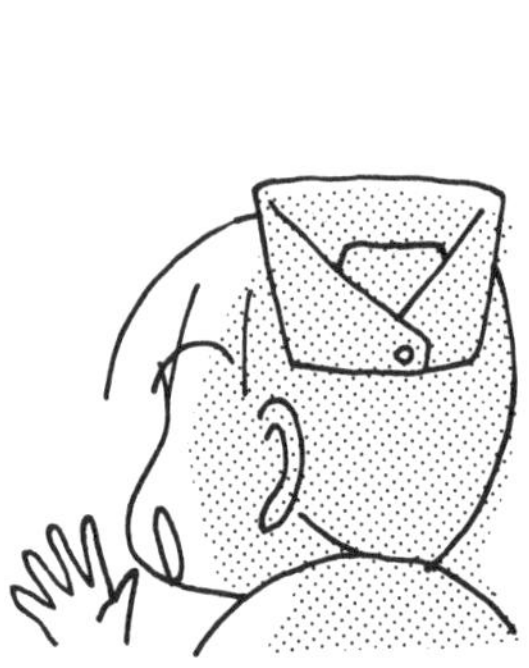

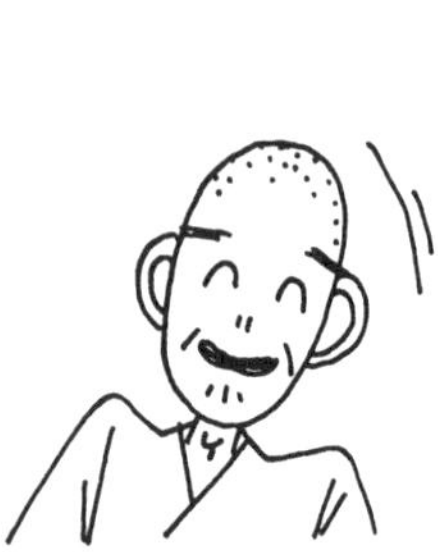

「岸さん、何それ?」

今日も私のすることにことごとく、畑田さんのチェックが入る。

「ハハ、患者さんのところに行ったら、娘さんが来てて、おはぎをつくったからってもらっちゃって……」

「んまぁ、ナースがもらい物なんてケジメのない。恥ずかしいとは思わないの!?」

思いません。だってくれるっていうのをどう断ればいいのだ? うまく断れる自信もないし。

「ナースらしくしなさいっ」

ナースらしさって何? もらい物をしないこと?

「もっとナースという仕事に自覚とプライドをもてってことよ」

畑田さんの言うことって難しすぎる。もっと具体的にお願いします。

「あなたは看護をどう考えてんの!? 遊びじゃないのよ。ヘラヘラしないで」

でも、私、どーせなら楽しく働きたいし、患者さんともヘラヘラしたい。

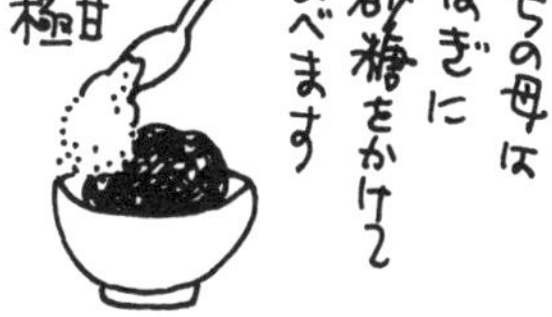
うちの母は
お砂糖をかけて
おはぎに
食べます
極甘

ね？　まったくかみあわないでしょ？　だから畑田さん、あなたと私はちがうんだって。あなたの考える正義が私にも当てはまるとはかぎらない。

「でも——」

ようやく反撃に出た私の言葉は即、畑田さんに引きとられる。

「でもっ、変わらなきゃ。そう、岸さんにもできるはずよ」

「は？」

もはや暴力的な思い込み。畑田さん式、正義を押しつける。

「私があなたを変えてあげるわ」

などと肩に手をポン。姉御《あねご》肌《はだ》のポーズ。

だめだ。わかってくれないわ、この人。

「やめたい時もあるわ。私、何のために看護の仕事やってるのかしらって、むなしくなったりして。でも、苦しくても私がやらなきゃ」

今日も畑田さんは、ため息まじりにこうつぶやく。

苦しければ、やめればいいのに。

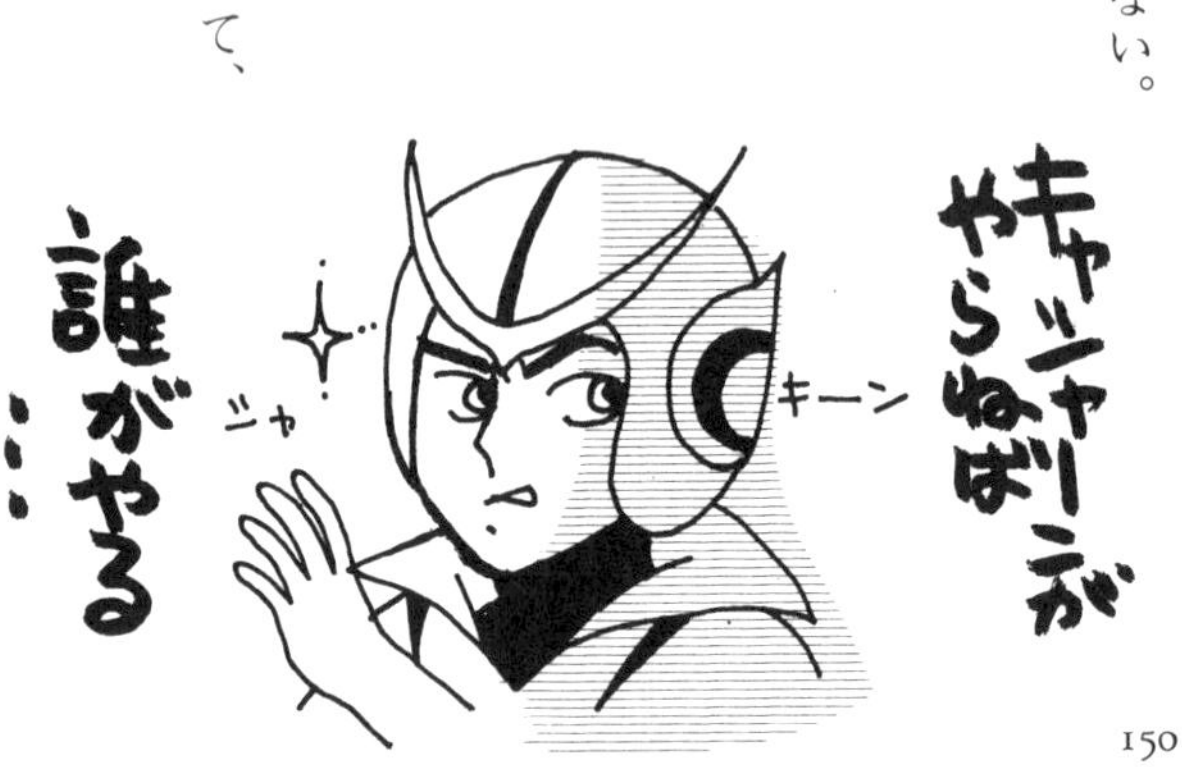

ペーパー・ナース登場！

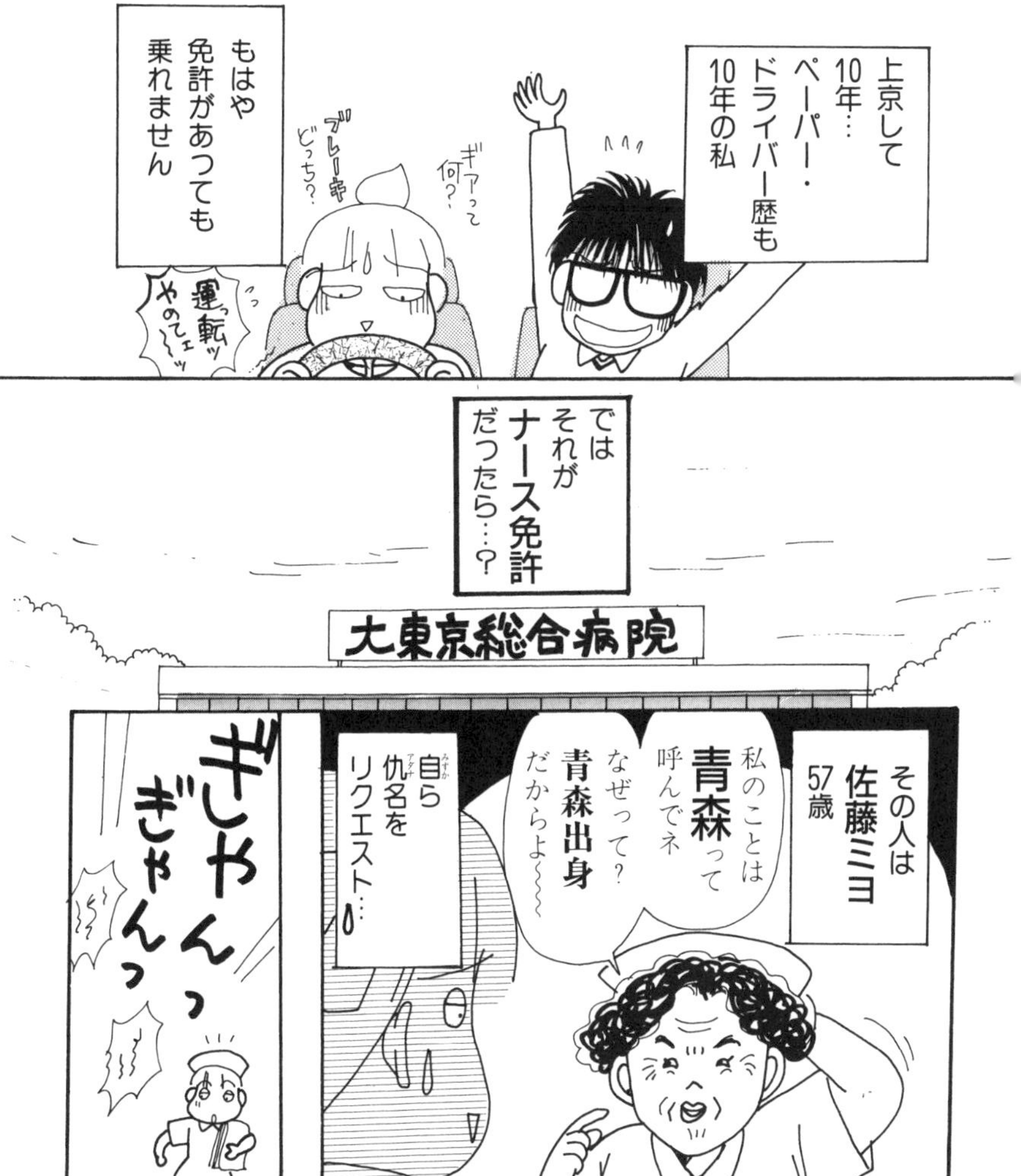

上京して10年…ペーパー・ドライバー歴も10年の私
ギアって何？
ブレーキどっち？
もはや免許があっても乗れません
運転ッやめてェ〜ッ
ではそれがナース免許だったら…？
大東京総合病院
その人は佐藤ミヨ57歳
私のことは青森って呼んでネ
なぜって？青森出身だからよ〜〜
自ら《みずか》仇名《アダナ》をリクエスト…
ぎゃんっ ぎゃんっ

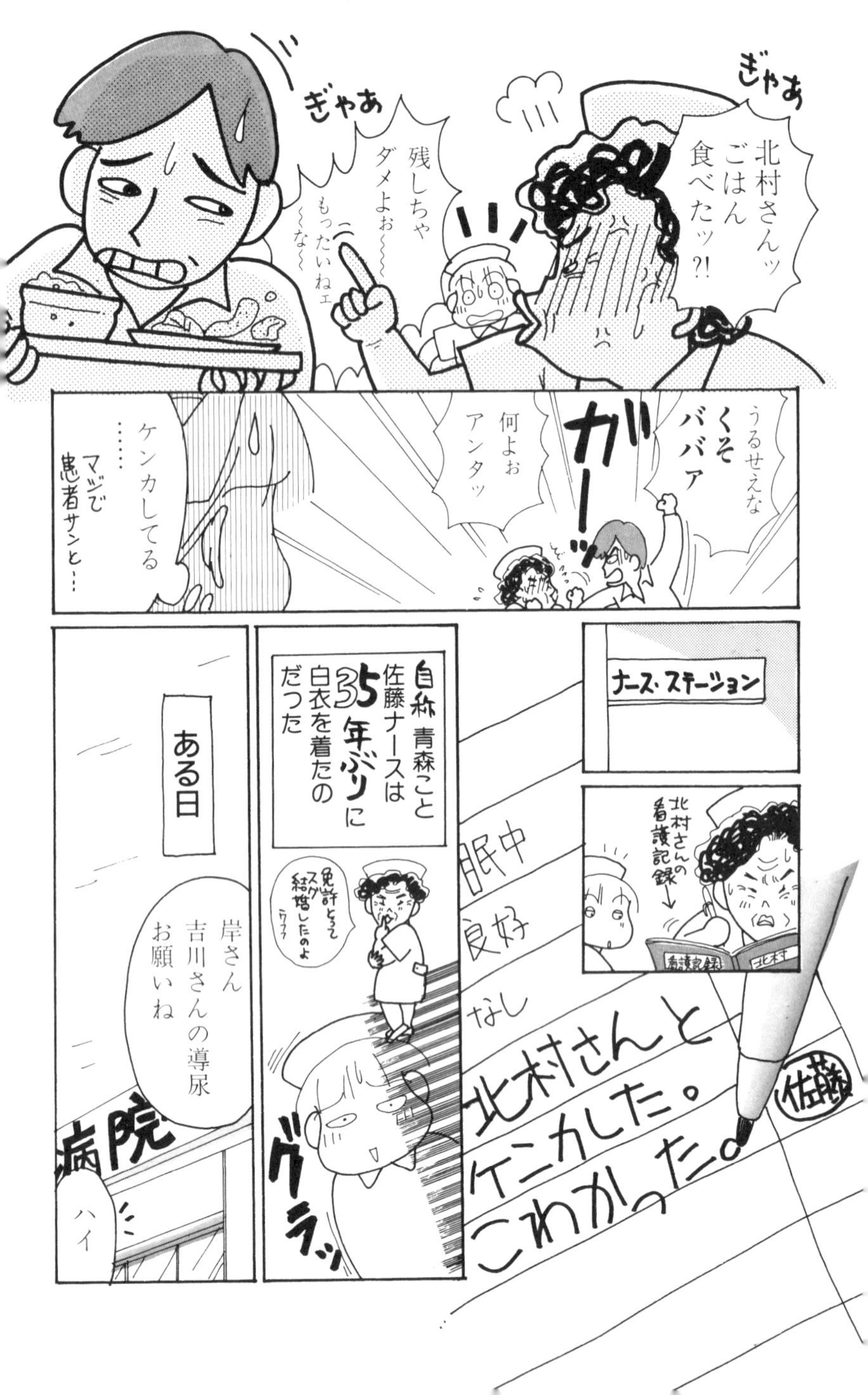
ぎゃあ
北村さんッ ごはん 食べたッ?!
ぎゃあ
残しちゃ ダメよぉ〜〜〜
もったいないねェ〜 な〜
うるせえな くそ ババア
ガーーッ
何よぉ アンタッ
マジで 患者サンと…… ケンカしてる
ナース・ステーション
北村さんの 看護記録
看護記録 北村
眠中
良好
なし
北村さんと ケンカした。 こわかった。
佐藤
自称 青森こと 佐藤ナースは 35年ぶりに 白衣を着たの だつた
免許とってスグ 結婚したのよ ウフフ
グラッ
ある日
岸さん 吉川さんの導尿 お願いね
ハイ
病院

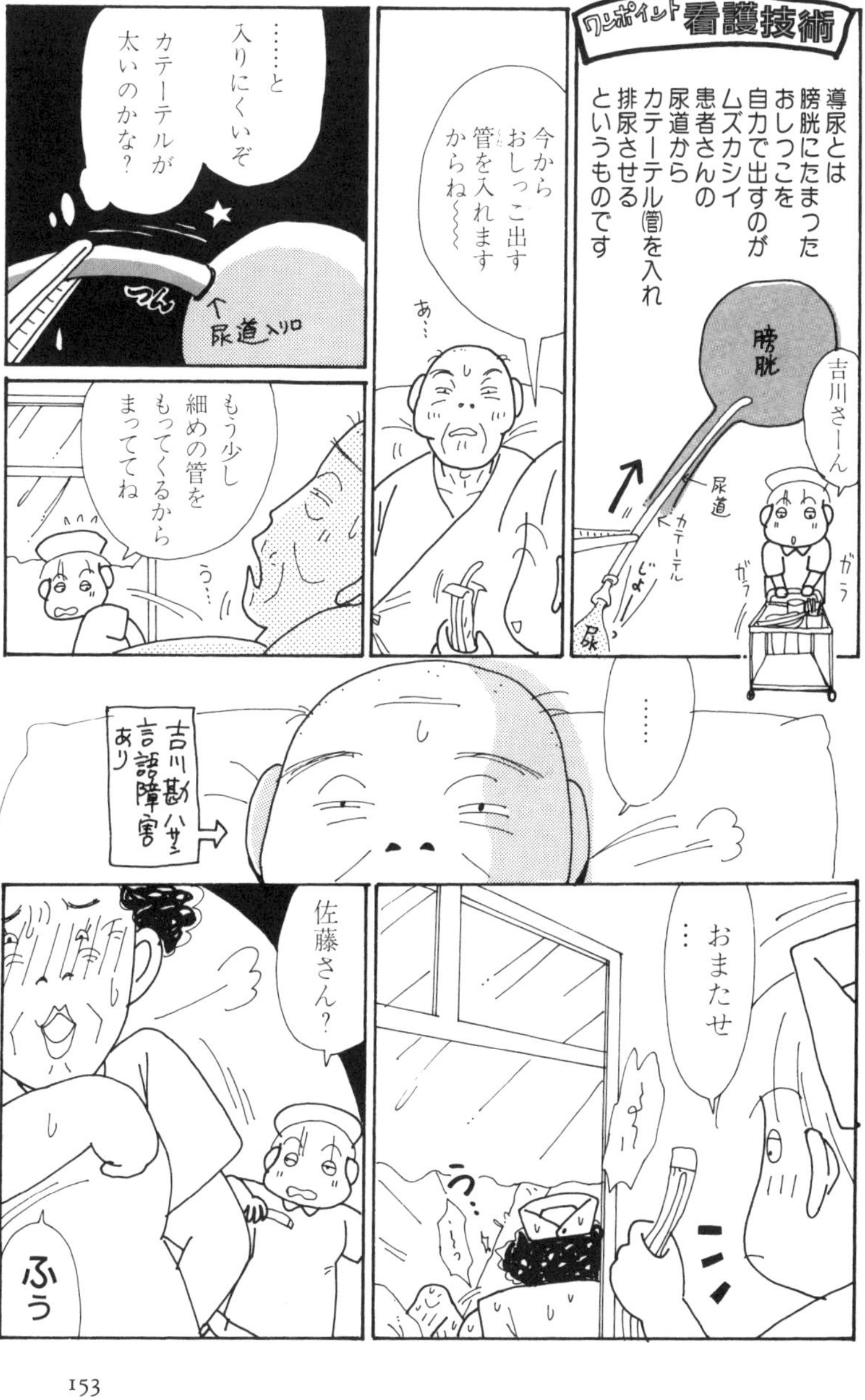

ワンポイント看護技術
導尿とは膀胱にたまったおしっこを自力で出すのがムズカシイ患者さんの尿道からカテーテル(管)を入れ排尿させるというものです
膀胱
尿道
カテーテル
尿
吉川さーん
ガラ
ガラ
今からおしっこ出す管《くだ》を入れますからね〜〜
あ…
……と入りにくいぞ
カテーテルが太いのかな?
つん
尿道入り口
もう少し細めの管をもってくるからまっててね
う…
……
吉川勘八サン 言語障害あり
…おまたせ
う…
佐藤さん?
ふう

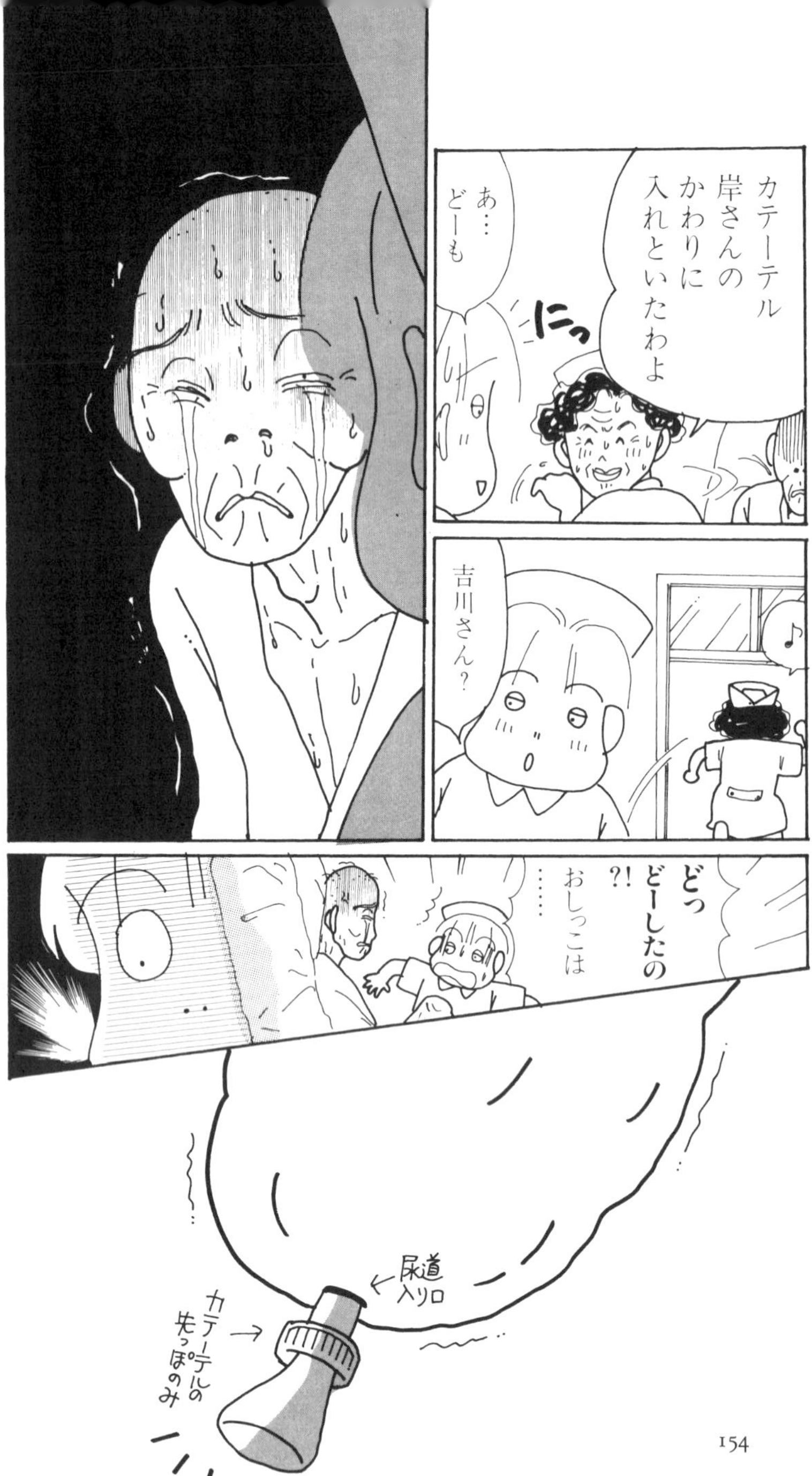
カテーテル
岸さんの
かわりに
入れといたわよ
にっ
あ…
どーも
吉川さん?
♪
どっ
どーしたの
?!
おしっこは
……
尿道
入り口
カテーテルの
先っぽのみ

カテーテル使用前
ウインナー
カテーテル使用後
プレスハム
こんなたとえでスミマセン
ま…まさか
ズッ
どろっ
血
内部図解
尿道
とぐるカテーテル
35年ぶりの導尿はスゴイッ
こりゃ〜痛いわ…
アウウ〜
ペーパー・ドライバー
ペーパー・ナース
…
持ってるだけの免許はちょっとコワイ
かくいう私もナースをやめてもう7年…
今やりっぱなペーパー・ナースであった

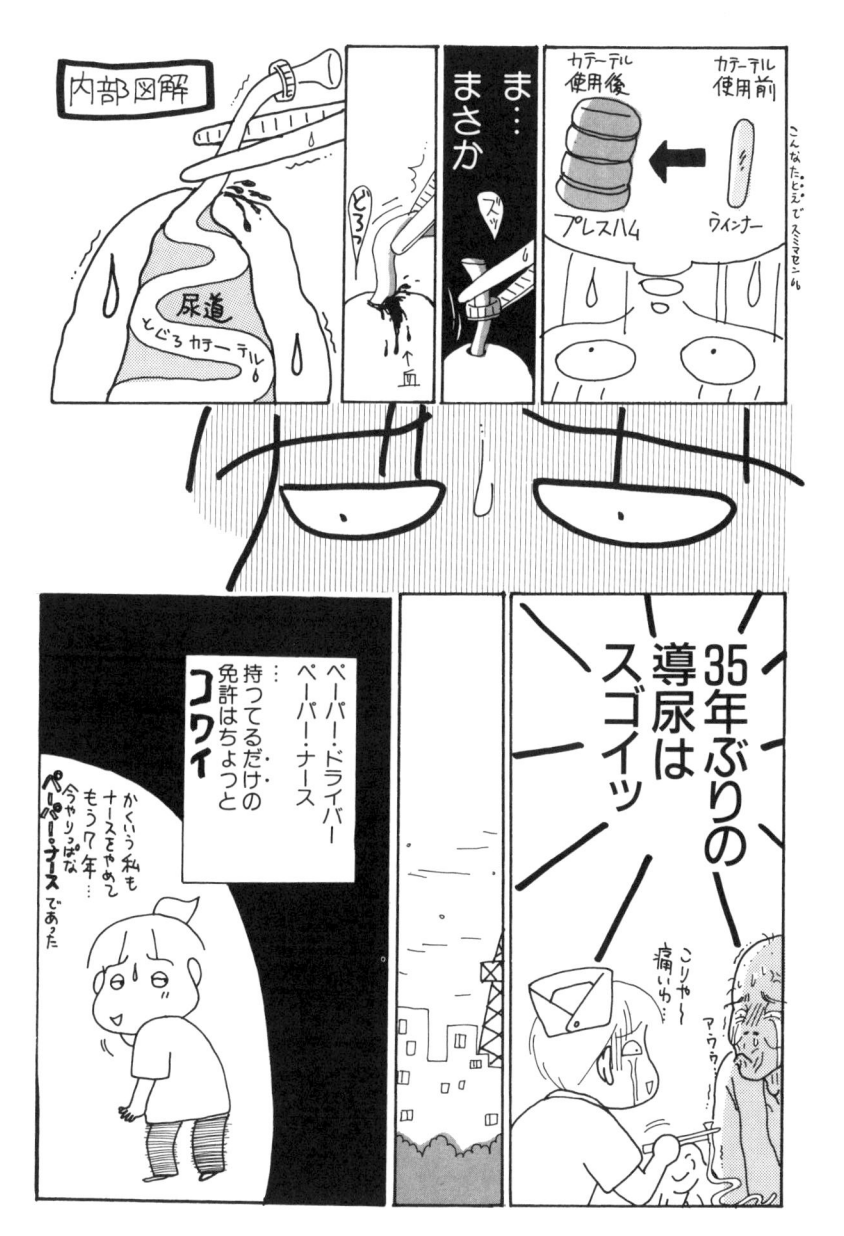

つきそいさんは、大変だ

「つきそいさん」って知ってますか?

最近の病院は、「完全看護」がうたい文句みたいになっているが、家族に経済的余裕と必要性がある患者には、特例として、つきそいさんを認めているところも多い。私のいた病院も、そうだった。

つきそいといっても、家族がするというのではなく、「職業」として二四時間患者の世話をする人がいるのである。ある種、医師より患者を知り、看護婦より親身になれる存在かもしれない。看護婦さんは3Kで大変だ、などと言われているが、つきそいさんは、それの上をいく3Jだ。

●自由がない。
●重症患者が多い（つきそいを付けるくらいだから）。
●地味。

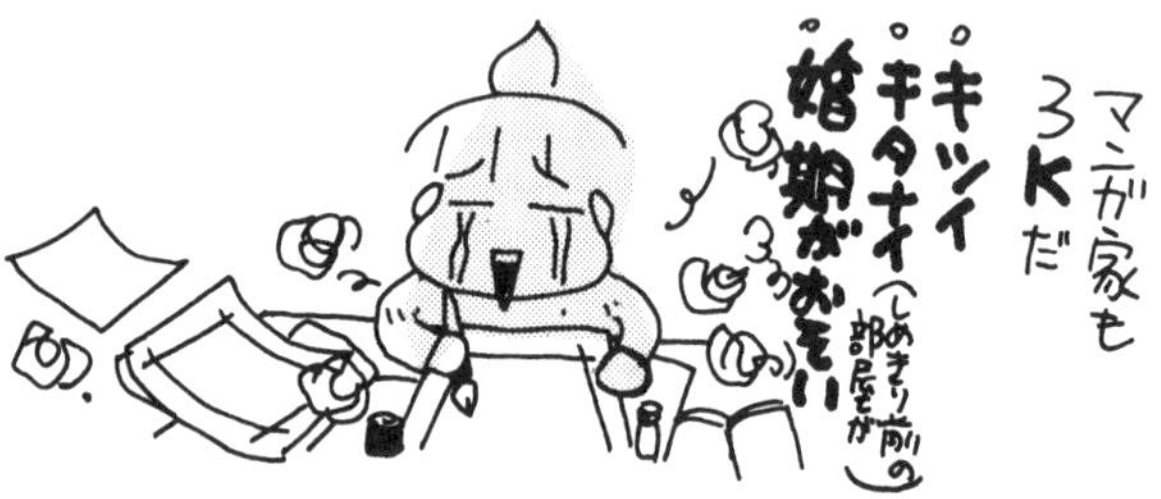
マンガ家も
3Kだ
・キツイ
・キタナイ（しめきり前の部屋とかが）
・婚期がおそい

ともかく大変なのだ。

二四時間（休憩や休日もあるだろうが）ずーっと患者さんのそばで、辛気くさい「病気」という空気をすう。早口ことばみたいだが、これは辛い。

つきそいさんが、患者さんに悪いからと遠慮しているタバコを、寝ているスキにソーッと出して吸っている姿には、中産階級の悲哀があった。

そんな哀愁のつきそいさんの中から、婦長さんに怒られたつきそいさんの話をしよう。

その人の名は、浜田コウ。通称浜コウ。

浜田さんが受け持っている患者さんは吉川さんといい、寝たきりでマヒがあり、言語障害のため口もほとんどきけないおじいちゃんだった。けれど、若い頃は帝国軍人だったというその身体は見事に鍛えられていて、骨太の一八〇センチくらいもある大男だった。いくら浜田さんが、元気でちょっと横広がりなおばさんでも、一日数回のおしめ交換や身体を拭《ふ》く作業は、なかなか大変だったろう。

浜田さんが、吉川さんの寝ているあいだに、売店でパンを買い、ベンチ

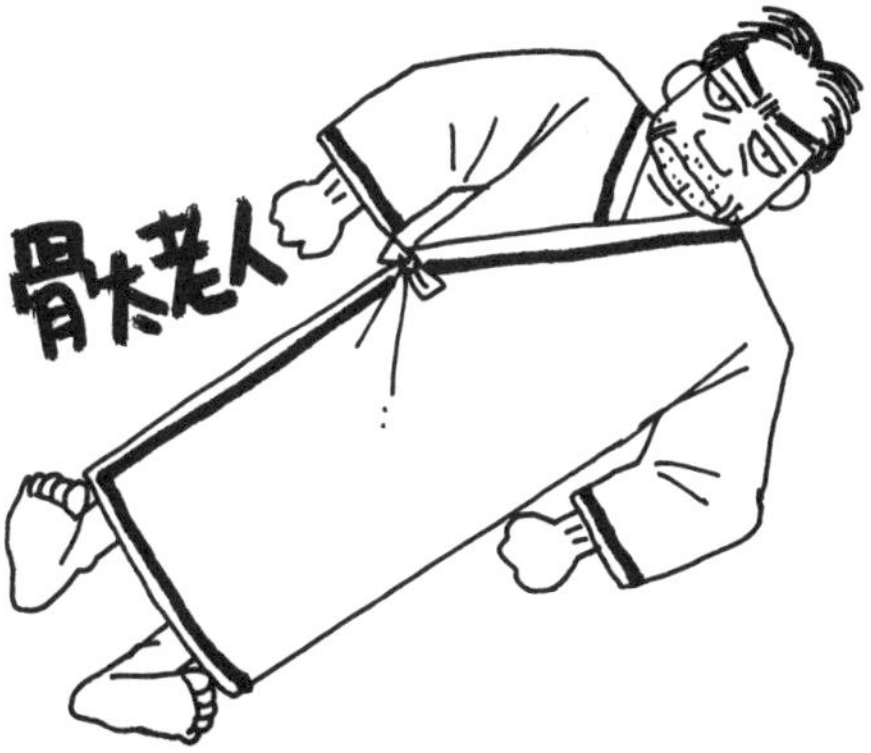

に座って同じつきそいさん仲間と、楽しそうにダべっているのが見える。

浜田さんの笑い声。戦士の休息だ。

近づいて、

「疲れるでしょ？　吉川さんはほとんどしゃべれないから、話し相手にならないし……」

と声をかける。

「患者さんは、しゃべんない方がいいわ。余計な気をつかわなくて」

それだけ答えると、浜田さんは友達との話に戻る。

たしかになあ。友達同士の気楽なおしゃべりとはいかないもんな。患者さんとは、おしゃべりさえも仕事になっちゃうんだ。ふむ、ふむ。

ナース・ステーションにもどると、吉川さんの浣腸の準備が始まっていた。

「あの人、他にこれといって問題ないんだけど、あの便秘だけは治らないのよねえ。毎日、下剤飲んでるのにねえ」

治療方針で、三日排便がない場合は、浣腸が行われ、その際の便の始末は観察を兼ねて看護婦がやる。

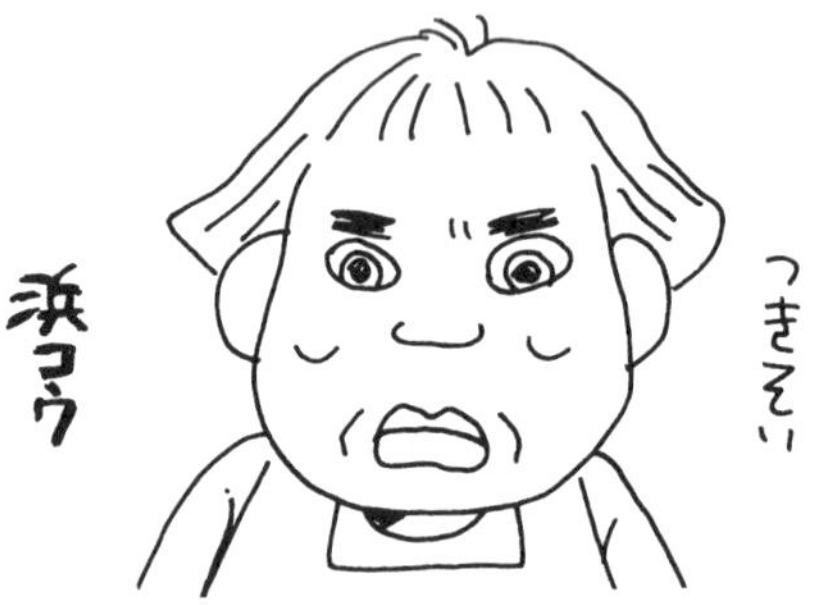

「せっかく、つきそいさんがいるのにねえ」

ナースの一人が浣腸を手に、吉川さんの病室に行こうとして振り返り、手招きをする。道づれを求めているが、おしもに近い仕事は、皆の不人気の的。ああ、目が合ってしまった。行きますよ。

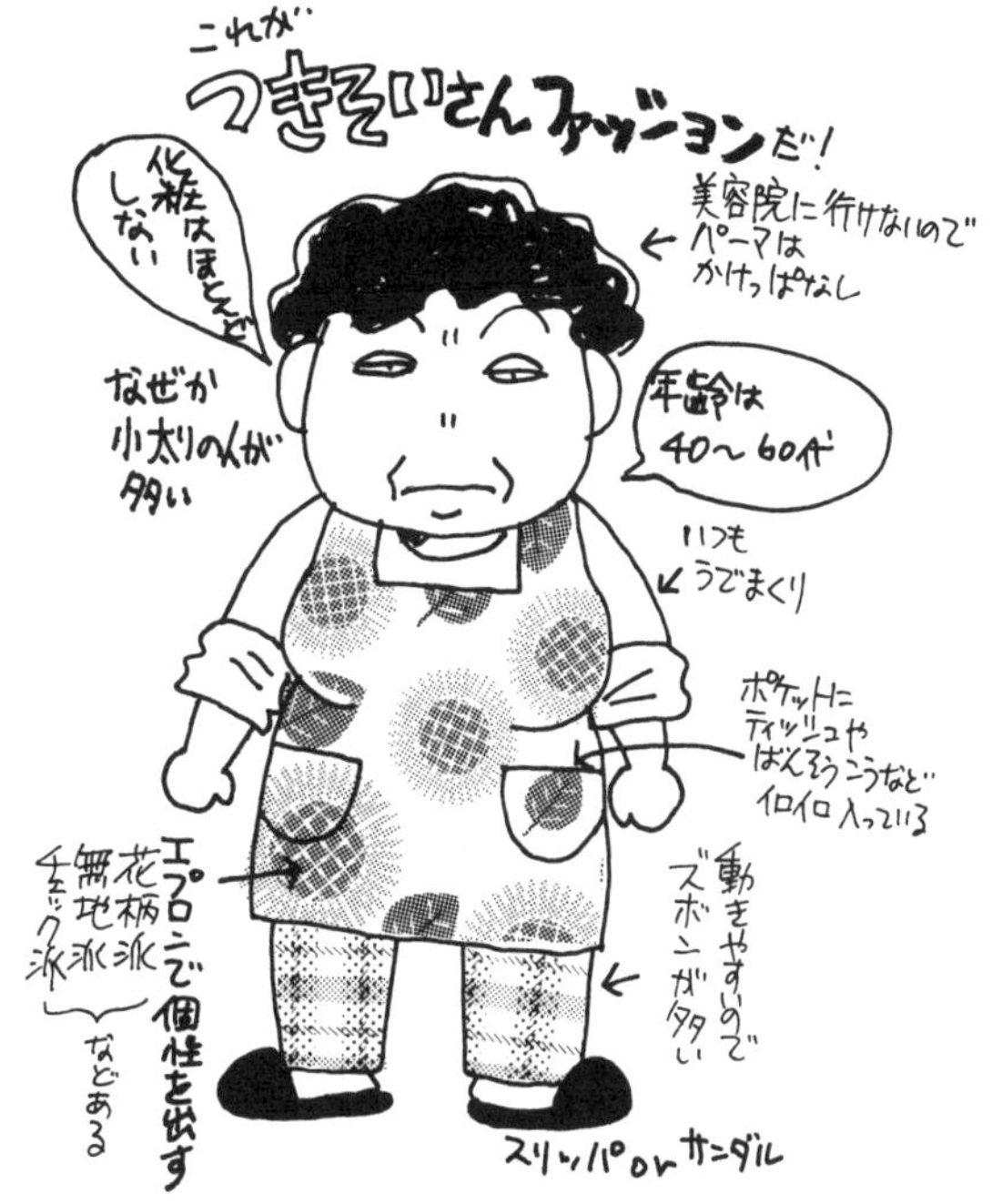
これが
つきそいさんファッションだ!
化粧はほとんどしない
美容院に行けないのでパーマはかけっぱなし
なぜか小太りの人が多い
年齢は40〜60代
いつもうでまくり
ポケットにティッシュやばんそうこうなどイロイロ入っている
動きやすいのでズボンが多い
エプロンで個性を出す
花柄派
無地派
チェック派
などある
スリッパ or サンダル

一か月後、浜田さんは実家の法事で一週間休むことになった。その間の代わりのつきそいさんも決まり、引き継ぎもうまくいったようだ。トラブルもなく三日が過ぎた。

四日目、一人のナースがゴミ箱から事件のモトを発見する。ナース・ステーションは大騒ぎになった。

「おかしいと思ってたのよ」

「こういうことだったのね」

事件のモト、それは下剤だった。

下剤が、ゴミ箱に捨てられていた。封も切らずに、どういうこと!?

こういうことである。

浜田さんから引き継ぎを受けた臨時のつきそいさんの話によると、

「これは、飲まさなくていい薬だって言われたんです。治療に関係ないからって、だから捨てたんです」

吉川さんの薬はつきそいさんが管理して、飲ますことになっていた。ベッドサイドの床頭台の引き出しを開けると、中から封の切られていない下剤が山ほど出てきた。

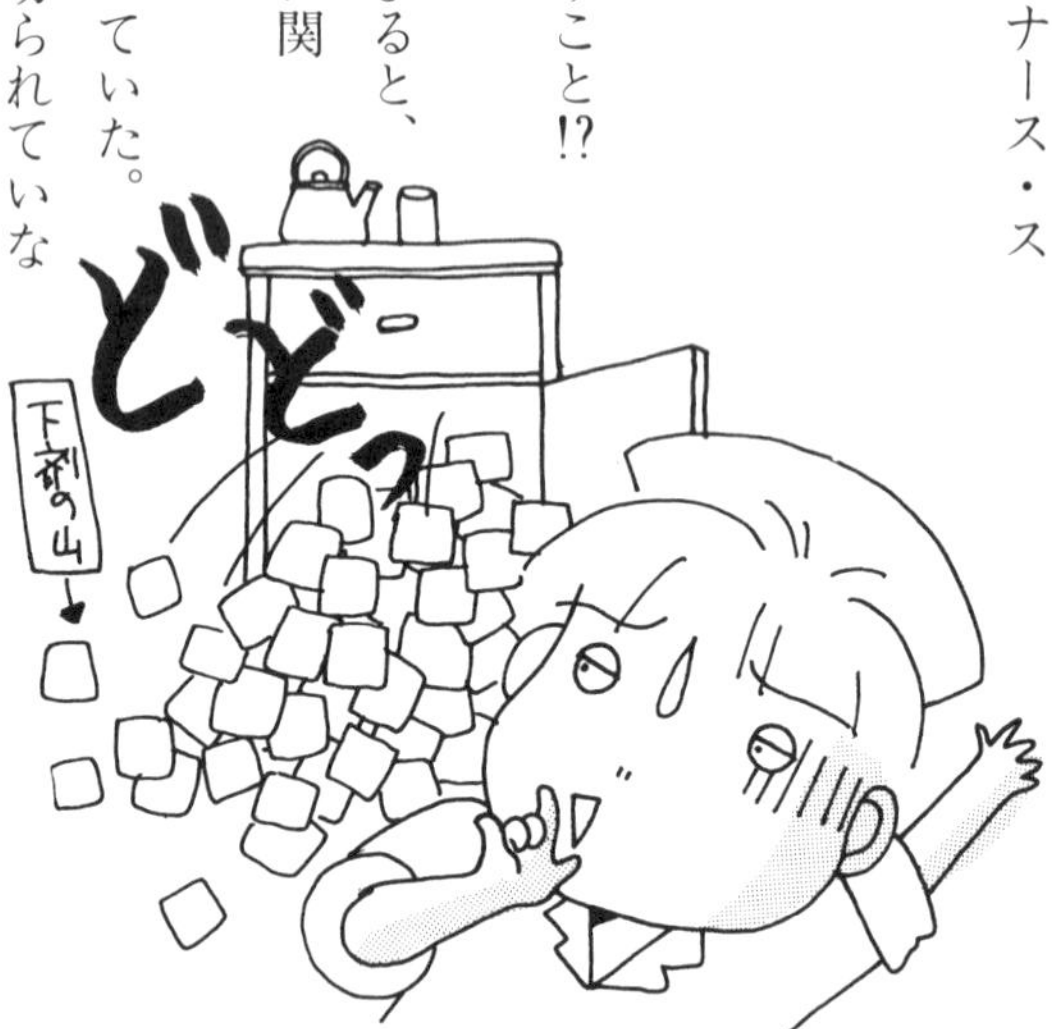

「浜田さんは、自分が便の始末をしたくなかったから、こんなところにかくしてたのね。勝手なことを……」

婦長さんの体温が、沸騰していた。

八日後、休暇を終えて帰ってきた浜田さんに、カミナリが落ちた。

「今後、このようなことがあったら許しませんよ。あなたなんか……」

クビよ、と言いたかったにちがいない。けれど悲しいかな、雇っているのは吉川さんの家族で、婦長さんじゃない。病院と、つきそいさんのあいだには、深くて長い溝がある。

けれど、今度ばかりは他のナースも婦長さんの味方である。

「自分が楽をするためなんて、きたなーい」

「ズルよ、ズル」

「治療に関係ない薬なんて、勝手に決めないでよね」

浜田さんには言えないので、カゲで言う。どれも、正しい。私も腹が立つ。うん、ズルはよくない。キライな言葉だ。

でも……。

つきそいさんが吉川さんのおしめを替えてくれればやっぱり楽だなって

思うし、楽なのは好きだ。下剤だって、そりゃ便秘でお腹が苦しかったら飲むべきだけど、治療に絶対不可欠なものじゃないような……。

その後、婦長さんから吉川さんの家族に、今度の一件は伝わったにもかかわらず、浜田さんは辞めさせられなかった。

それぐらいのことで、大事なつきそいさんを辞めさせてたまるか、ということか。そうだよね。

吉川さんは、三度三度ナースの手で下剤を飲み、その便は三度三度浜田さんの手で始末されるようになった。

吉川さんの体重七〇キロ、一日六回のおしめ交換。

二四時間つきそえますか。

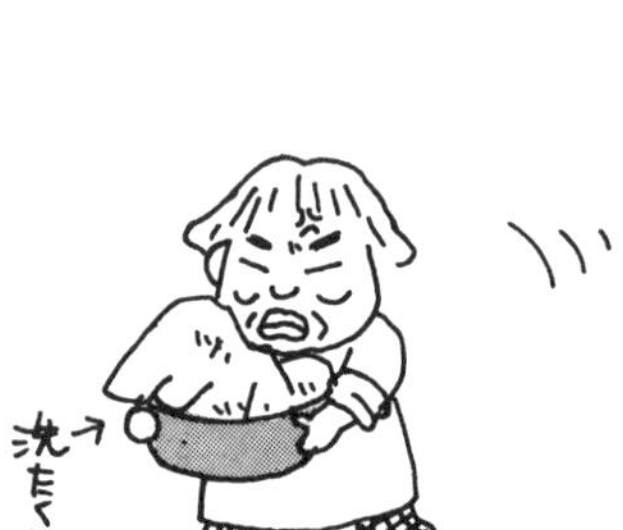

防災のすすめ?!

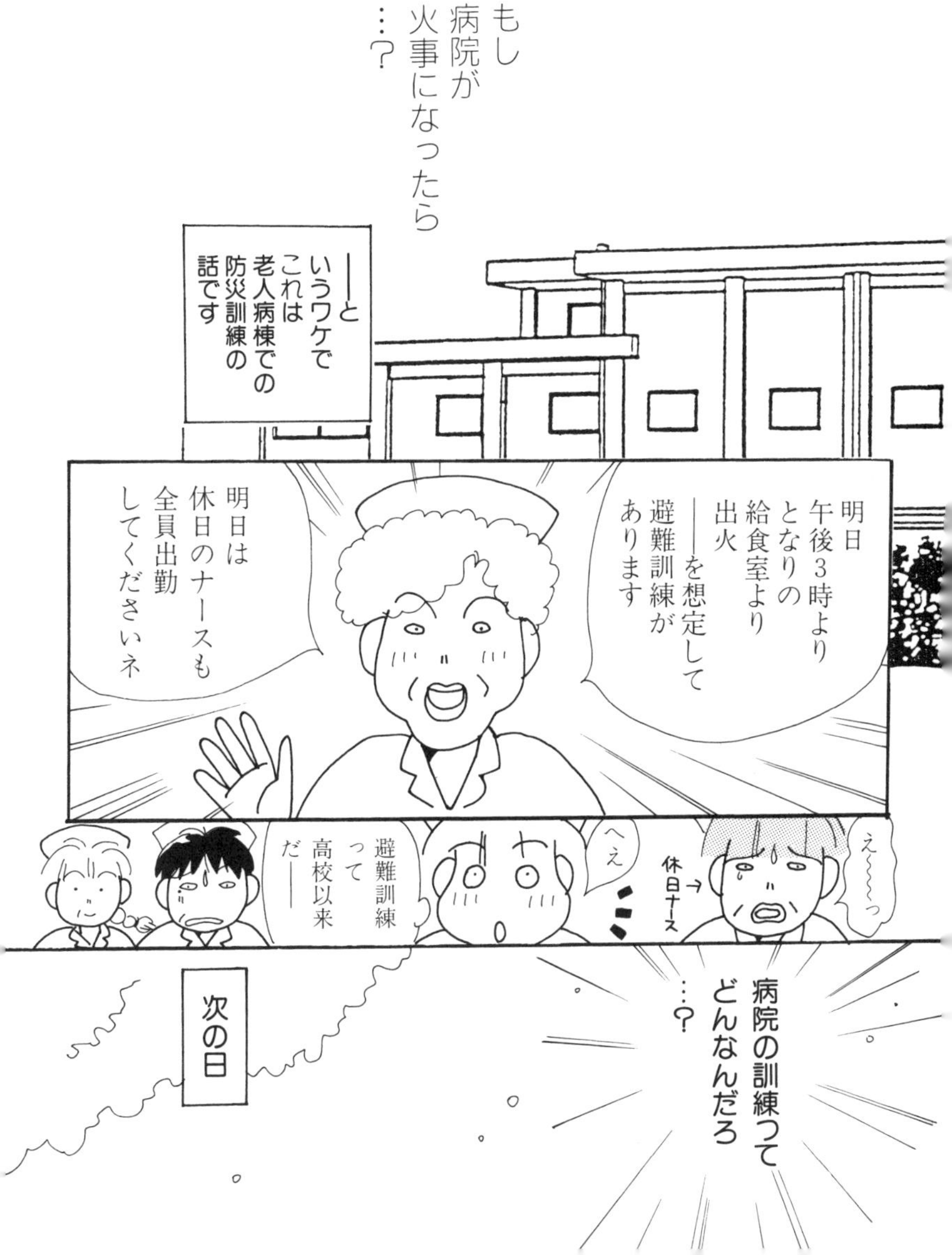
もし病院が火事になったら…?
――というワケでこれは老人病棟での防災訓練の話です
明日午後3時よりとなりの給食室より出火――を想定して避難訓練があります
明日は休日のナースも全員出勤してくださいネ
え〜〜っ
休日ナース
へえ
避難訓練って高校以来だ――
病院の訓練ってどんなんだろ…?
次の日

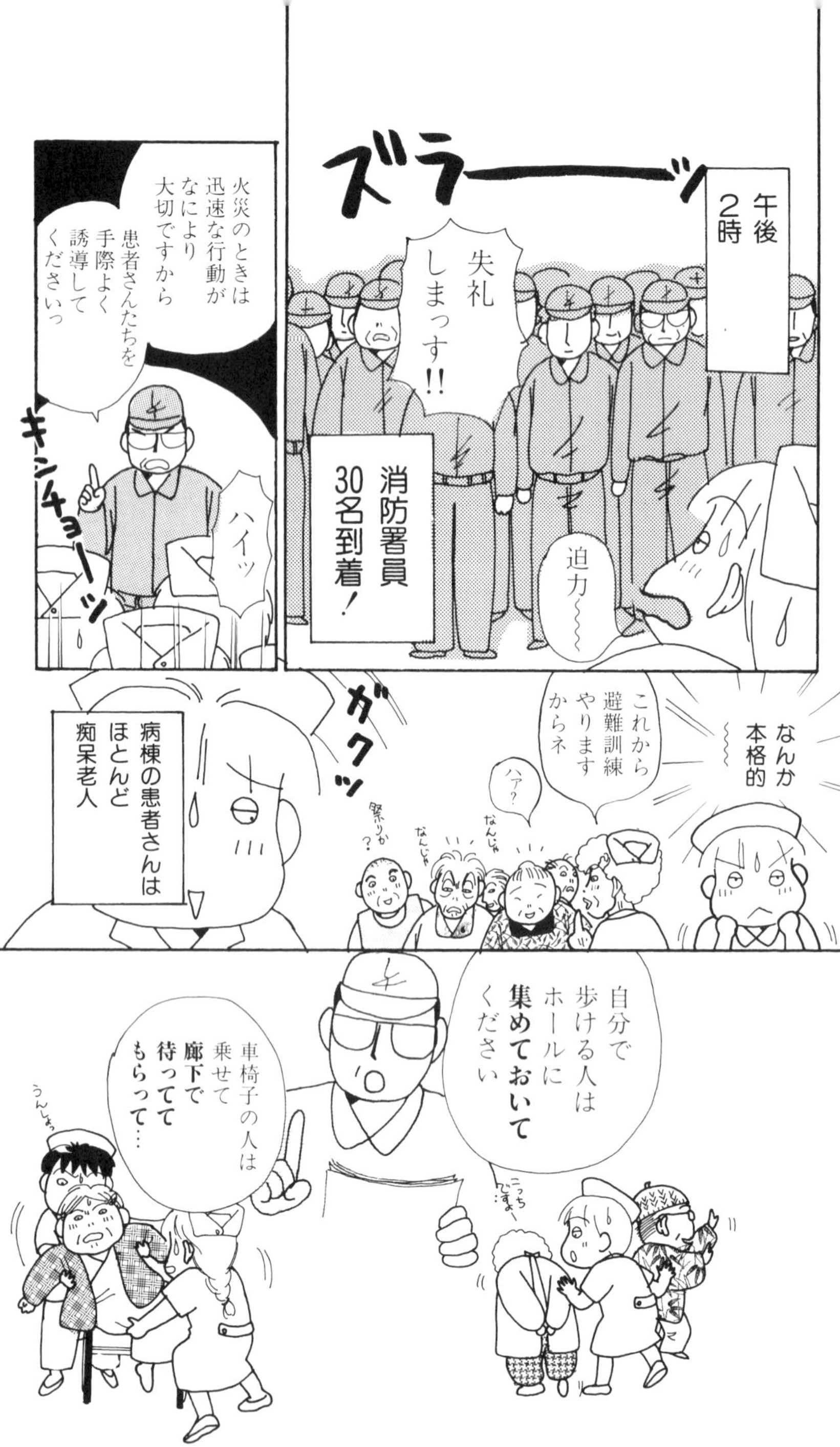
午後2時
ズラーーーッ
失礼しまっす!!
消防署員30名到着!
迫力~~~
火災のときは迅速な行動がなにより大切ですから患者さんたちを手際よく誘導してくださいっ
ハイッ
キンチョーーッ
なんか本格的~~
これから避難訓練やりますからネ
ハア?
なんじゃ
なんじゃ
祭りか?
ガクッ
病棟の患者さんはほとんど痴呆老人
自分で歩ける人はホールに**集めておいて**ください
車椅子の人は乗せて**廊下で待っててもらって**…
こっちですよ
うんしょっ

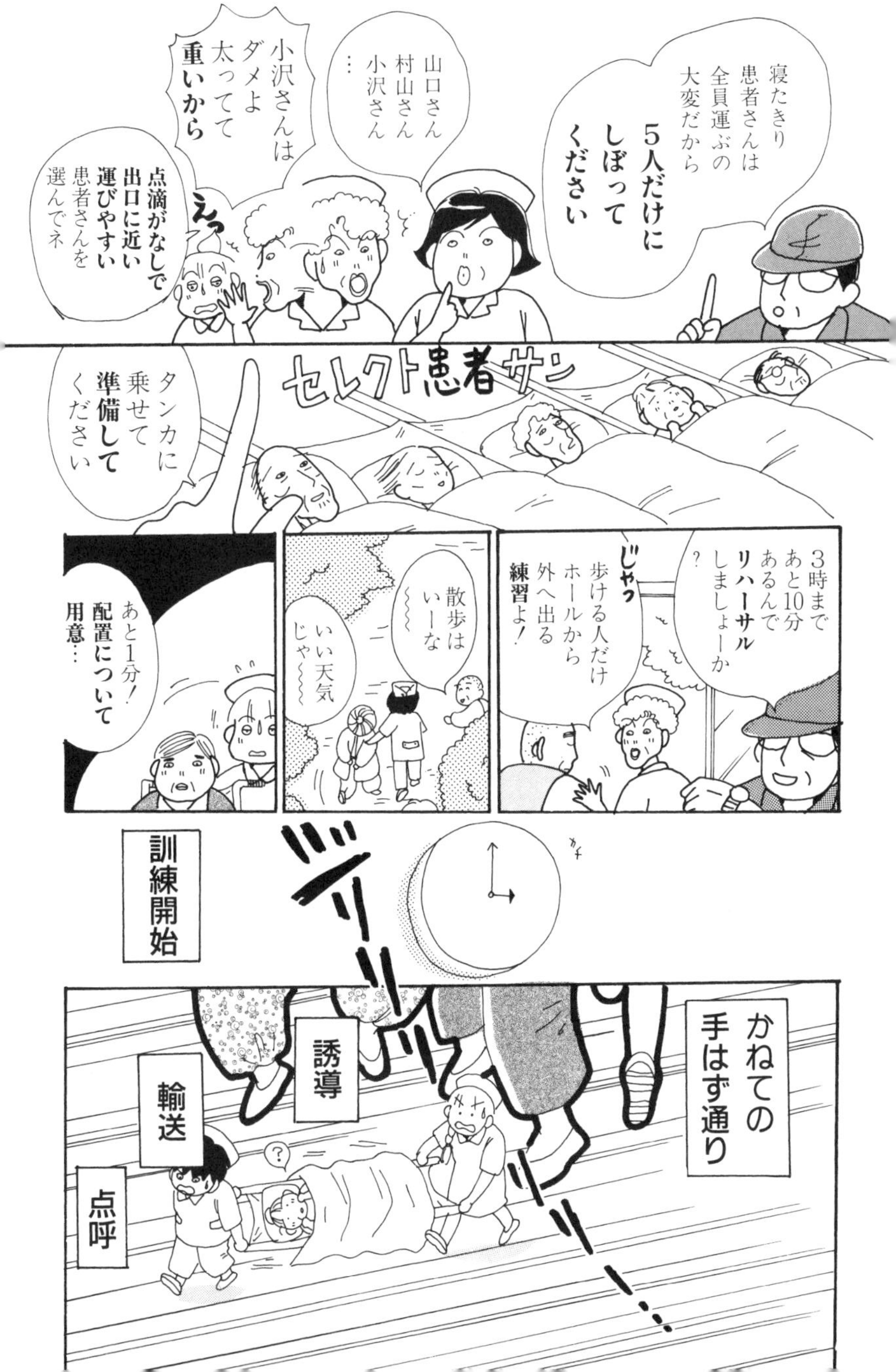
寝たきり患者さんは全員運ぶの大変だから5人だけにしぼってください
山口さん村山さん小沢さん……
小沢さんはダメよ太ってて重いから
えっ
点滴がなしで出口に近い運びやすい患者さんを選んでネ
セレクト患者サン
タンカに乗せて準備してください
3時まであと10分あるんでリハーサルしましょーか?
じゃっ歩ける人だけホールから外へ出る練習よ!
散歩はい～な
いい天気じゃ～
あと1分!配置について用意…
訓練開始
ジリリリリー…
カチ
かねての手はず通り
誘導
輸送
点呼
?

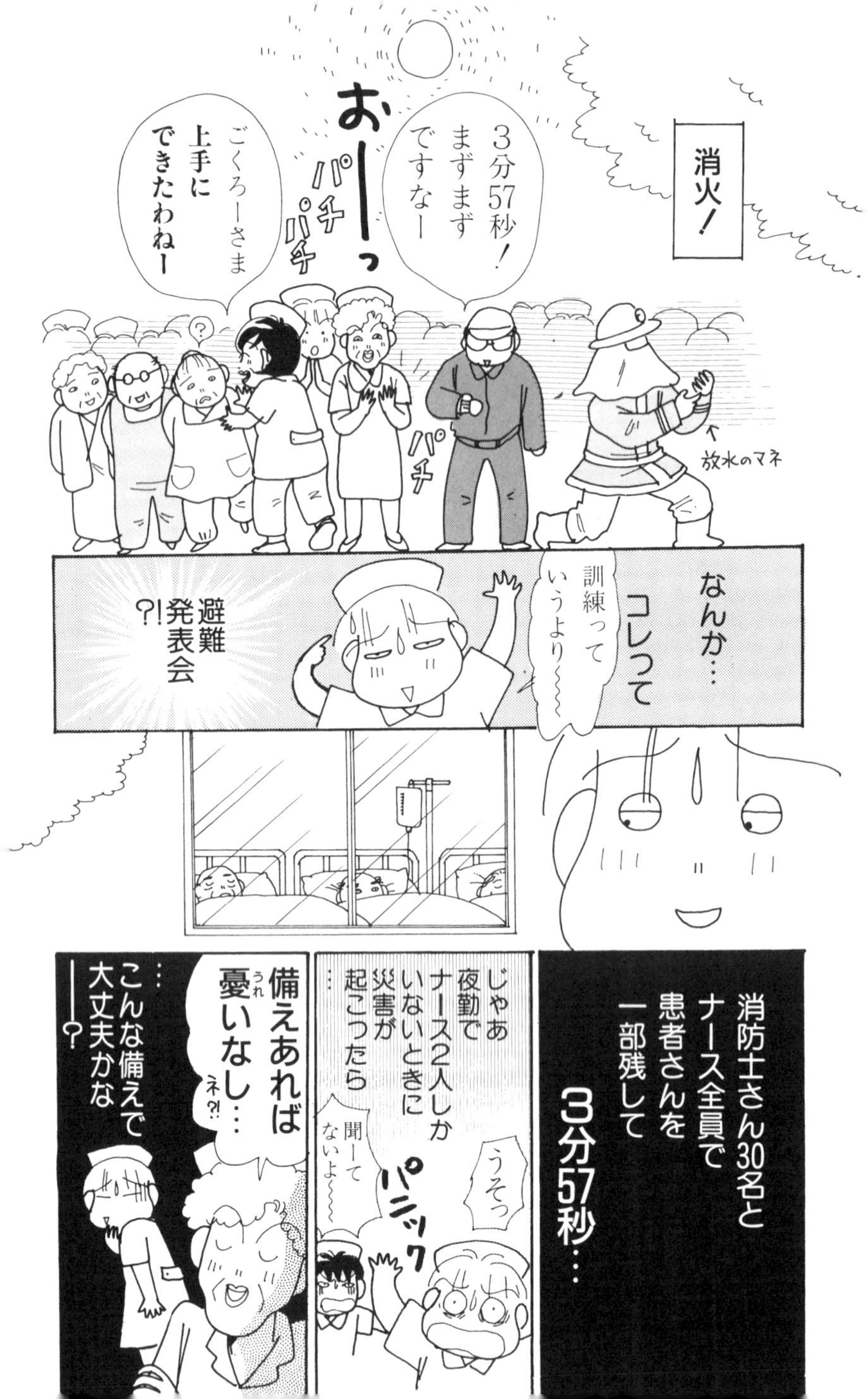

消火！
3分57秒！まずまずですなー
おーーっ
パチパチ
ごくろーさま 上手にできたわねー
?
パチ
放水のマネ
なんか…コレって
訓練っていうより〜〜〜
避難発表会?!
消防士さん30名とナース全員で患者さんを一部残して
3分57秒…
じゃあ夜勤でナース2人しかいないときに災害が起こったら…
うそっ
パニック
聞ーてないよ〜〜
備えあれば憂《うれ》いなし…
ネ?!
…こんな備えで大丈夫かな——?

血液型別・ナースの性格分析

最初に、謝っておく。

これには医学的根拠はない。

そして私は、占い師でも、心理学者でも、ない。つまりこれは、私のナース時代の人間研究だけが根拠《もと》の、まったくの独断と主観による、ナース像なのだ。

現役ナースとして働いていた時、私はいつもキョロキョロとして、こんなことばかり考えていた。そんなヒマがあるなら、専門書のひとつでも読め。そしたら今頃は、次期婦長の座をねらう主任とかになって、ナースの出世街道を驀進《ばくしん》してたろうに。いかんせん小市民のワタクシは、将来を見通して地道に学力をつけるより、その場の人間関係に右往左往して、役に立たないことばかり身につけてしまった。結果、ナースとして大成せず、こんなもんを書いてしまいました。イヤハヤ。

A型ナース

律儀で几帳面、世間的に〝いい人〟と言われるのがA型である。特徴としては、「借りたものは返す」。こう言うと聞こえがいいが、つまりは目には目を、いいことにはいいことで、悪いことをすれば、ちゃーんと悪いことを返してくれる、ハムラビ法典の人なのだ。患者さん、A型ナースにセクハラしようものなら、後日あなたの剃毛《ていもう》はカーテン全開、衆人環視のもとなんてことにもなりかねない。

「A型ナースってのは、コワイなあ。どうつきあってい―かわかんねえや」

心配ご無用。目には目をのA型はつまりは非常に礼儀正しいだけなのだ。日本人の礼儀といえば、挨拶、これですね。

「おはよう」

「失礼します」

「お疲れさまでした」

まずひと声、これでA型ナースとのつきあいの、八〇パーセントは成功したといっていい。小心者で失敗をしたくないA型は、初対面の相手が敵か味方か、一刻も早く確かめたい。そこで、にこやかに挨拶。とりあえず安心して、緊張を解いてくれる。ここでさらに、

「ありがとう」

A型ナースは、この言葉が大好きだ。この言葉を聞くために、ナースになったといっても過言ではない。あなたが患者さんなら、会話の最後に必ず、この言葉を添えてください。ナース・コールなしでもA型ナースはいつもあなたのそばにいます。

そして、根がいい人（と言われたい）A型は、自分を責めるのを美徳とする。病院内で何かトラブルがあったとします、ナース同士で罪のなすりあい、それがA型ナースが最も嫌う場面なのである。彼女はきっと「私が悪いの」。

すべてを自分のせいにして、ウットリとほほえむ。この時うっかり（たとえそうだとしても）、

「そのとーり」

などと言ってはいけない。言ったらそこで、A型ナースとの友情はおし

まいである。

「ううん、私こそ」

これが正解。このやりとりの後、真の責任の所在を追及するもよし、しないもよし。

「いいわけをしない。まず謝る。いさぎよく腹かっさばいて、おわびを……」

A型って武士道なんだな。

あなたが患者さんで、A型ナースに何か頼みたい時は、

「すみませんねえ」

ここから入ると、彼女はニッコリ、あなたの下の世話だって何のその。

そして最後に、

「ありがとう」

を、お忘れなく。

B型ナース

「血液型、何型？」

と聞いた時、

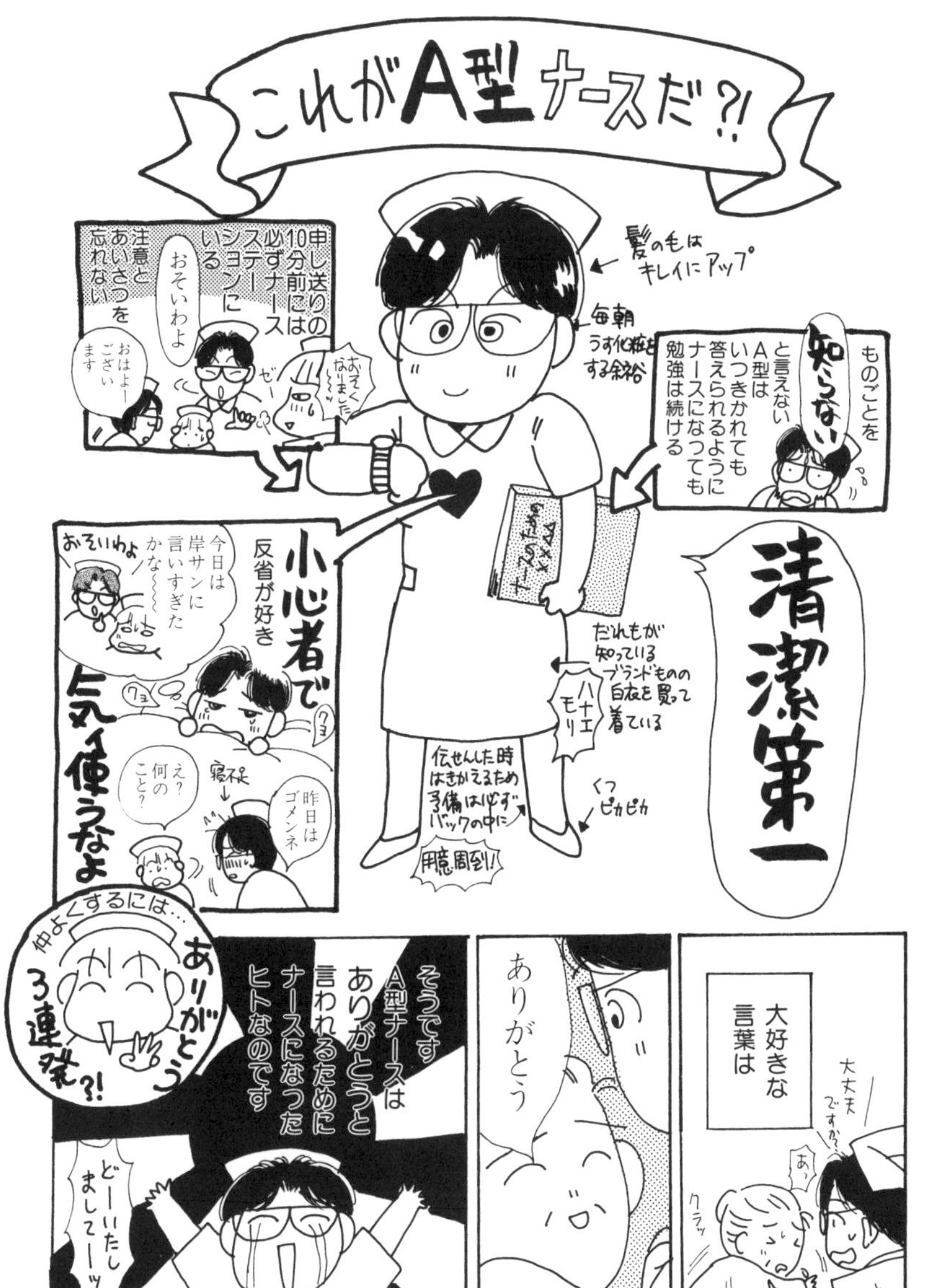

これがA型ナースだ?!
髪の毛はキレイにアップ
毎朝うす化粧をする余裕
申し送りの10分前には必ずナースステーションにいる
注意とあいさつを忘れない
おそいわよ
おそくなりました
おはよーございます
ものごとを知らないと言えない
A型はいつきかれても答えられるようにナースになっても勉強は続ける
小心者で反省が好き
今日は岸サンに言いすぎたかな〜〜〜
おそいわよ
気ィ使うなよ
え?何のこと?
寝不足
昨日はゴメンネ
清潔第一
だれもが知っているブランドものの白衣を買って着ている
ハナエモリ
伝せんした時はきかえるため予備は必ずバックの中に
用意周到!
くつピカピカ
仲よくするには…
ありがとう3連発?!
そうですA型ナースはありがとうと言われるためにナースになったヒトなのです
どーいたしましてーッ
ありがとう
大好きな言葉は
大丈夫ですか?
あっ
クラッ

「何型だと思う？」

と聞きかえされたら、十中八九、そいつはB型だと思っていい。B型は素直が嫌い。いつも人の裏をかくことに生きがいを感じ、そんな自分を愛してるのだ。

周りの者は、お天気屋サンでコロコロ変わるB型ナースの言動にふりまわされて、ヘトヘトなんてことも。また、人に〝変わってる〟と言われることが快感のB型ナースは、変なことにこだわりをもつ。たとえば、B型ナースが婦長さんになったとたん、病棟では、

「患者さんの耳かき強化月間！」

だの、

「看護婦さんは歯が命！　食後の歯みがき推進」

などという、婦長の趣味としか思えない、謎《なぞ》の目標がかかげられたりする。

そんなB型ナースとつきあうコツはひとつ、気にしないこと。たとえば、あなたが看護学生で、B型ナースが実習指導者だったとして、ある日、

「あなたはナースに向いてないわ。やめて故郷に帰れ！」

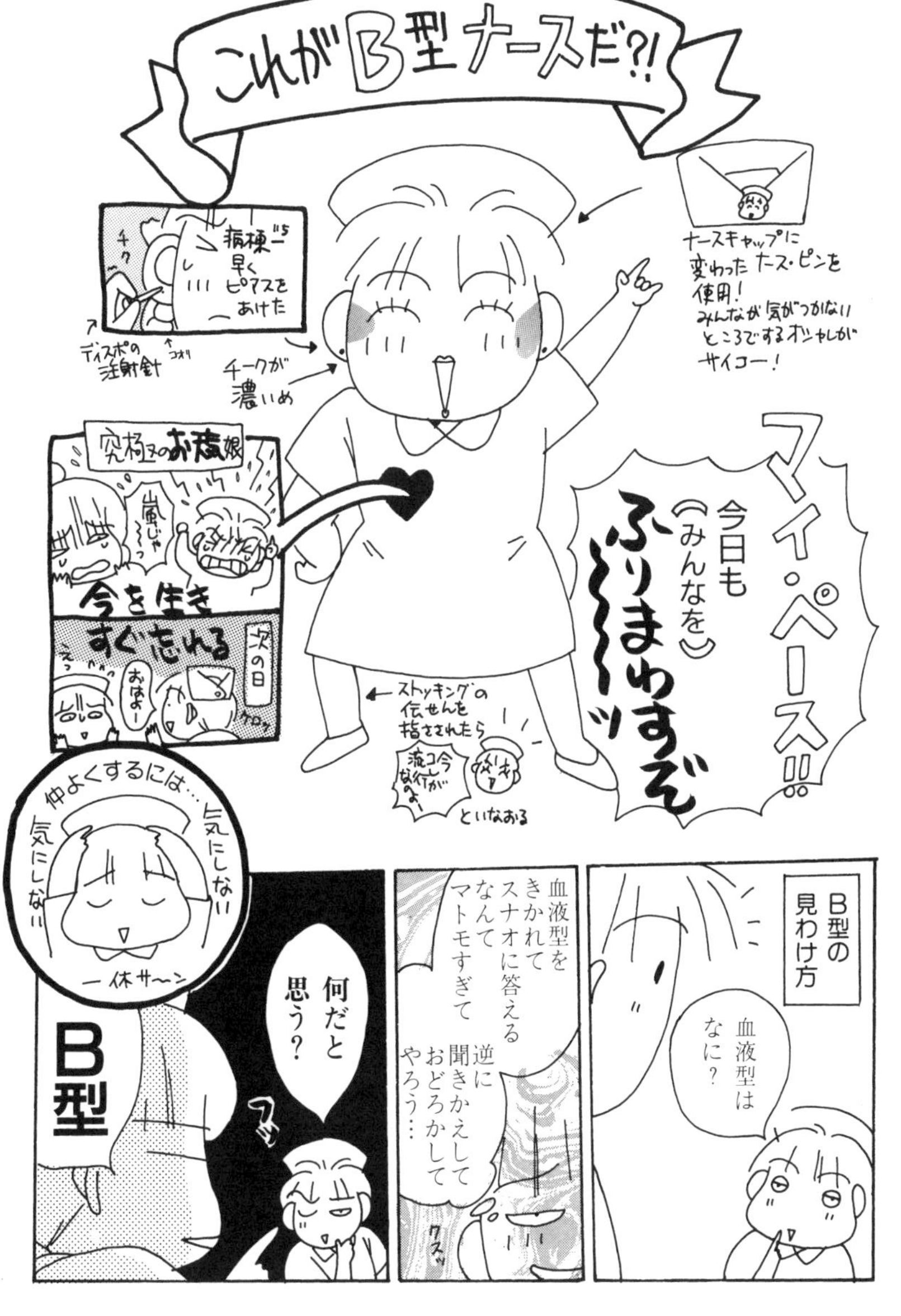
これがB型ナースだ?!
病棟で早くピアスをあけた
チク
ディスポの注射針
コオリ
チークが濃いめ
ナースキャップに変わったナース・ピンを使用! みんなが気がつかないところでするオシャレがサイコー!
マイ・ペース!!
今日も(みんなを)ふりまわすぞ〜〜〜ッ
究極のお転娘
嵐じゃ〜っ
今を生き
すぐ忘れる
次の日
えっ
おはよー
ケロッ
ストッキングの伝せんを指さされたら
今流行なのよー
といなおる
仲よくするには…
気にしない 気にしない
一休サ〜ン
B型の見わけ方
血液型はなに?
血液型をきかれてスナオに答えるなんてマトモすぎて
逆に聞きかえしておどろかしてやろう…
クスッ
何だと思う?
フッ
B型

ぐらいのことを言われたとしよう。だが、早まらないでほしい。荷物をまとめるのを一日待って、とりあえず次の日も病院に行こう。そこであなたは、昨日の三下り半発言がまるでウソのような、実習指導ナースを見るだろう。

「おっはよー」

何事もなかったように、声をかけてくるB型ナースに、思わず脱力。そう、B型には二四時間前の感情は自動的に消去されるシステムがついている。B型ナースは気分で生きている。お天気といっしょ、空模様は刻一刻と変わってる。予報通りにいかなくたって、文句を言ってはいけない。

O型ナース

O型の人、ごめんなさい。O型ってはっきり言って、バカなんです。ああ、怒っちゃった？　今、ここでムッとして本を閉じちゃった人、間違いなくO型です。そして私もO型です。

O型ってのは、何というか、もっとも人間くさい、野性の魂《たましい》なんですね。だから、人からバカにされるのが嫌いで、ほめられるのが大好き。まるっきり子供なんですね、精神が。

「さっすがー」

「すっごーい」

「わー、パチパチパチパチ」

これでO型の心に羽がはえました。あなたが患者さんなら、

「さすが看護婦さんだなあ」

この一言で、O型ナース、つくします。演歌みたいな奴ですから。おだててやってください、働きます。A型のエネルギー源が乾電池式なら、O型のそれは太陽電池か。

ニュアンスの違いがわかるでしょーか？　すべてにおいて、原始的なんですね、O型は。

O型ナースがなぜか機嫌のいい日、

「何かいいことあったの？」

聞かなくても、カーテンを開ければわかる。そこには、快晴の空。O型ナースの「いいこと」は、そんなもんです。周囲の環境に左右されやすい。何せ野性ですから。扱いやすい人物です。バカだけど、役に立つようがん

ばるから、愛してやってください。

ＡＢ型ナース

ナルシス入ってます。

「病室の窓から見える、あの落ち葉……。全部落ちたら私は死ぬのね」

このセリフ、ＡＢ型だと思いません？　どこがって、死を前にした悲劇の自分に酔ってるあたり……。そう、ＡＢ型はヒロイン願望の塊《かたまり》、どっちかというとナースより、患者に向いてる人なのだ。

しかし、間違ってナースになってしまったら、これがなかなかどうして、立派に働く。ナースのヒロインになりきってるワケですね。もともと人当たりもよく、愛想もいいＡＢ型ですから、病棟の人気ナンバー1も夢ではない。ところがです。さきほどのド演歌のO型とちがって、ＡＢ型は小室ファミリー。つまり、感情のドロドロ系が大のニガテ。さらっとスマートに生きたいＡＢ型ナースは、患者さんが信じて頼って甘えすぎ、何かトラブルを起こした時、逃げるの早いぞー。逃げたら最後、自分を傷つけたあなたをのろい、鏡を見つめて、

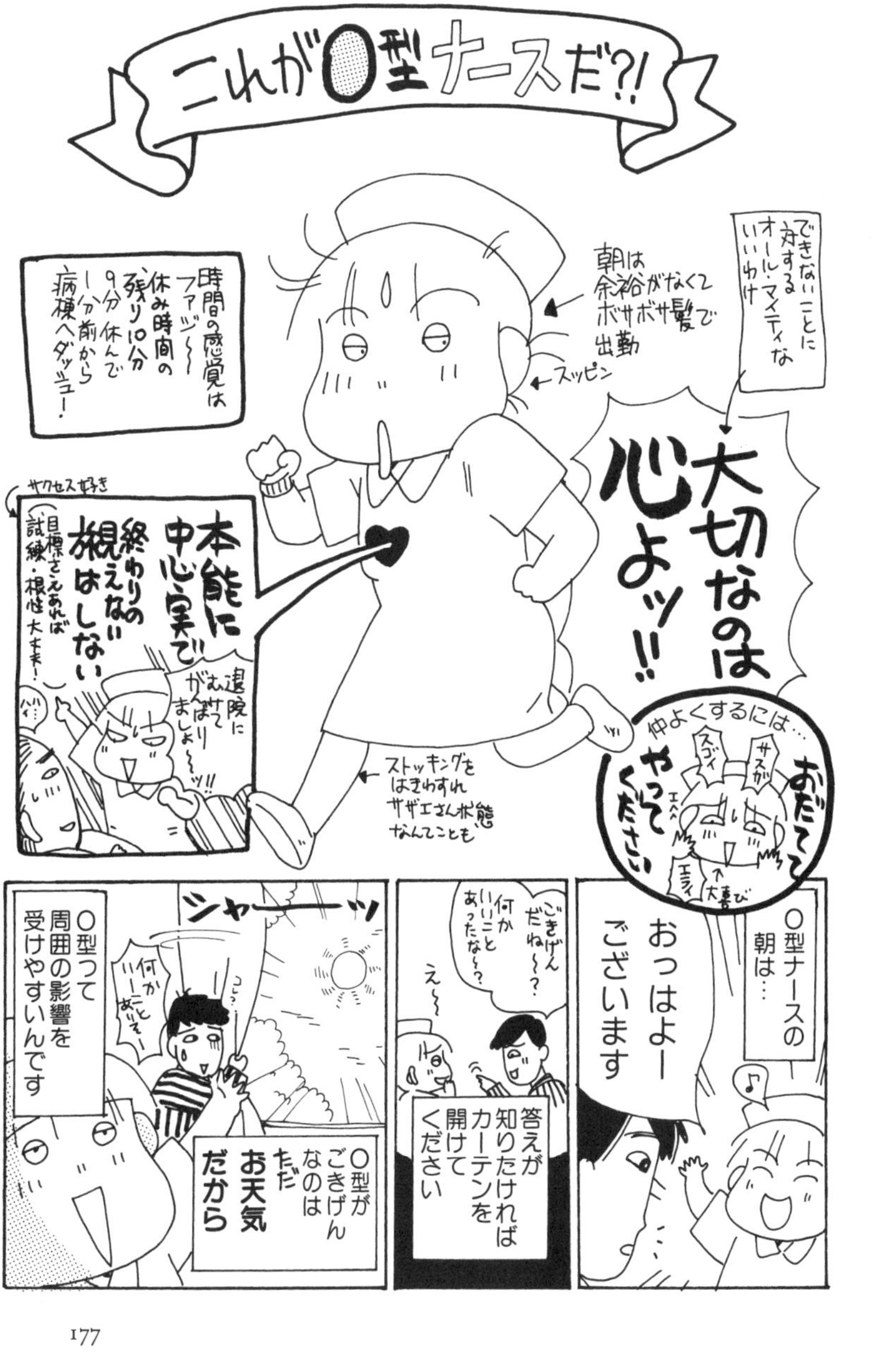
これがO型ナースだ?!
できないことに対するオール・マイティないいわけ
朝は余裕がなくてボサボサ髪で出勤
スッピン
大切なのは心よッ!!
時間の感覚はファジ〜 休み時間の残り10分 9分休んで1分前から病棟へダッシュ!
サクセス好き
本能に忠実で!! 終わりの見えない戦はしない
(目標さえあれば試練・根性大すき!)
退院にむけてがんばりましょ〜〜ッ!!
ハイ…
ストッキングをはきわすれサザエさん状態なんてことも
仲よくするには… おだてて やってください
スゴイ
サスガ
エライ
エヘヘ
大喜び
O型ナースの朝は…
おっはよーございます
ごきげんだね〜?
何かいいことあったな〜?
え〜
答えが知りたければカーテンを開けてください
シャーーーッ
何かいーことありそー
O型がごきげんなのはただお天気だから
O型って周囲の影響を受けやすいんです

「信じられるのは、私だけ」

なんて、勝手に世界をつくってしまう。

なので、ＡＢ型ナースとは極力波風を立てずつきあいたい。そのコツは、彼女が不機嫌な時を知ること。

簡単です、二つしかありません。

「腹がへってる時」

「眠い時」

ＡＢ型の辞書に、がまんという文字はありません。この生理現象に、ＡＢ型のテンションは一気にマイナスに下がります。

対応は一つ。

「近づかないこと」

つまり、食事前と、夜勤明けのＡＢ型ナースは、遠くに在りて思うもの。廊下で会ったら、さしさわりのない挨拶だけして逃げましょう。長居は無用。クールなＡＢ型は、追いかけてまで攻撃はしません。ただし、運悪く逃げおくれた時は、皮肉の一つや二つを言われても笑って聞き流す、心の広さをもちましょう。

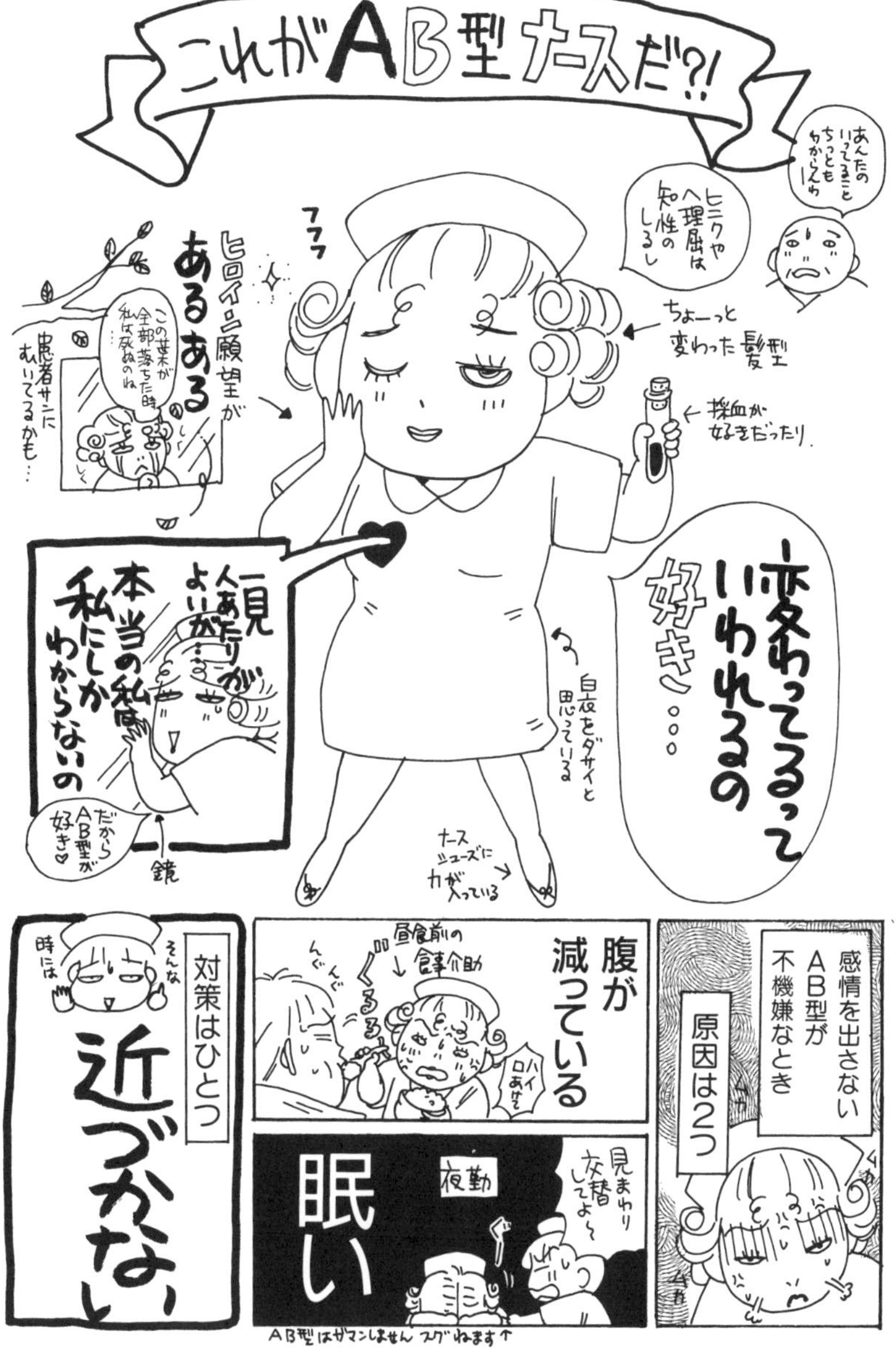
これがAB型ナースだ?!
あんたのいってることちっともわからんわ
ヒニクや理屈は知性のしるし
フフフ
ちょーっと変わった髪型
採血が好きだったり
変わってるっていわれるの好き…
白衣をダサいと思っている
ナースシューズに力が入っている
ヒロイン願望があるある
この葉が全部落ちた時私は死ぬのね…
患者サンにむいてるかも…
一見人あたりがよいが…
本当の私は私にしかわからないの
だからAB型が好き♡
鏡
感情を出さないAB型が不機嫌なとき
原因は2つ
ムカ
ムカ
腹が減っている
昼食前の食事介助
んぐんぐ
ぐるる
ハイ口あけて
眠い
夜勤
見まわり交替してよ~
AB型はガマンしません スグねます↑
対策はひとつ
そんな時には
近づかない

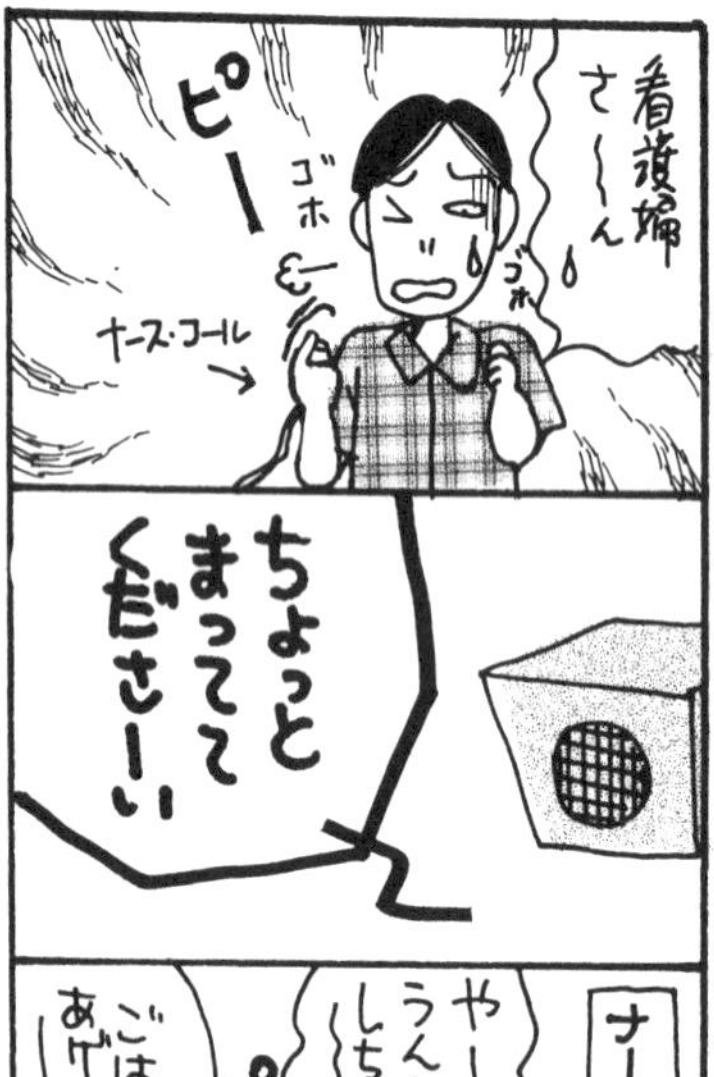

ミーハーネタですまんっす。でもほしい

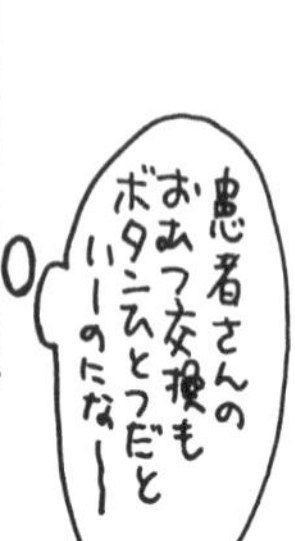

第3章

患者でナイス！

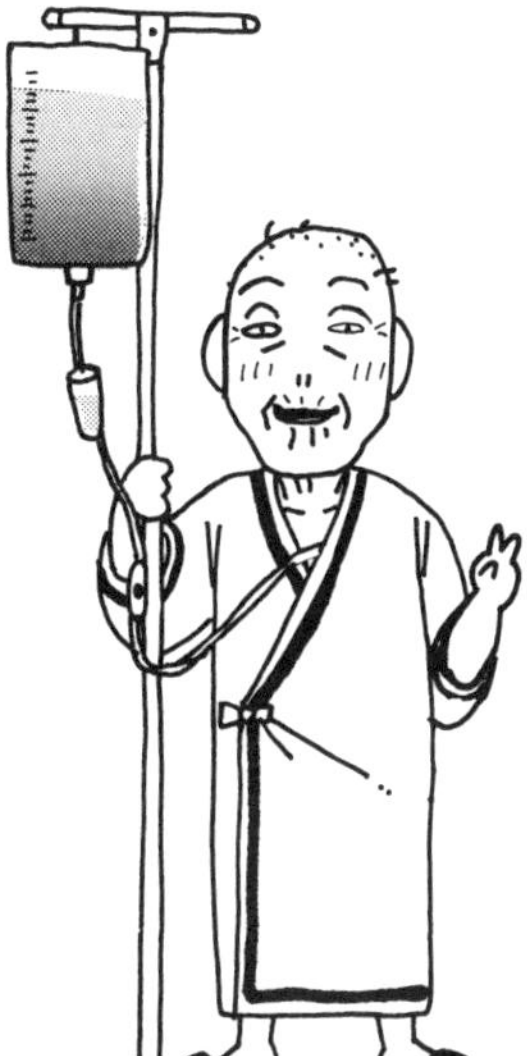

ミステリアス歌さん

患者の生きがいって何でしょう？

シュー、シュー、プップップッ（人工呼吸器＆心電図モニター音）。

こういう患者さんは、生きがいというより死にがい……？　スミマセン、もう言いませんから。

長山歌さんの生きがいについて、聞いてください。

内科の、慢性疾患の患者さんの生活は退屈そのものだ。検査や処置も定期化され、投薬以外は別に治療らしい治療もない。

「早く退院してーなー」

とボヤきながら一日中病棟内をうろつきまわり、その辺に座り込み、同じ境遇の患者同士、円陣を組みダラダラとしゃべってる。

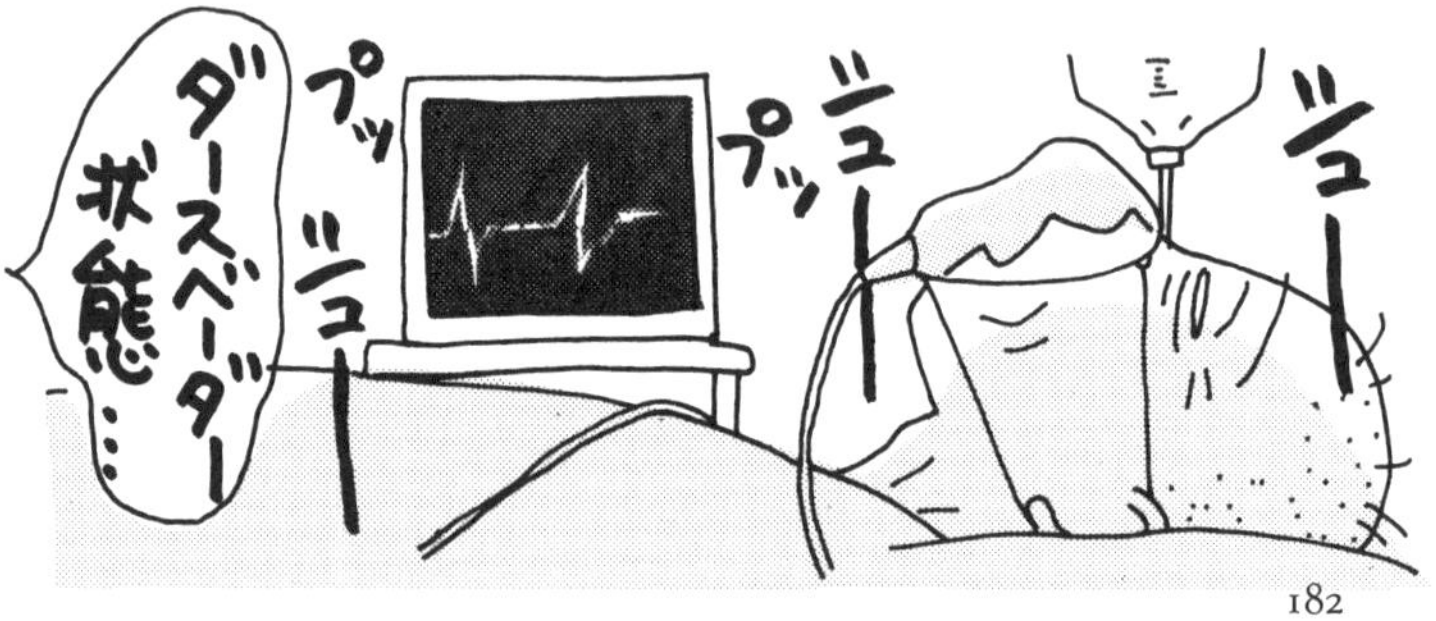

ちょっと前まで渋谷にいたチーマーに似てませんか？　明日はどっちだ？状態の若者同様、ただダラダラと♪時の流れに身をまかせ〜。ひたすら退院までの時をかせぐのみ。

患者は入院にアキている。

婦長さんは言う。

「入院生活が長いために起こる、患者のストレスの緩和につとめましょう」

ごもっとも。では、具体的に何をすればいいんでしょー？

「患者に、生きがいを与えるのです」

はあ？

だからって、突然患者の枕もとに、

「生きがいをおもちしましたぁ」

と、出前するワケにもいかない。

そもそも、患者の皆さんの望みはひとつ、病気の完治、そして退院。そこに至るプロセス（入院生活）なんて、楽ならそれでいい。生きがいをもって、入院生活を送ろうなんて患者、いるのかなあ。

いたのである（結論早い）。

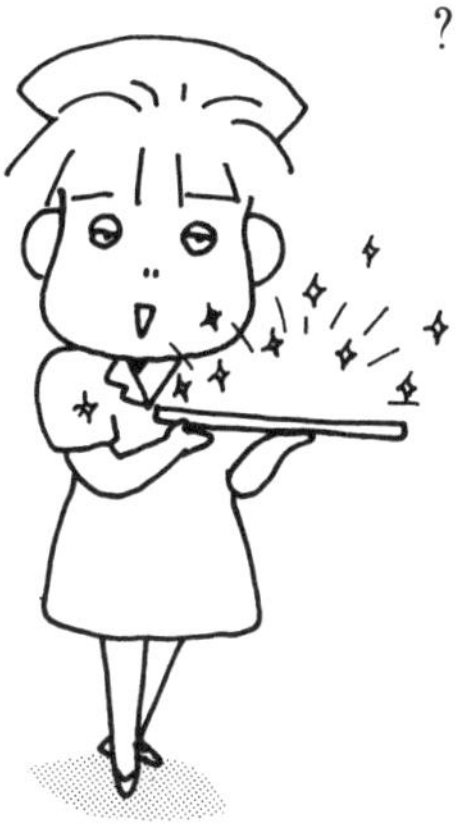

『生きがいをおもちしました』の図

長山歌、六三歳。彼女の入院歴は長く、いつ入院したのか、誰も知らない。とにかく、今病棟にいるどのスタッフより、患者より前に、この病棟にいたことだけは確かだった。

そして彼女こそ、婦長の提言を実践し、「生きがいをもって、長期入院生活のストレスを緩和している」患者なのだ。

歌さんの朝は早い。まず前日集めておいた残飯を細かく分けて、病棟の中庭でノラネコに食べさせる。

そして、夜勤明けのナースが採血や検温で病室を訪れる前に、歌さんはいる。

「おはよー、おばーちゃん顔拭《ふ》くよ」

「ホーラ、気持ちいいだろ?」

朝の洗面介助は、ナースの仕事。でも、歌さんがやっている。頼んでないのに。

「こっちは私に任せて、あんたたちは早く採血しな。この人の血も採るの?じゃあ、この辺の血管もあったためとくか」

長年の入院生活はダテじゃない。「門前の小僧、習わぬ経を読む」。歌さ

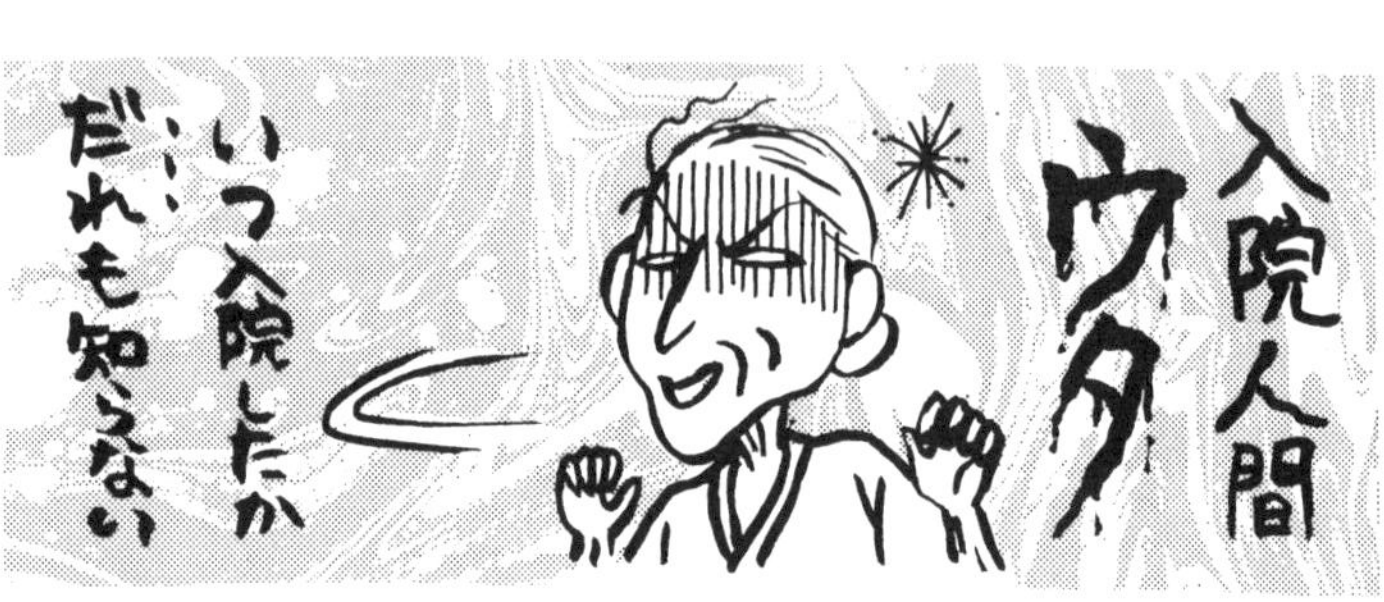
入院人間
ウタ
いつ入院したか…
だれも知らない

んの仕事は完璧《かんぺき》だ。

そう、歌さんの生きがいは看護婦することなのだ。もちろん、頼んでない。

新規入院患者に、病棟内の施設の説明をするのも、歌さんの大事な仕事。入院患者に、

「ガスの使い方は――」

なんて話をしていると、匂《にお》いをかぎつけた歌さんが、まってましたとその先を続け、私がするより一〇〇倍うまく説明されてしまう。

「わからないことは、私に聞いてね」

と胸をはる歌さん。キャリアの浅い私などは、とてもたち打ちできません。

「605号室の倉田さん、湿布してあげて」

「個室の向井さん、点滴終わりそうだよ」

ナース・コールか？　歌さんは。

同年代の寝たきりさんには、

「おばーちゃん」

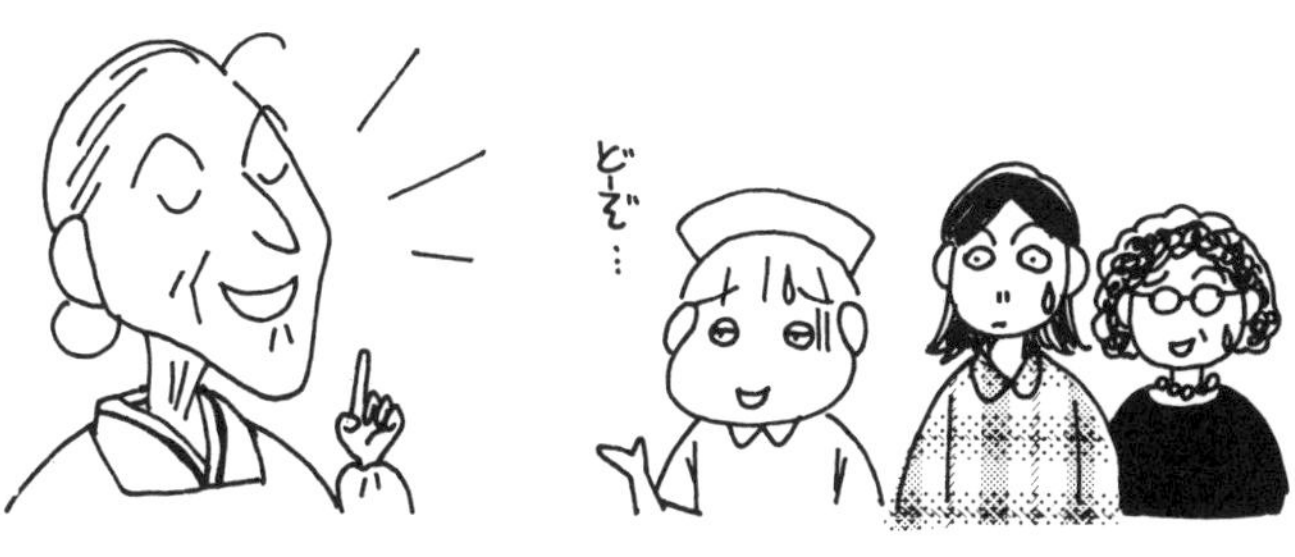

と声をかけ、人知れずおしめまで替えてくれる。

「そんなことは看護婦《わたしたち》がやるから」

と言うと、

「あんたらの手をわずらわせるほどのことじゃないよ」

と得意げに笑う。

　そのうち注射もしてくれたりして。


　そんな順風満帆《まんぱん》の歌さんの入院生活にも、転機が来た。それは婦長の何げない一言からはじまる。

「この頃、ノラネコが増えたわねえ」

　婦長さんは、ネコが嫌いだった。

「夜勤の時、暗闇《くらやみ》で目が光るじゃない？　もう、ゾ～ッとしちゃう。入り口にいられたら、怖くて入れないわ。どーにかならないかしら」

　そして見たのである。

　早朝、歌さんのまいた残飯に群がるノラネコたちを。そこからは早かった。

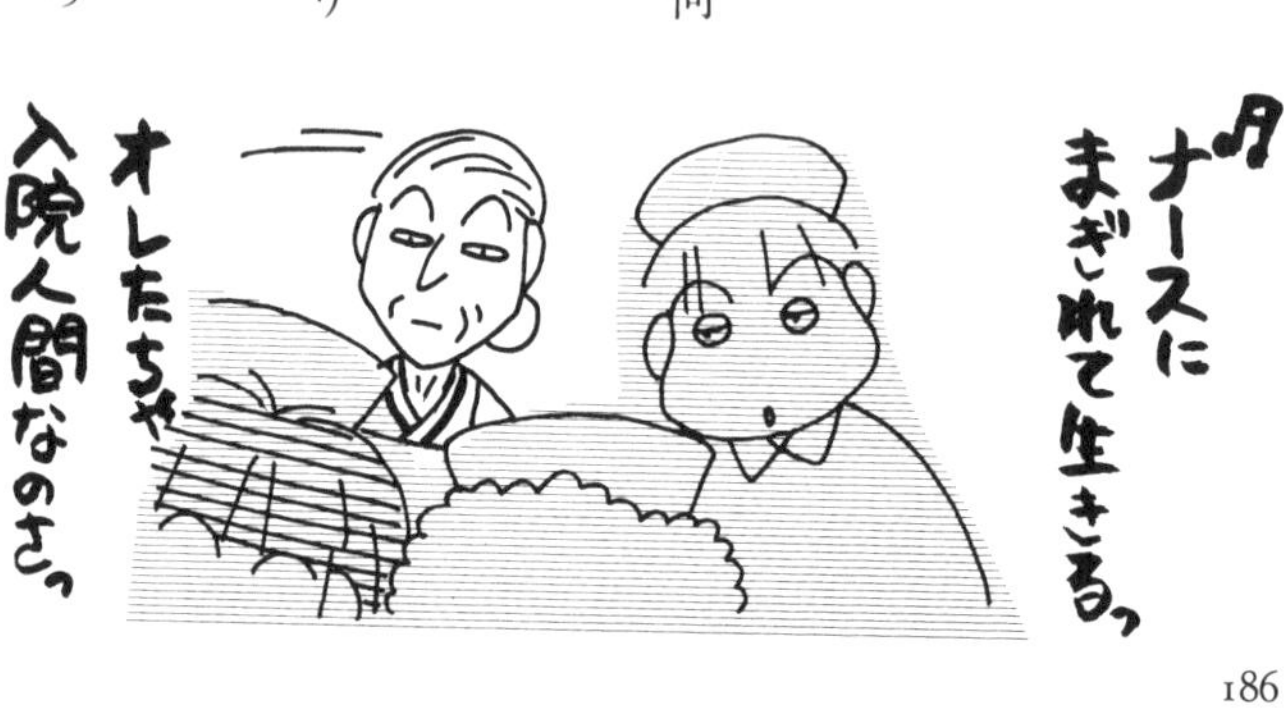
♪ナースにまぎれて生きるっ
オレたちゃ入院人間なのさっ

「ノラネコはどんな雑菌を持ち込むかわかりません。歌さんの行為は、患者の健康をおびやかしてます。ついでにあの看護婦然とした態度、患者の立場を忘れてます」

とんだヤブヘビ、もはや、「坊主憎けりゃ袈裟《けさ》まで」の世界だ。あやうし、歌さんの生きがい。

「歌さん、山田さんにレントゲン室へ行くように言って……」

通りがかりに、いつものように歌さんに用事を頼もうとして、婦長さんににらまれた。

あわててその場を立ち去りつつ、

(何だかんだいって、けっこう使ってたんだよなー、歌さんのこと)

多少鼻につくところはあったけど、役に立つ人だったのだ。

「長山歌さんには退院していただきます」

ついに、来たか。婦長の鶴《つる》の一声で、歌さんの長すぎる入院生活にも、ピリオドが打たれた。もはや何の病気で入院したかもさだかでないほど昔につけられた診断名は、「慢性気管支炎」。

再検査の結果は「治ってる」であった。

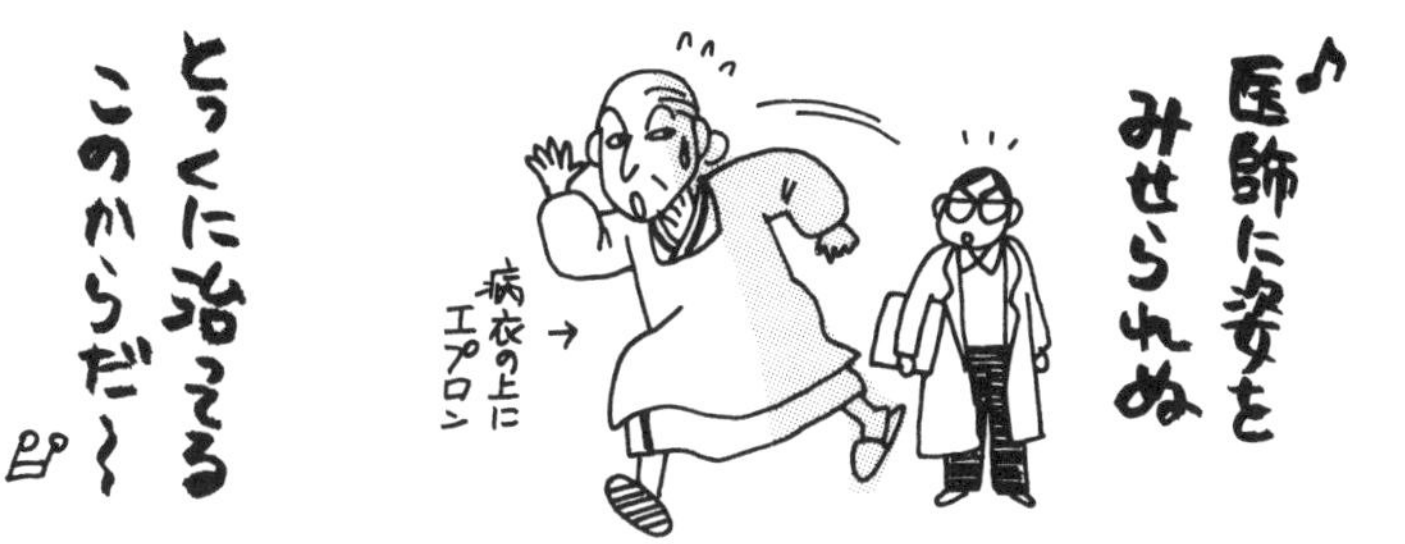
医師に姿をみせられぬ♪
病衣の上にエプロン
とっくに治ってるこのからだ〜

突然ふってわいた退院話に歌さんは、

「ワシには家族もいないし、住むところもない。年金で生活できるだろーけど、病院をでたら何を楽しみに生きていいか……。先生、助けると思って、入院つづけさせてよ」

と泣いた。どうやらこれまでも、退院話がでるたびに、こうして泣きおとしてきたらしい。天涯《てんがい》孤独の歌さんには、病院がもはや、家だったのだ。

退院の日、歌さんはなごりおしそうに病院を見上げていた。愛する患者たちよ、さようなら。

後ろ姿に声をかけた。

「住むところは決まったの?」

歌さんは、最後の残飯をネコたちに与えながら、

「この近くに、アパートを借りたよ」

とポツリ。

「元気でね、誰かのお見舞いってことで、遊びに来ればいーじゃない?」

私の脳天気な提案に、歌さんは首をふった。

「退院したら、そーもいくまいよ」

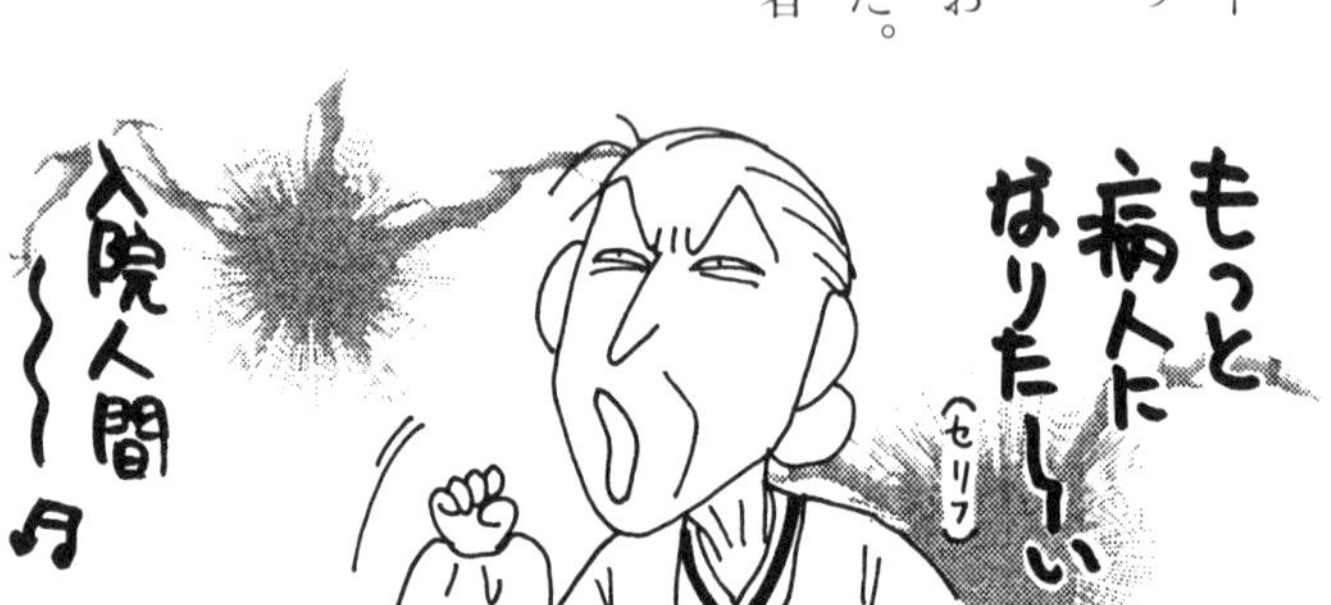

……そーか。病院は、公園や遊園地のように、気やすく遊びに来れる場所じゃない。

(またどっかで生きがいみつけてよ)

無責任な私の願いだった。歌さんにとっては入院生活が、公園や遊園地だったのかもしれないのに。

「さよなら」

うなだれつつ、歌さんは病院を出ていった。

それから一〇日後。

相変わらずノラネコは減らず、婦長さんは超不機嫌だ。

「なぜ?」

その謎《なぞ》はスグ解けた。私は見たのだ。夜勤明けの朝早く、フト見た中庭に、残飯片手のなつかしい姿を。

「歌さん!」

かけよると、歌さんはあたりをうかがい、

「シーッ。婦長さんに見つかるよッ」

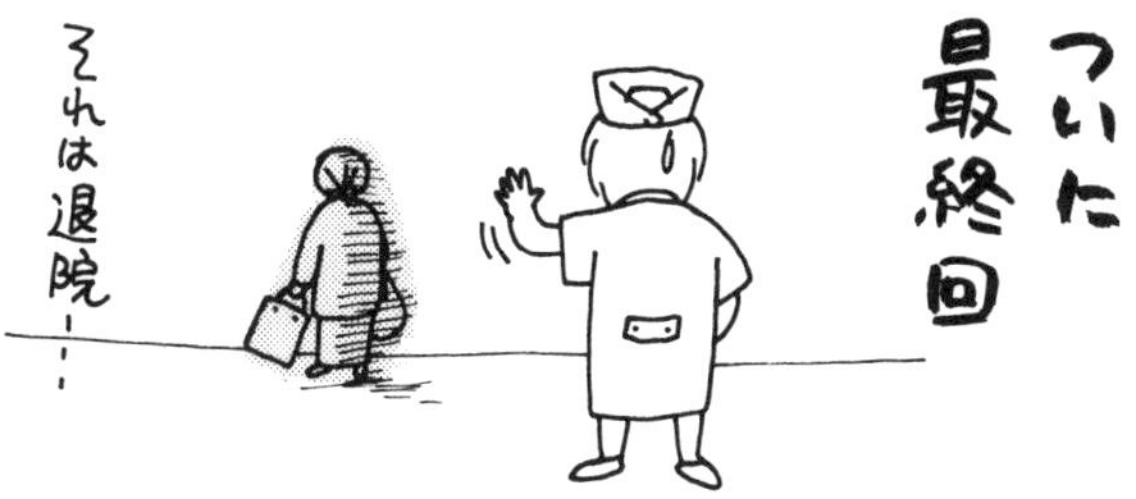

とあわてた。

「大丈夫、今日は当直じゃなくて日勤だからまだ家にいるよ」

と言うと、心底ホッとして笑った。よかった。元気そうだ。

「どうりで、ノラネコが減らないハズだ。歌さんが来てたとは、ねー」

「へへへ、ネコが心配で一日二回、五時と八時にエサをやりに通ってんの。この時間なら婦長さんに会わないと思って」

ハハハハ。たくましいなあ。まいるよ。

「ここで見たこと、誰にも言わないでよ。私の楽しみなんだからさぁ」

歌さんの心からの願い。聞かないわけには、いかんでしょう。


「誰かー？　二ノ宮さんのおしめ替えてくれたあ？」

同僚ナースが、不思議そうにたずねる。

「知らないなあ。主任さんかな？」

「まさかー。主任はそんなことやんないよ。いつもうまく私らに押しつけんじゃん」

「じゃあ、誰が……？」

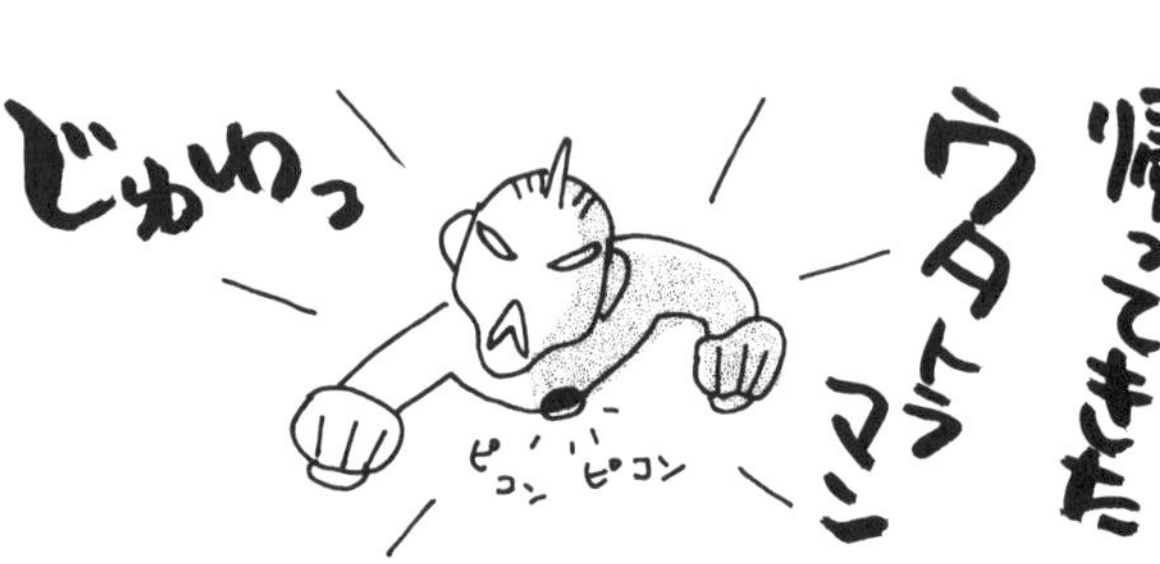

こんな時、歌さんを思い出す。

「まさか……この病棟に、私たちの知らないナースがまだいるとか?」

「それって、ミステリー」

歌さんは、ときどき病棟に侵入し、誰にも見られずおしめを替え、わからぬように去っていく。スパイみたいに。コレ、いいな。

ミステリーの陰に歌さんあり。暗号名は「生きがい」だ。

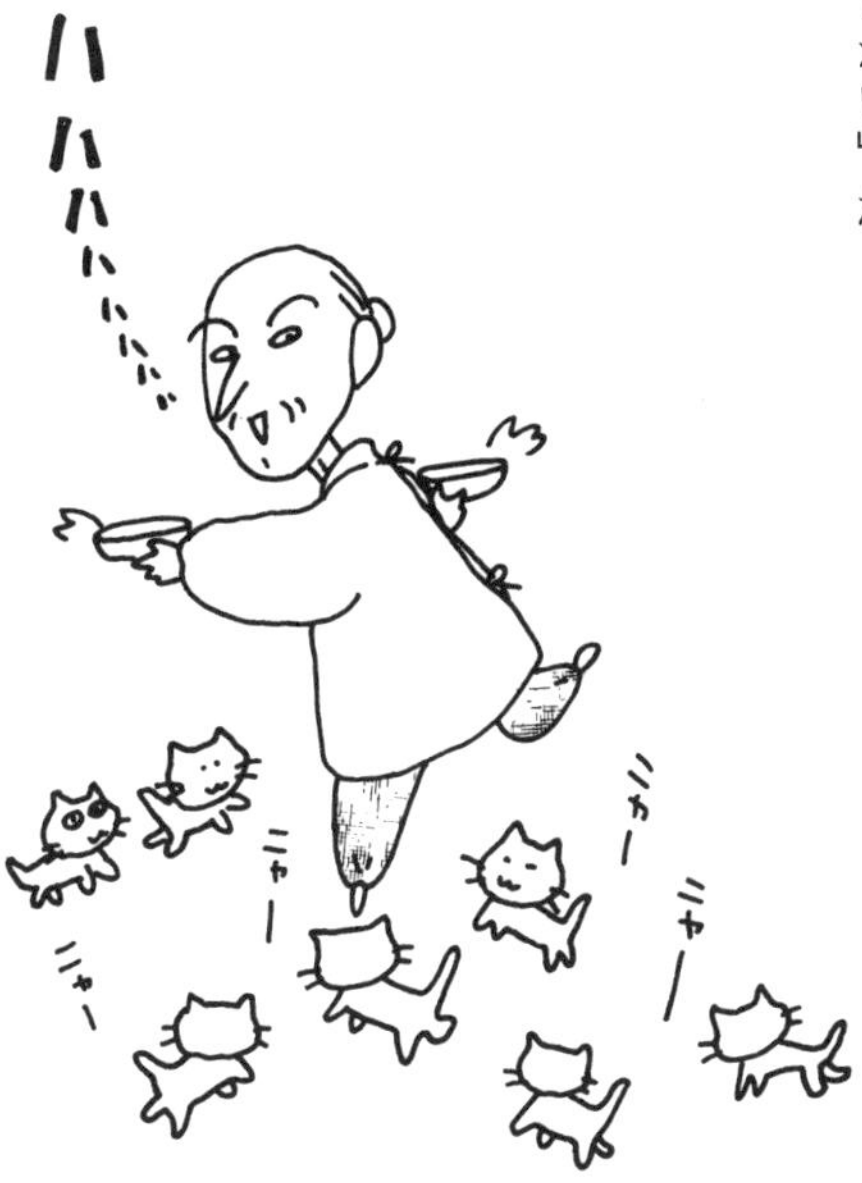

病気プラスアルファー…

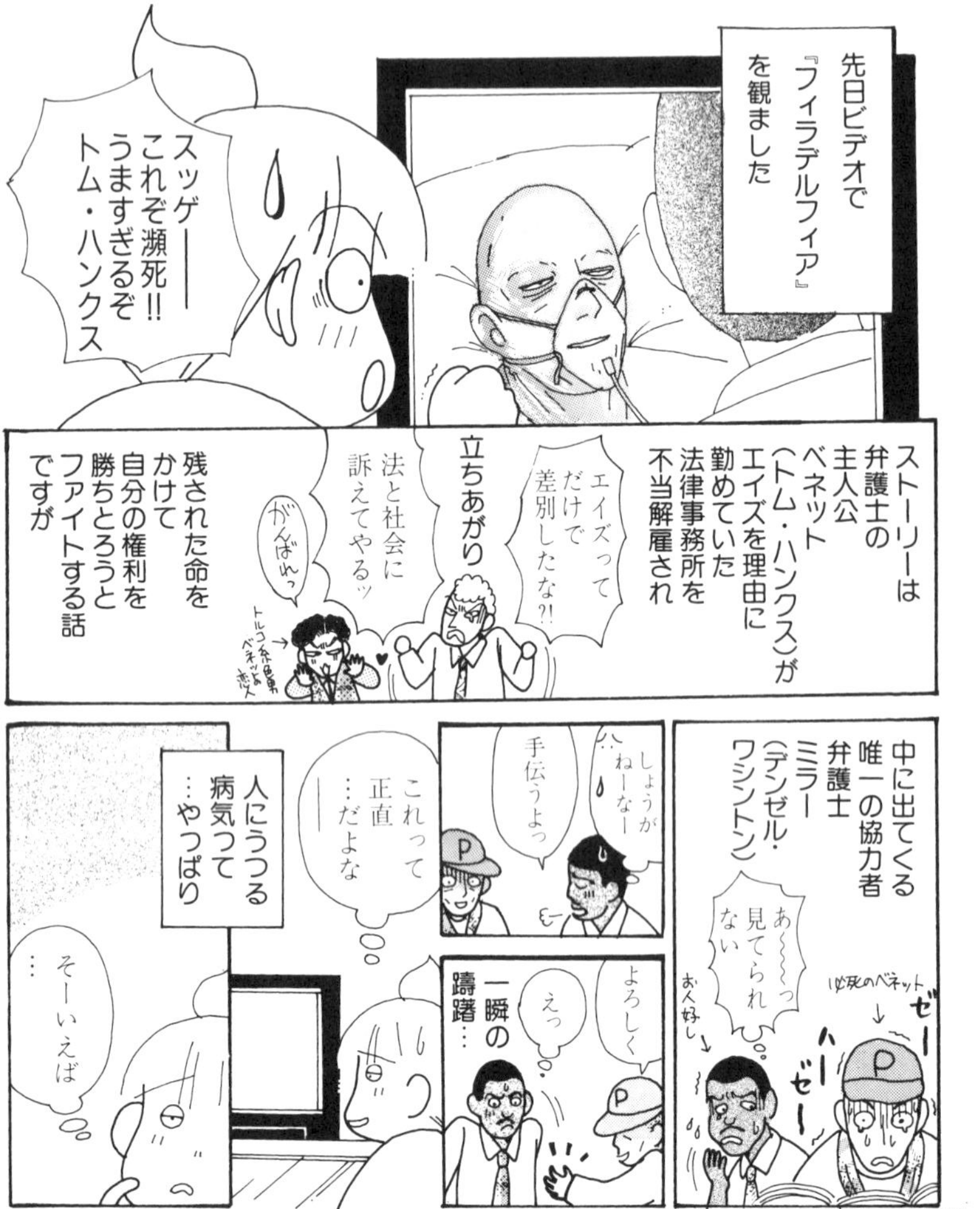
先日ビデオで『フィラデルフィア』を観ました
スッゲー—— これぞ瀕死!! うますぎるぞ トム・ハンクス
ストーリーは弁護士の主人公ベネット（トム・ハンクス）がエイズを理由に勤めていた法律事務所を不当解雇され
エイズってだけで差別したな?!
立ちあがり
法と社会に訴えてやるッ
がんばれっ
トルコ系色男 ベネットの恋人
残された命をかけて自分の権利を勝ちとろうとファイトする話ですが
中に出てくる唯一の協力者弁護士ミラー（デンゼル・ワシントン）
あ〜〜〜っ見てられない
必死のベネット
ゼー ハー ゼー
お人好し
しょうがねーなー
手伝うよっ
これって正直…だよな
よろしく
えっ
一瞬の躊躇…
人にうつる病気って…やっぱり
そーいえば…
だんだんと衰弱していくんだコレが

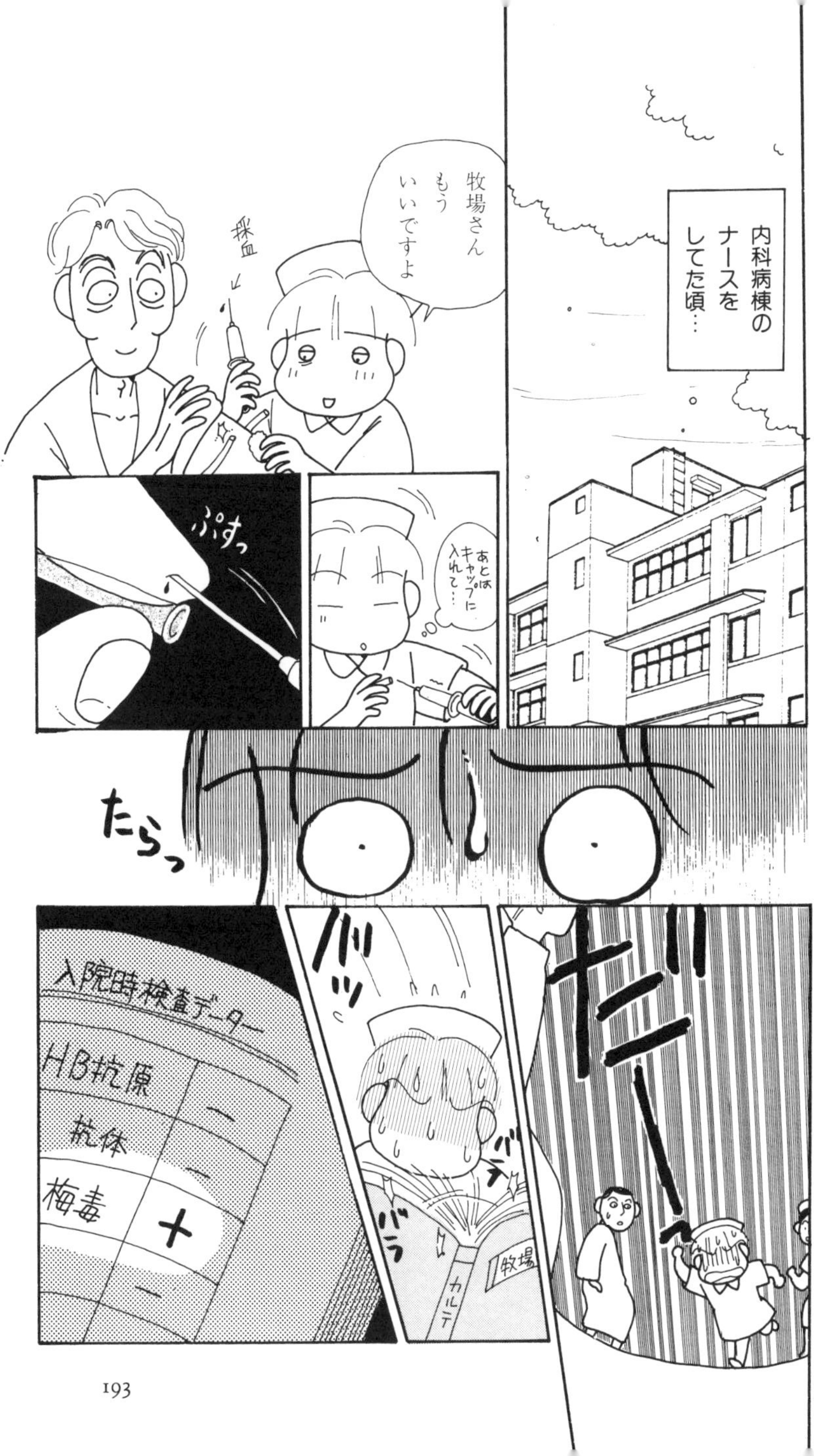
内科病棟のナースをしてた頃…
牧場さんもういいですよ
採血
あとはキャップに入れて…
ぷすっ
たらっ
ガーン
バッ
バラ
バラ
牧場
カルテ
入院時検査データー
HB抗原 ー
抗体 ー
梅毒 ＋
ー

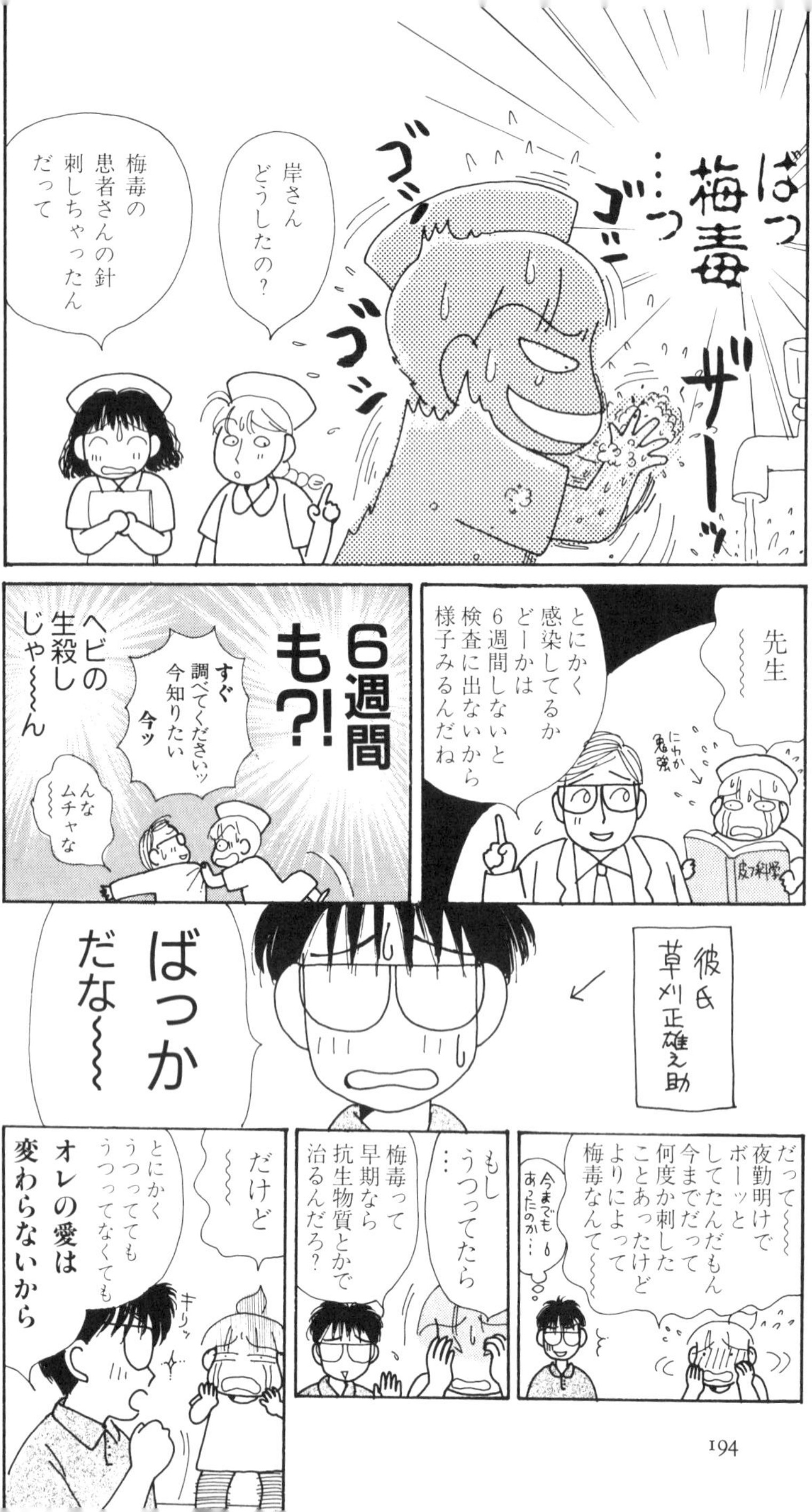
ぱっ
梅毒
…っ
ゴッ
ザーッッ
ゴシッ
ゴシッ
岸さん どうしたの？
梅毒の患者さんの針刺しちゃったんだって
先生〜〜
とにかく感染してるかどーかは6週間しないと検査に出ないから様子みるんだね
にわか勉強
6週間も?!
すぐ調べてくださいッ今知りたい今ッ
んなムチャな〜〜
ヘビの生殺しじゃ〜〜ん
彼氏 草刈正雄之助
ばっかだな〜〜
だって〜〜夜勤明けでボーッとしてたんだもん今までだって何度か刺したことあったけどよりによって梅毒なんて〜〜
今までもあったのか…
もしうつってたら…
梅毒って早期なら抗生物質とかで治るんだろ？
だけど〜〜
とにかくうつっててもうつってなくても
オレの愛は変わらないから
キリッ

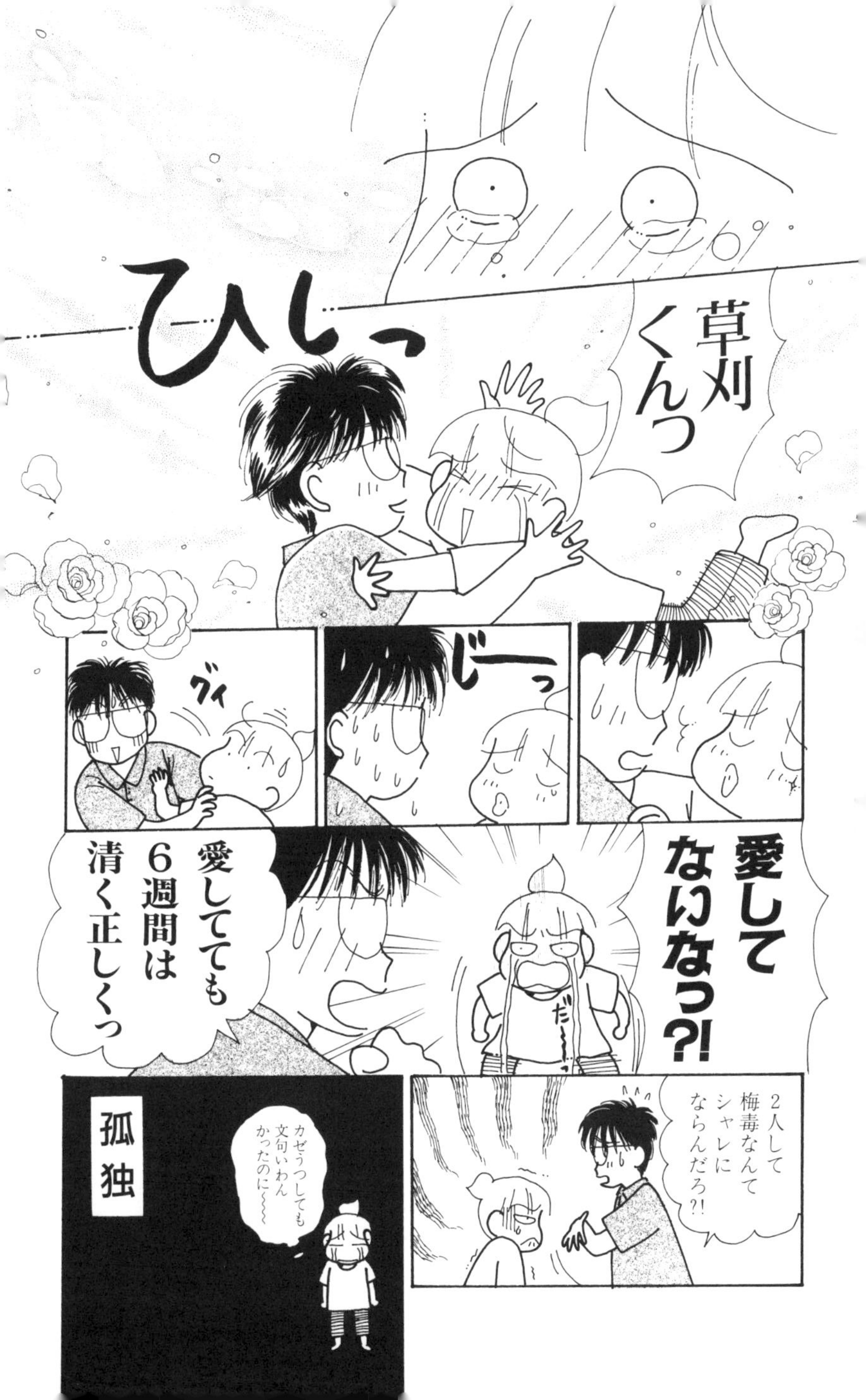
ひしっ
草刈くんっ
グイ
じーっ
愛してないなっ?!
だ～～っ
愛してても6週間は清く正しくっ
2人して梅毒なんてシャレにならんだろ?!
孤独
カゼうつしても文句いわんかったのに～～～

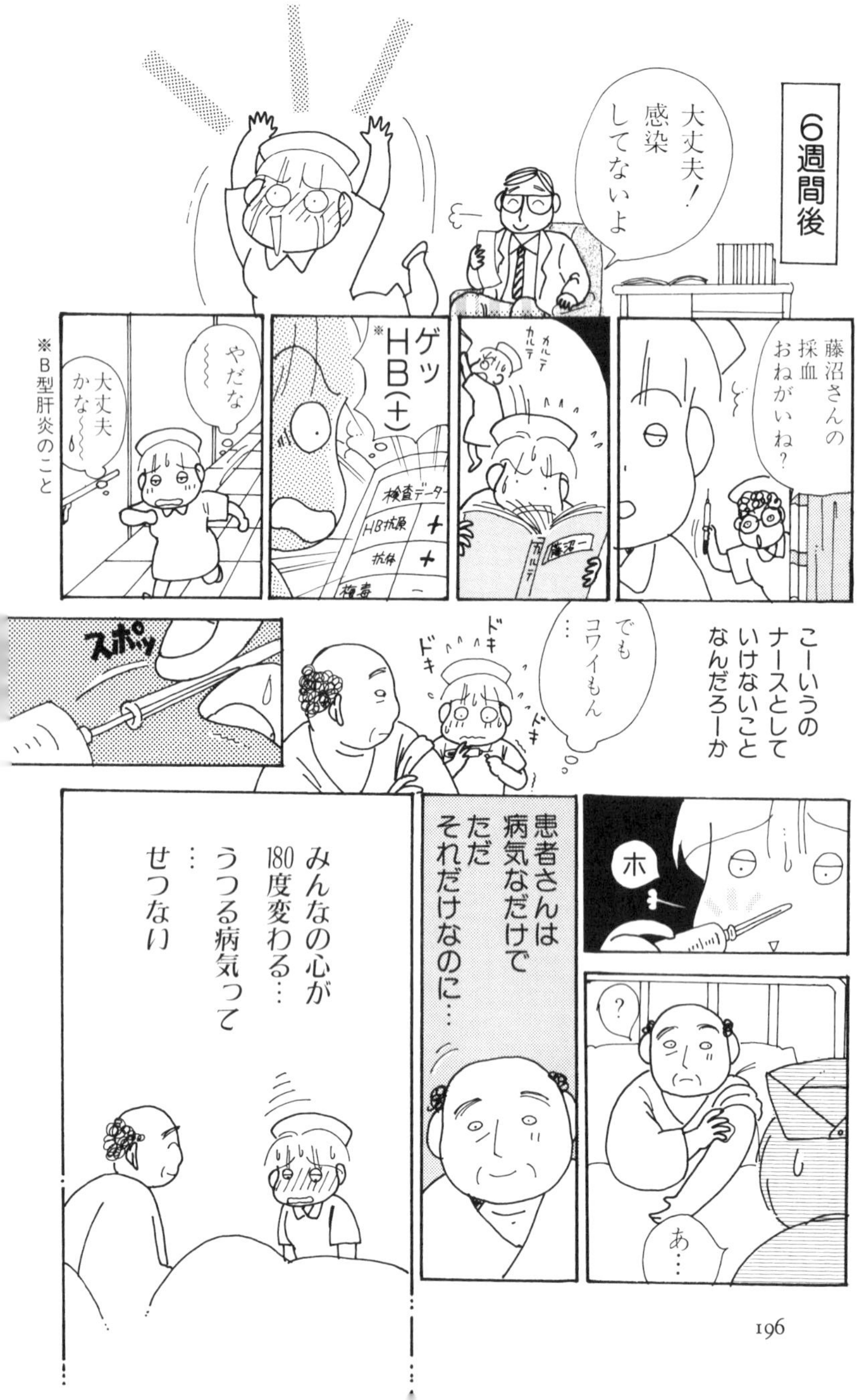
6週間後
大丈夫！
感染
してないよ
藤沼さんの
採血
おねがいね？
カルテ
カルテ
藤沼一
※
ゲッ
HB(+)
検査データー
HB抗原 +
抗体 +
梅毒 −
やだな〜〜〜
大丈夫
かな〜〜〜
※B型肝炎のこと
こーいうの
ナースとして
いけないこと
なんだろーか
でも
コワイもん
…
ドキ
ドキ
ドキ
スポッ
ホ
？
あ…
患者さんは
病気なだけで
ただ
それだけなのに…
みんなの心が
180度変わる…
うつる病気って
…
せつない

ボスの話

女というのは、なぜか群れる。

男性大部屋患者が、

「どーせ病院は仮の宿」

とばかりに、個々の領域《プライバシー》を守って、マイペースで入院生活を送っているのに対し、女性大部屋患者たちは、

「ここで会ったのも何かの縁」

と声をかけあい、病室ごと一つの群れにしてしまう。女性大部屋に、個人主義はありえない。なぜか。

女はしゃべるからだ。たとえ初対面でも、年が離れていても、ただ女性という共通項だけで、女患者同士、もうしゃべりはじめる。

女は孤独が何より怖い。「しゃべる相手がいない」。女にとって、これ以

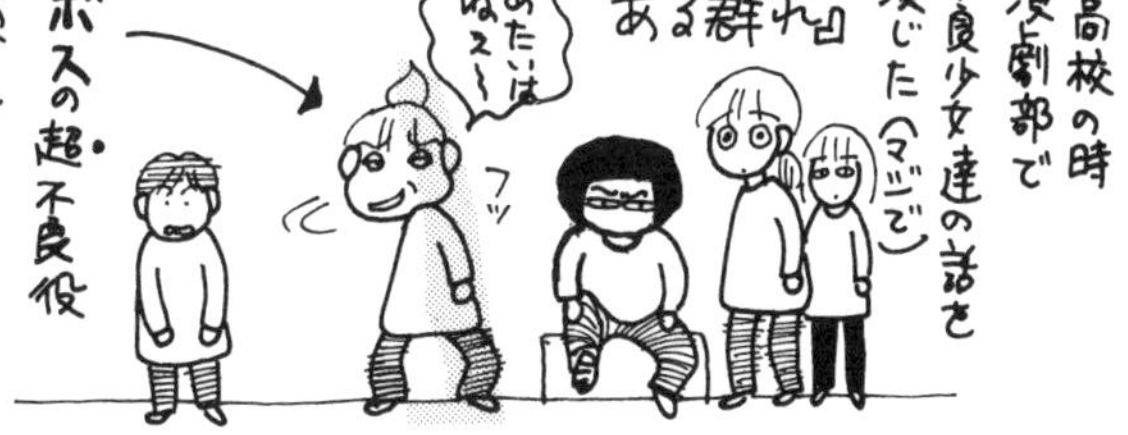
高校の時
演劇部で
不良少女達の話を
演じた(マジで)
『タイトル
ある群れ』
あたいはねえ～
フッ
ボスの超・不良役
顔にも声にも
迫力がなく完全な
ミスキャストだった

上の孤独はない。だからつい声をかけ、意味もなく笑い、群れてしまう。やがて群れは進化する。群れの中で一番発言力のある患者、たいていは年長で入院歴も長いばーさんがボスとなり、大部屋を牛耳るのだ。そして大部屋は、ボスのサロンと化す。


女大部屋、18号室。

別名、神谷キヨサロン。

彼女は、18号室で一番年上で、入院歴も長く、声もでかかった。しかし、それだけではボスになれない。

「看護婦さーん」

女ボスはナース・コールの回数も多い。用件は、

「冷蔵庫から、バナナとってきて」

ばーさん、ナースをパシリ扱いか？

つい不満が顔に出た私を、シワの中に顔がある、神谷ボスがにらむ。ゆるみまくった皮膚の奥で、眼光だけが青春時代（輝いている）。

『目に力のある病人』。ボスの第一条件かもしれない。なんてことを考えて

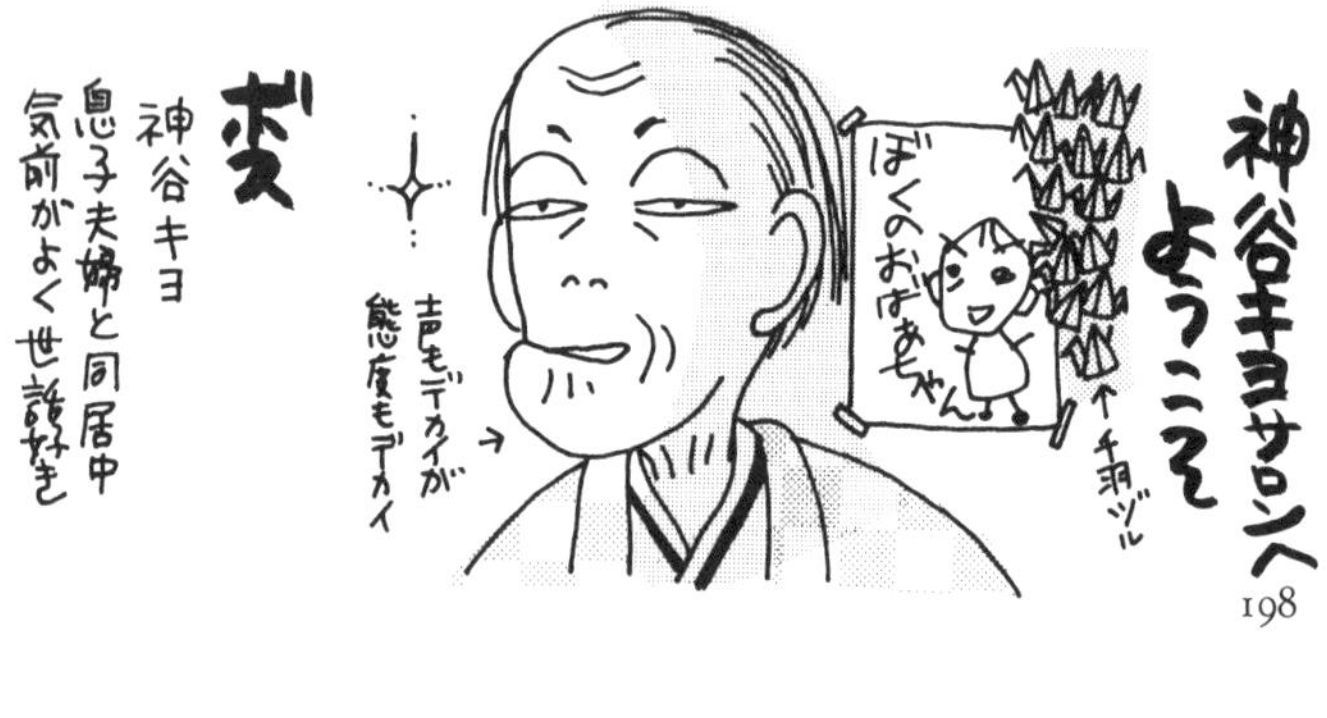
神谷キヨサロンへようこそ
ぼくのおばあちゃん
↑千羽ヅル
声もデカイが
態度もデカイ
ボス
神谷キヨ
息子夫婦と同居中
気前がよく世話好き

いる私に、

「さっさと、持ってきてちょーだい」

ボスはさらに命令する。神谷さんの足腰は丈夫だ。バナナくらい自分でとれば？　なのだが、逆らってはいけない。この場合、自分でできることを、わざわざナースを呼んでやらせることに意義があるのだ。こうして神谷さんは、ボスの権威を見せつける。

18号室は神谷さんの、オン・ステージなのだ。

「神谷さん、最近胃の調子が悪くて……」

ナースがここにいるというのに、子分Aはボスに不調を訴える。

「そりゃあいけないねえ。これ、家で作ってるお茶なんだけど、飲むと胃がスーッとするよ」

神谷ボス、自分なりの治療法のアドバイス。良いボスは、子分の健康管理もできなきゃね、なんてワケでもないだろーが、神谷さんはやたら病気にくわしいのだ。なにせ過去の病歴がカルテに七、八行もある。

「去年胆石やってねぇ、地獄のようだったわ」

と子分B。

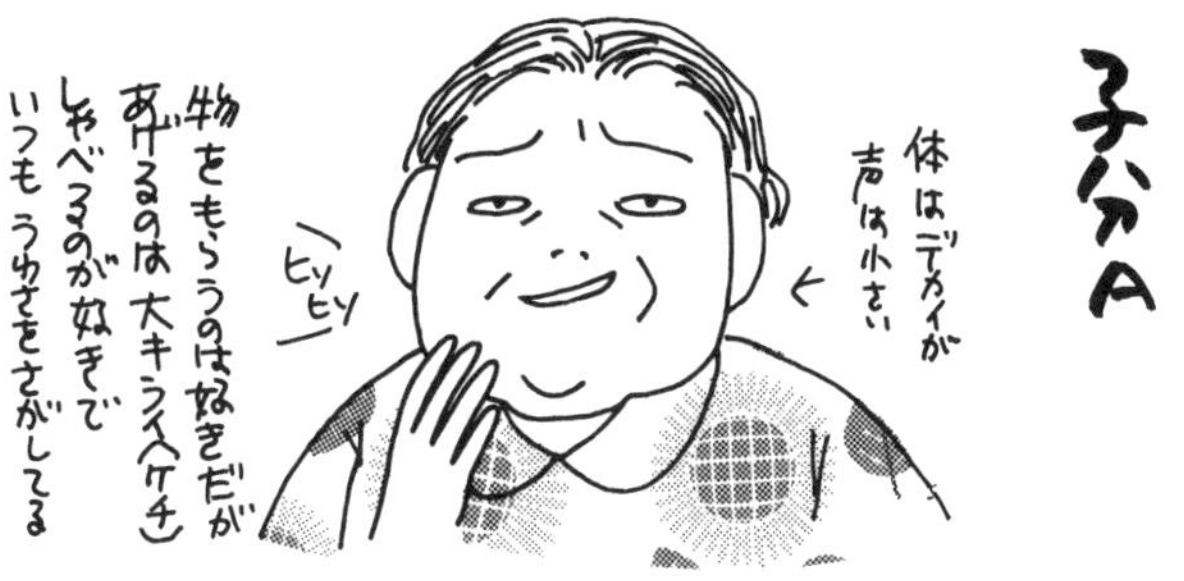
子分A
体はデカイが
声は小さい
ヒッヒッ
物をもらうのは好きだが
あげるのは大キライ(ケチ)
しゃべるのが好きで
いつもうわさをさがしてる

「ああ、私もやったわ。痛いのよねえ」

と神谷ボス。二人、盛り上がる。なぜか病人というのは、病気を分かちあいたいのだ。

「ゴホ、ゴホ、私、どーも気管支が弱くて」

などと悩んでいる子分に、

「ハッハッハッ。私みたいに早く元気になれよォ」

と言う元気なボスでは、話がはずまない。子分の心も離れるだろう。正しい女ボスには、一日に朝晩の点滴と、週二回のドクターの診察を受けるくらいの「病人らしさ」が必要なのだ。自分の存在感を病院側にアピールし、子分たちの忠誠心を高めるために、月一回の発熱もかかせない。


「背中がカユイので、ちょっと、頼みます」

神谷さんのナース・コールだ。行くと、太鼓持ち子分Cが、神谷さんの背中に手を入れている。

「ボリボリ、ボリ」

「ああ、右、もっと下」

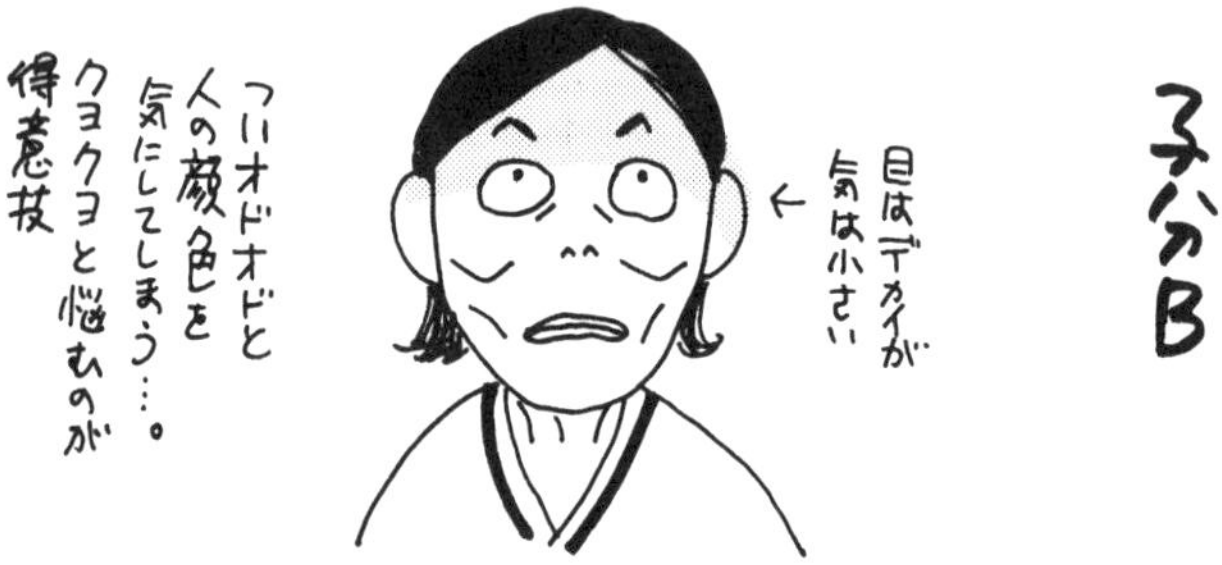
子分B
目はデカイが気は小さい
ついオドオドと人の顔色を気にしてしまう…。クヨクヨと悩むのが得意技指示をする神谷ボス。

「看護婦さん、もういいわ。この人がやってくれるから」

私は、お役ごめんのようだ。

くるり、帰ろうとすると、

「ああ、せっかく来たんだからこれ持っていく？」

ボスは得意げに、大きな桃を一つくれた。

「今日、家族が面会に来てね。みんなにはもう分けたから、これ残り物だけど。アラ？　看護婦さん、今年の桃ははじめて？　まだ出始めだから高いでしょう？　よかったわねェ。初物は寿命を三年延ばすっていうし」

さすがボス、言うことが恩きせがましい。しかし子分たちは、

「ボスが、看護婦に施しをなさったぞ。慈悲深いお方じゃ」

と、目を細める。ボスは物質的にも豊かでなくてはならない。それが、人望にもつながるのだ。

「ああ、みんなにもこれ、銀座松屋の、なんていったっけ、有名な店のシュークリームだけど、どうぞ」

「これは、幻の銀座シュー！」

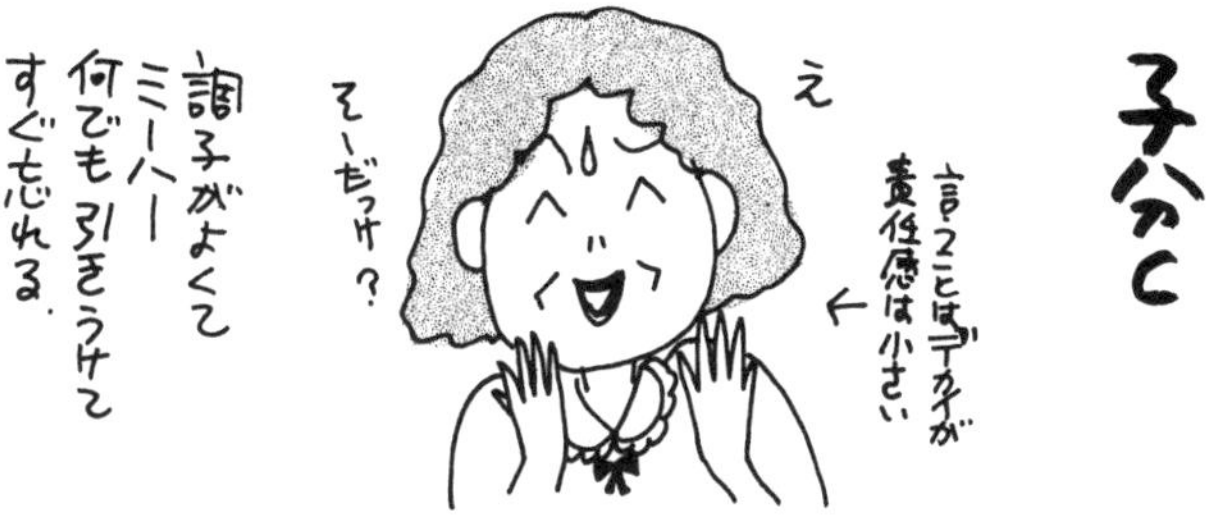
子分C
言うことはデカイが
責任感は小さい
え
そーだっけ？
調子がよくて
ミーハー
何でも引きうけて
すぐ忘れる。

歓声をあげたのは、神谷さんの右隣のベッドの、一の子分。

「皮が薄くて、カスタード・クリームどっさりの……」

続いて左隣の二の子分が、たたみかける。

「しかも、開店二時間で売り切れる抹茶シュー！　これ一度食べたかったのよォ。いつ行ってもなくて……」

向かい側のベッドの太鼓持ちのお追従で、シュークリームの価値もぐっと上がる。

そしてボスの一声。

「うちの嫁が早起きしてねぇ。私の好物だからって買ってきたのよ。朝一番の出来立てなんですって」

女ボスは、家族から愛されていなければならない。ベッドの脇《わき》にはたえず、家族の持ってきた生花が飾られ、枕元には孫の『ボクのおばあちゃん』という作文がおかれ、『早くよくなってネ。おばあちゃん』と題された似顔絵のひとつも貼《は》られていなければならない。その横には、千羽鶴が揺れている。

退院を望まれている、しあわせなおばあちゃん像は、子分たちのあこが

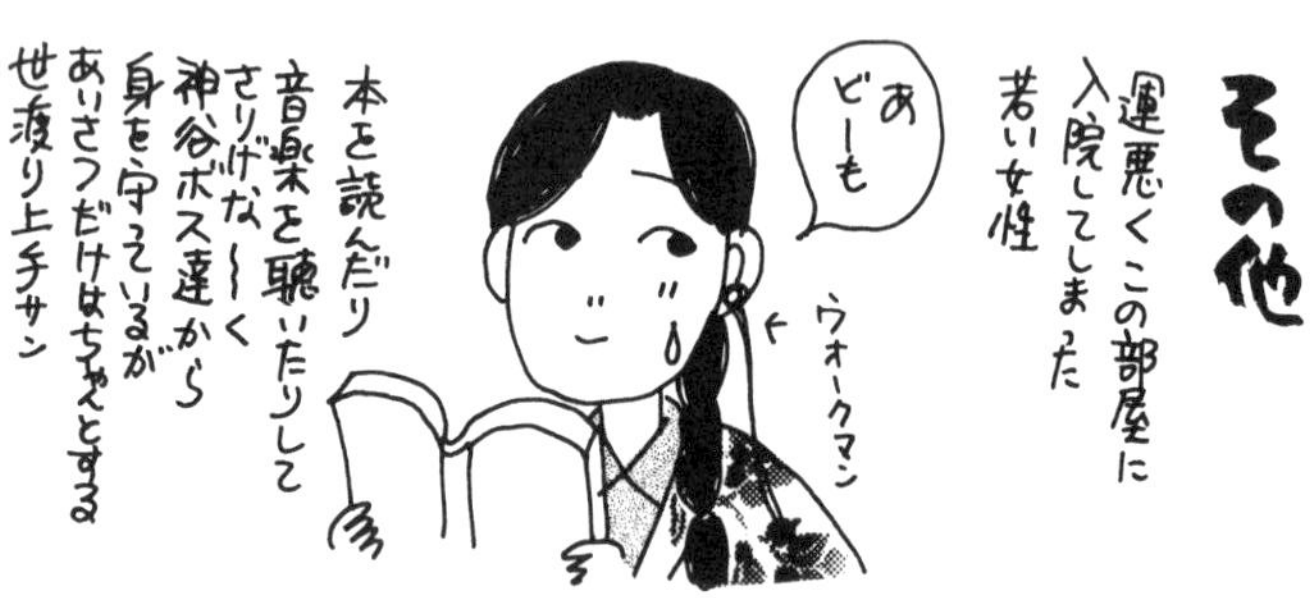
その他
運悪くこの部屋に入院してしまった若い女性
あ ども
ウォークマン
本を読んだり音楽を聴いたりしてさりげな〜く神谷ボス達から身を守っているがあいさつだけはちゃんとする世渡り上手サン

れなのだ。

「じゃあ、いただきます……」

最後にオズオズと、シュークリームに手を伸ばしたのは、病室の北の端に位置する青井さんだ。

「遠慮なくどうぞ」

神谷ボスの血色の良さとはうらはらに、青井さんは、青白くひょろ長いばーさんだ。シュークリームを受け取ると、自分のベッドにかえって、細々と食べている。病室の窓際族、そんな感じだった。

「18号室の青井さんのベッドをとりかえたいんですが」

朝の申し送りで、そんな提案がでた。

「あの部屋で、特に青井さんのベッドが古いでしょ？　かなりいたんでるし、この際新しいのと、とりかえたいんですが」

ベテラン・ナースの優しい心づかいだ。婦長の許可も出て、即実行となった。新しいベッドが病棟に届き、日勤のナースでベッドの入れかえ作業を行った。

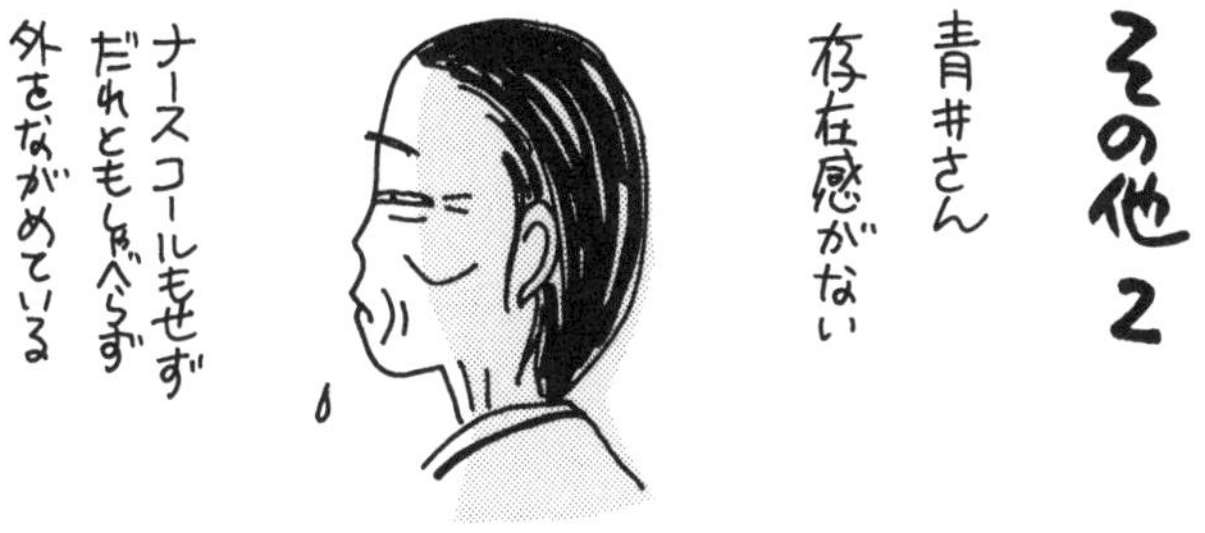
その他2
青井さん
存在感がない
ナースコールもせず
だれともしゃべらず
外をながめている

「ワァ、キレイ」

「やっぱり、新しいベッドはいーねえ」

「どう、青井さん？　気分は？」

私たちナースは久しぶりに青井さんの喜ぶ顔が見れると、ワクワクしていた。

家族の面会もほとんどなく、いつもひっそりとベッドに座って窓の外ばかり見ている青井さんも、新しいベッドを喜んでいた。

ナースは、ニコニコ。青井さんもニコニコ。18号室のみんなもニコニコ……。

その時、

「青井さん。いいねー」

神谷さんのニガニガしい声が響いた。

「見違えたわあ。いいねー。一人だけ。この部屋で一番いいわあ。くやしい。ああ、ああ～」

言ってる端から、神谷さんは逆上し、

「フー、フー」

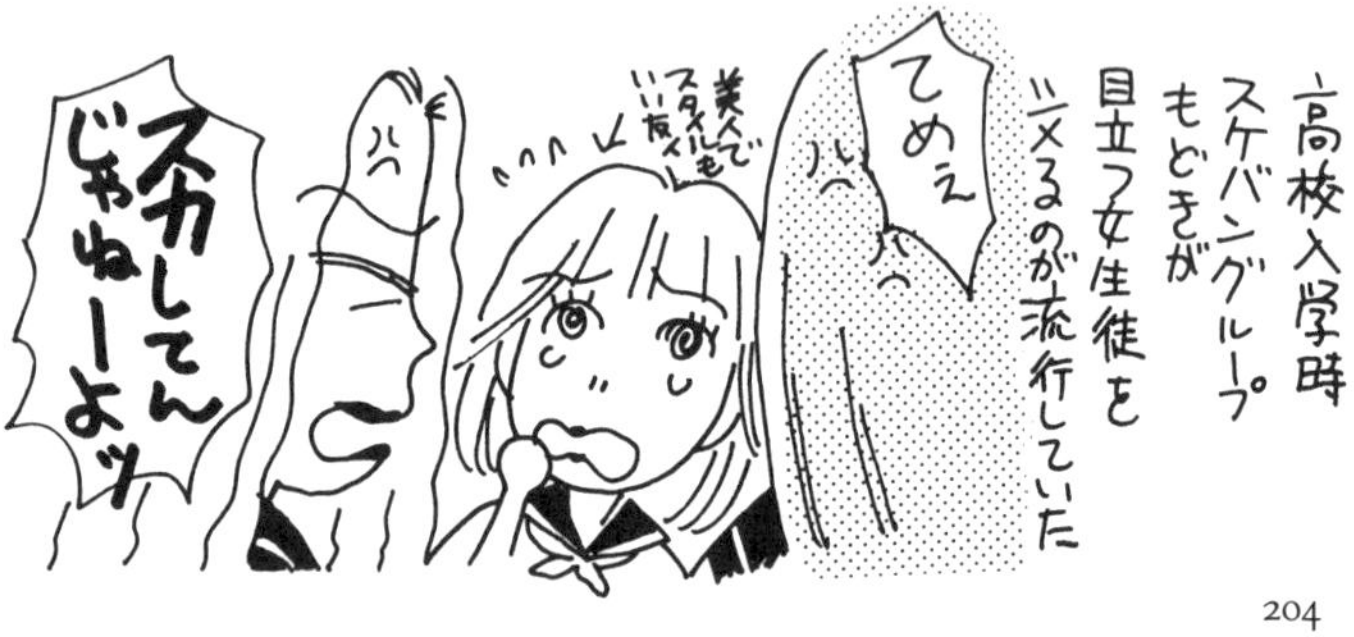

高校入学時
スケバングループもどきが
目立つ女生徒を
シメるのが流行していた
てめえ
美人でスタイルもいい友人
スカしてんじゃねーよッ

息も荒い。18号室の面々はあっけにとられ、静まりかえった。とその時、

「フン。私は今まであのベッドで、ずーっとガマンしてきたのよッ。あんたに、アレコレ言われたくないわッ」

いつも窓の外をボーッと見ている、あのおとなしい青井さんが足を踏みしめ、自分を主張している。青井さんが大きく見えた。

「青井さん、大丈夫よ。青井さんは悪くないわよ」

いつもは神谷ボスの言いなりの子分たちだが、この時は全員青井さんに味方した。

「神谷さん、落ちついて……。ホラ、ちょっと、大人げないわよ……」

子分にたしなめられながら、神谷さんは口から息、頭から湯気だ。さっきまでボスとしてあがめられていたのに、今やものわかりの悪い、ただのばーさんと化してしまった。

「気をつけてあげないとね……」

騒動の後、婦長さんが言った。患者さんにとって、ベッドはイコール家なのだ。神谷ボスは、突然、子分の家が新築され、自分より豊かになった

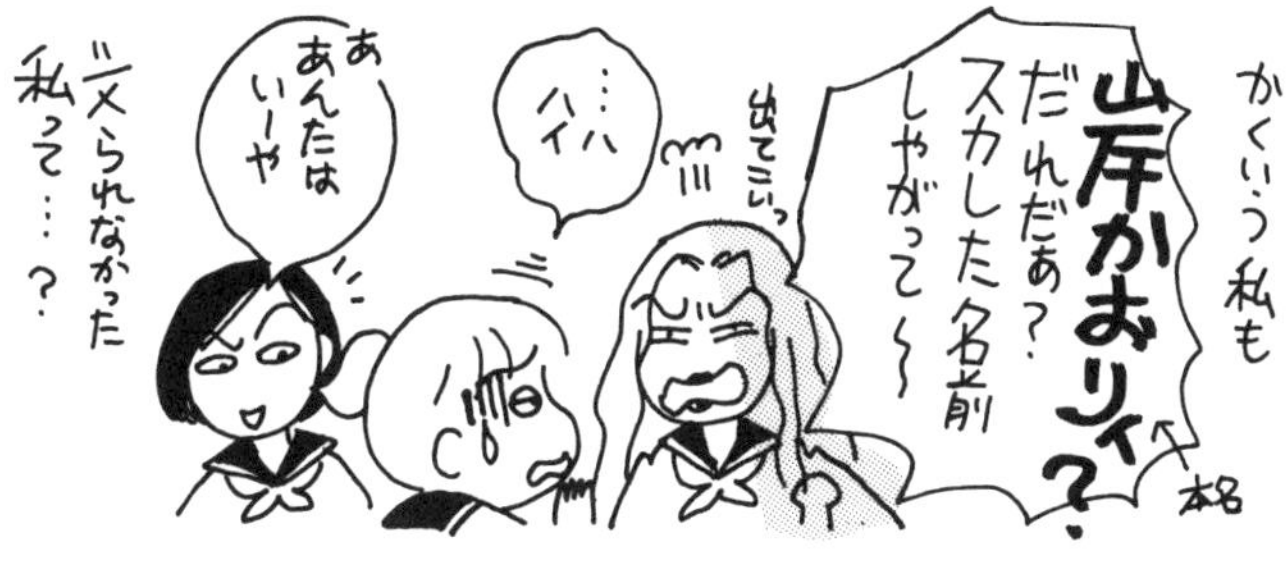
かくいう私も
山岸かおりィ？
←本名
だれだぁ？
スカした名前
しやがって〜
出てこいっ
…ハ
ハイ
あ
あんたは
いーや
私って…？

のが許せなかった。ボスは何でも一番でなくてはならない。気持ちはわかるが、それがただのワガママになっては、人心は離れていく。ボスはカッコ悪くてはいけない。

かくして、神谷ボスの時代は終わりを告げた。そうなれば長居は無用とばかりに、神谷さんは一か月後、さっさと病気を治し、退院した。青井さんは、新しいベッドの上で相変わらず窓の外を見て過ごし、18号室は、神谷さんの後に入る患者さんの噂《うわさ》をしている。

「今度は、私より若い人がいいわねェ」

神谷さんの右隣だった子分Aは、どうやら繰り上げボスの座を狙っているようだ。

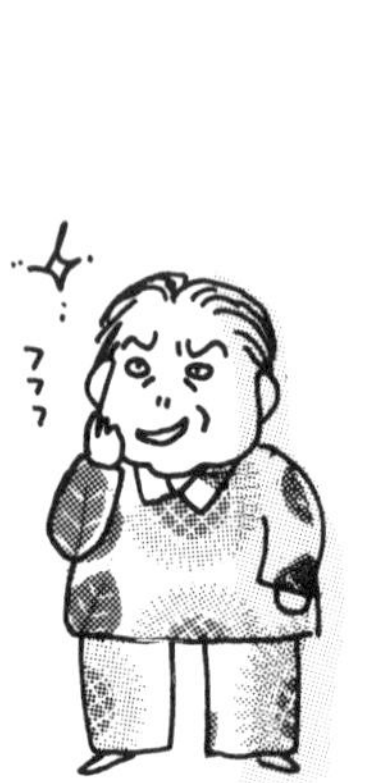

逃亡者たち

病棟の女患者たちがボス中心につるんで、サル山さながら一つの村落をつくっているあいだ、男患者たちはどうしていたのか。

男性病室は、今日も静かだった。各自ヘッドフォンでテレビを見、スポーツ新聞を読み、個人の自由を満喫している。たまに、

「昨夜の巨人戦、よかったねぇ」

「長嶋のいわゆるひとつのメイクドラマだね」

などとはしゃぐ声も聞こえるが、それも長くは続かない。女患者たちが、お昼のワイドショーに目をギンギンさせている時間、男患者たちは、昼寝をする。つるまず、無駄話をせず、ひたすらシャバに出る日を待っている。

楽しみといえば、自宅へ忘れ物を取りに行くなどという口実で外出許可を受け、近所のパチンコ屋でチンジャラチンジャラすることや、医者に止め

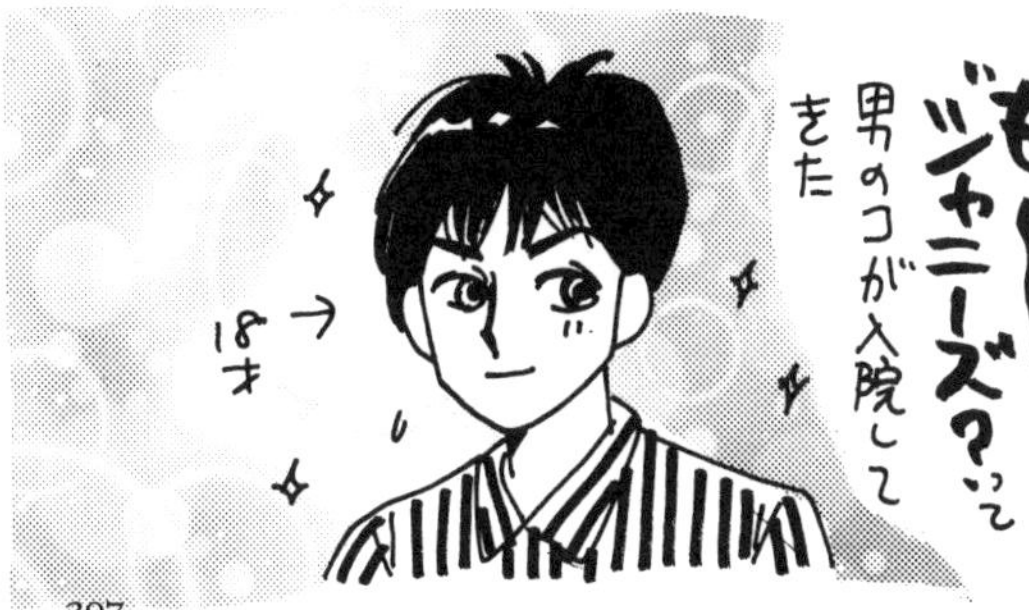
①
ある日
スッゲー
カッコイイ
も〜
ジャニーズ?って
男のコが入院して
きた
18才

られている酒やタバコを外で隠れてのむぐらい。真っ赤な顔で帰院した患者さんに、

「飲んできたでしょ?」

と声をかけると、

「んなワケねーだろ。オレは患者だぜェ」

と、ろれつの回らない声で返答する。長い入院生活、患者さんも慣れたもので、

「いくらオレだって、調子の悪い時は飲めねェよ」

健康には人一倍気をつかっている、と言わんばかりだ。それに何かあっても、ここは病院だ。手遅れなんてことはない。

「オレ、病院を信じてるもん。よろしくたのむよ」

ヤニ臭い口許《くちもと》でニーッと笑う。病院を信じてるんじゃなくて、なめてるのだ。

女患者が病室の中で村落をつくり、病室の中を居心地良く楽しもうとしているのに対し、男患者は外へ出ていくことばかり考えている。

なるほど、『男は外で仕事をし、女は家を守る』。

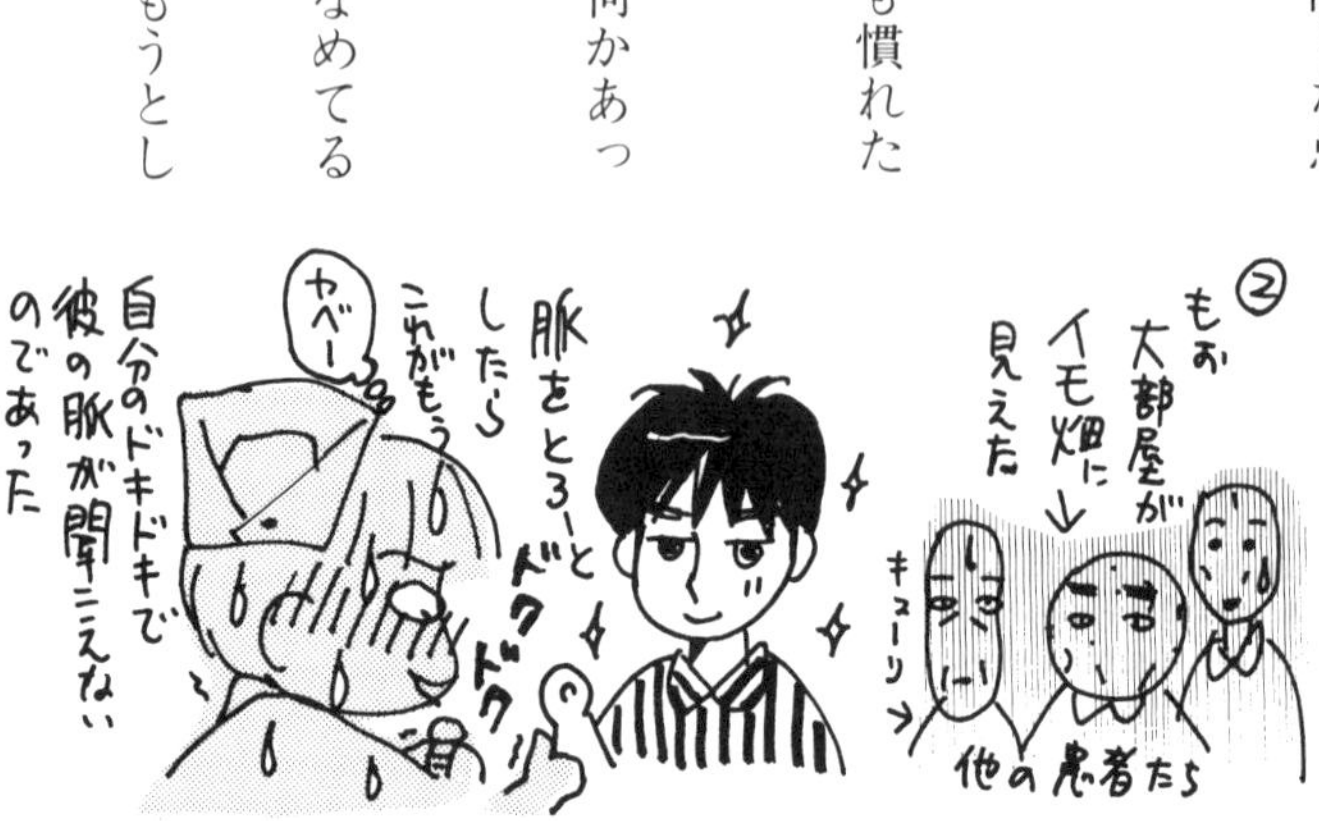

②
もお大部屋がイモ畑に見えた
キューリ
他の患者たち
脈をとろーとしたら
これがもう
ヤベー
ドクドク
自分のドキドキで彼の脈が聞こえないのであった

日本古来の男女の生活が、こんなところにも息づいていたのか。

などと言ってるあいだに、今年もおしせまってまいりました。まさに師走は、師自らも走りまわるという忙しさ。病院も例外ではない。だからといって、患者が自ら走り回るわけではなく、走るのは看護婦の方だが。

年末の病院は、何かあわてている。

外来は、「今年の診療は十二月二十八日まで」というお知らせを見て、何とか今年のうちに診《み》てもらわなきゃという危機感で訪れるひやかし（？）患者でごったがえし、入院病棟は、年末年始に外泊する患者さんの対応に追われる。といっても、外泊するのは三分の一程度で、当たり前のことだが重症の患者ほど病棟に残る。

「12号室の重森さん、外泊ＯＫです」

「なんだ、重森さん か。どーせなら寺内さんにしてくれりゃいいのに」

「今なら、寝たきりの坂上さんもついてます」

「さらに、意識不明の池畑さんをつけて、記念特別価格の一万九八〇〇円！」

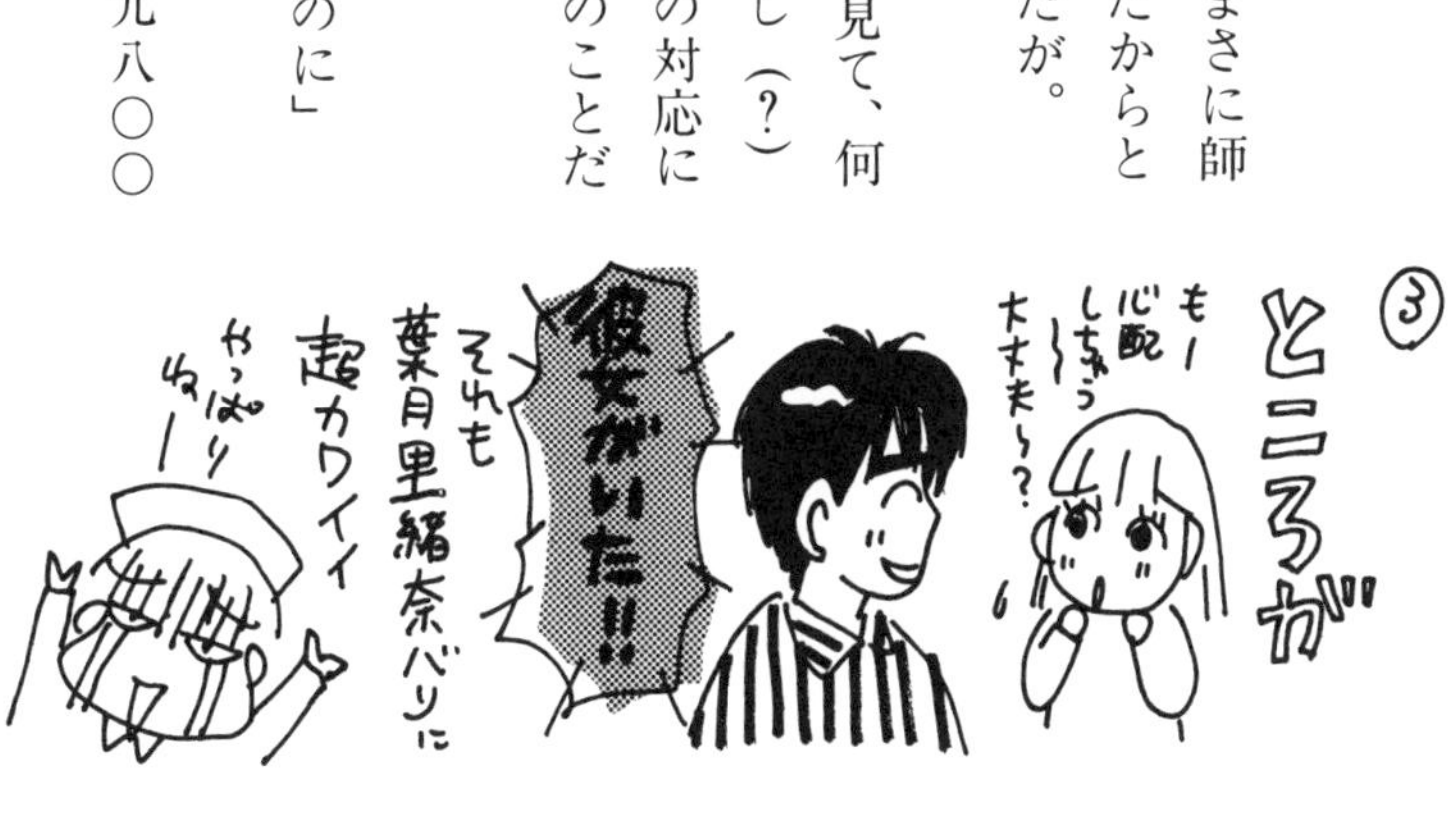
③
ところが
も～
心配しちゃう
大丈夫～？
彼女がいた!!
それも
葉月里緒奈バリに
超カワイイ
やっぱりね～

年末は忙しくて目が回っている。看護婦の言葉に適切でない表現があったことをお詫《わ》びいたします。

「緊急入院！　ストレッチャー（患者を運ぶコロ付きの寝台）用意して！」

婦長の檄《げき》が飛ぶ。

こんな時にかぎって新患か？

「低血糖で立ちくらみ好きの、皆川さんもつけちゃうぞ」

ストレッチャーを押しながら、ブツブツ。さらに不適切な表現をお詫びいたします。


さて、こんな時にかぎって緊急入院した患者は、行き倒れだった。その上、一人ではなく二人だった。赤黒い顔は、いわゆる酒ヤケというやつで、二人とも日頃の不摂生がしのばれる。

「アル中、一歩前だな。肝臓もボロボロだし、とにかく点滴して！　まず身体に残ってる酒を抜かなきゃ。意識がハッキリするまで絶食させて」

二人の患者は、別々に救急車で運ばれてきた。年末の浮かれ気分で、連日連夜飲みすぎたのだろう。ぐでんぐでんの状態で、歩道に倒れていたそ

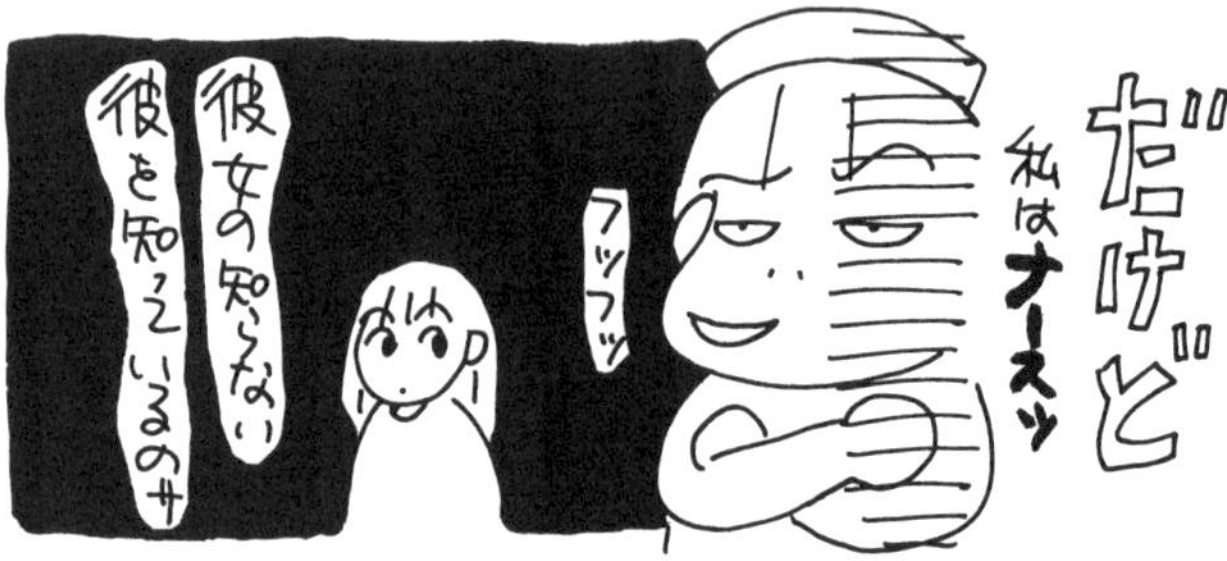
④
だけど
私はナースッ
フッフッ
彼女の知らない
彼を知っているのサ

うだ。二人とも労務者風ないでたちだった。一人は11号室、もう一人は15号室に運ばれ、それぞれ治療が開始された。

11号室の患者は千葉さんといった。目は黄色く濁り、身体をガタガタと震わせていた。絶食中なのでお茶を差し入れると、湯飲みの中にペッと痰《たん》を吐く。

「?」

お茶はいらないというアクションかな？　と見ていると、千葉さんは湯飲みの中の痰をしばらく見つめ、やがて思い切ったように、

(ごくん)

飲んだのだ。げっ。

「なっ、何で?」

私のアタフタとした問いかけに、千葉さんは、

「汚いから」

と、か細い声で答えた。出したモノを飲むほうがよっぽど汚いですけど……。

「アル中の人はね、身体からアルコールが抜けていく途中で、変な行動を

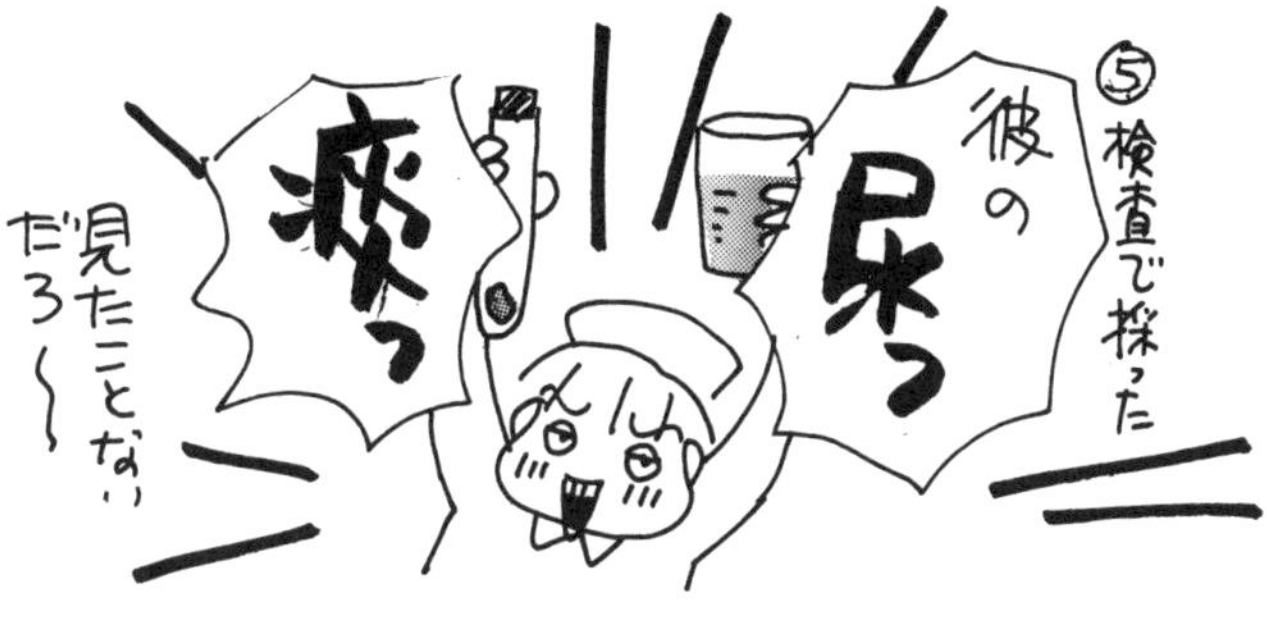
⑤検査で採った
彼の尿っ
痰っ
見たことないだろ〜

するものよ。幻覚とか、妄想とか、いろいろね」

婦長は、千葉さんの謎《なぞ》の行動について、うんちくをたれる。

しかし驚いたな。あの丸々と太った黄緑色の千葉さんの痰。これぞ痰、という痰の見本のような痰……。もしかして一生のうちに出会える痰の中で一番の上物だったかも……。

「15号室の寺内さんが変なんです」

こちらも、おいでなすった。こんどはどんな痰、いや変なのか？

「う――――っ、う――――っ」

寺内さんは必死で、虫を追うような手振りをしている。汗びっしょりだ。

「大丈夫！　大丈夫よ」

何が大丈夫なのか、ほとんど説得力のない説得だったが、根負けして寺内さんは、ベッドにうずくまった。どうやらハエの大群が押しよせてくる幻覚を見たらしい。かぶったふとん越しに身体が震えている。いったいどれくらいの酒を飲みつづけてきたのか……。私が経験した二日酔いの何十倍の苦しさなのだろう。

ここに入院するまでの寺内さんの生活を、ぼんやりと想像してみた。幻

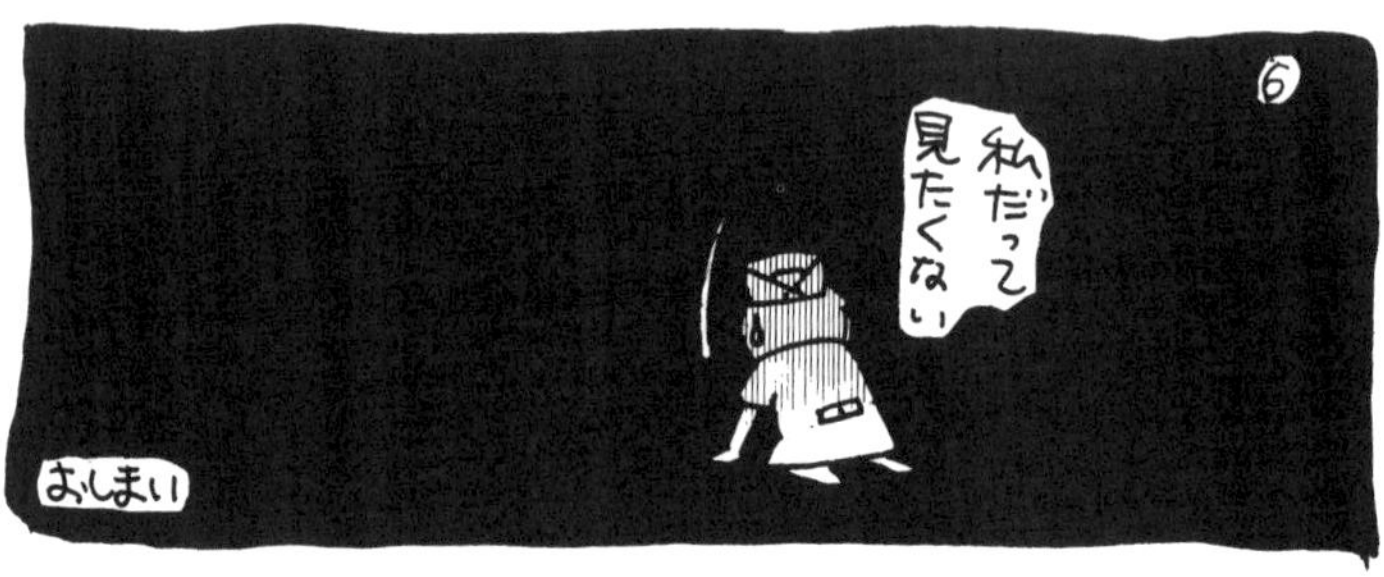

覚に脅える浅黒い顔からは、本来の姿はわからない。

「ヤレヤレ、でもここまでくればあと一歩。こういう患者さんは、アルコールさえ抜ければケロッとして、気のいいおじさんだったりするのよねぇ」

アル中の人を見るとなぜか演歌体質になる婦長さんは、目に人生をにじませてそう言った。

年が明けて一月一日。正月早々夜勤なんて、縁起の悪い……。私は眠気まなこで、カルテ整理などをしていた。

千葉さんと寺内さんのカルテには、名前だけしか書かれていない。泥酔して入院して以来、いまだに酒が抜けず、まだ意識もボンヤリのままだ。

保険証もなく、住所も電話番号も、年さえもわからない。すべては酒が抜けるのを待って、本人の〝自白〟にたよる他ないのだ。

「もうだいぶいいみたいだから、今日あたり聞けるかなあ。ねえ、千葉さんいくつだと思う?」

「うーん。五〇……四五くらいかなあ」

「じゃあ私は……大穴で三八。明日の準夜勤賭《か》ける?」

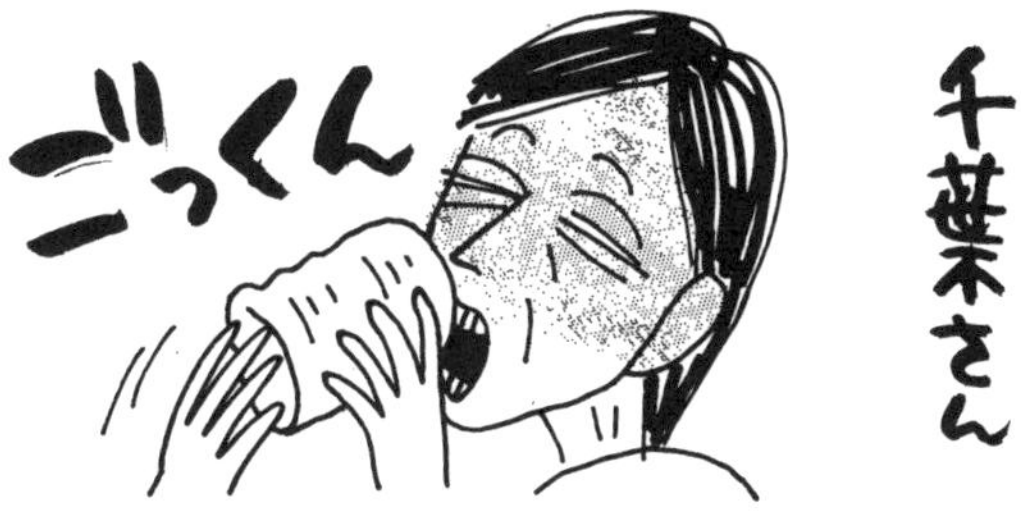

謎につつまれた二人のプロフィールは、今や看護婦たちの最大の関心事なのだ。

そんな話をしているあいだに、病棟見回りの時間となった。午前五時。冬の明け方は暗い。暗くて寒い。背中を丸めて廊下を歩いていると、突然、相棒ナースが血相変えて走ってきた。

「たっ大変、千葉さんがいないッ！」

「！」

病室に行ってみると、そこには脱け殻《がら》のふとんと、クシャクシャになった病衣があった。あっ、入院した時に着ていた服がない。

「まさか……」

相棒ナースが叫んだ。そしてベッドに手をあてて、

「まだ、あったかい。遠くには行ってないわ」

彼女は、ボーッとその様子を見ていた私のおしりをボンッと叩《たた》き、

「何してんの！　追うわよッ」

「へ!?」

「千葉さん、逃げたのよッ」

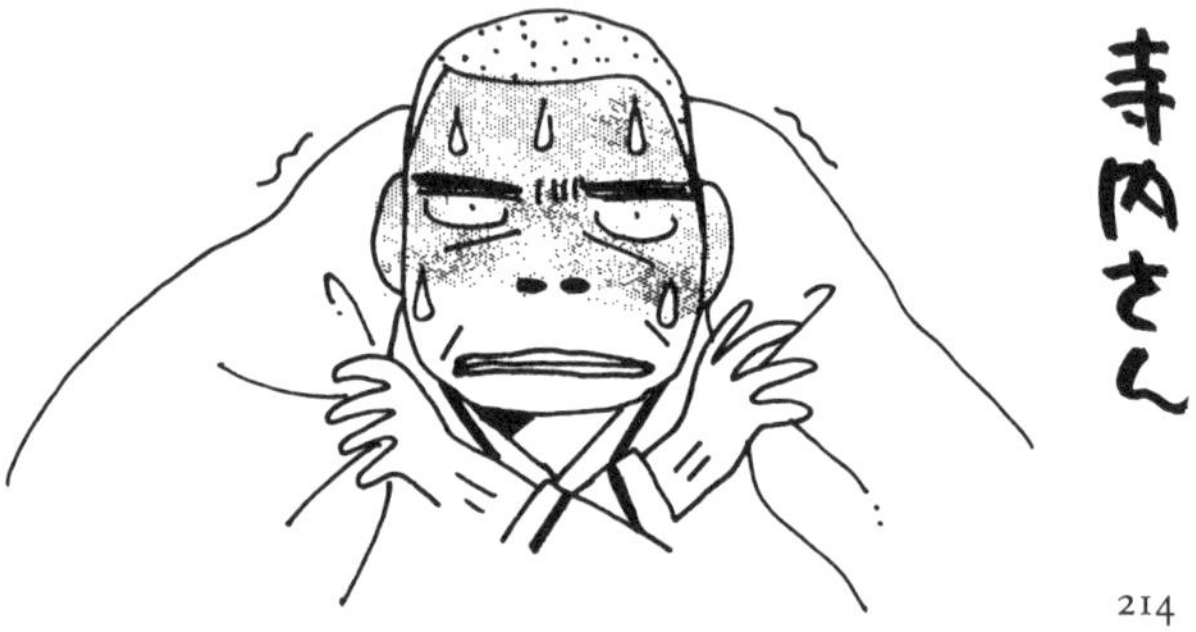

そのまま、非常口からダッと外に飛び出していった。♪チャチャチャチャーン。まるで『太陽にほえろ！』のナース版だ。白衣の裾《すそ》をひるがえし、裏玄関へと走る。

「な、なんでわかるの!?」

「飛びこみの患者さんでね、ときどきいるのよ。ちょっと良くなるとこんな風に逃げちゃうのが。毎年そうよっ。年末年始は必ずね。くそっ、油断したわ」

走りながら、会話するナース二人。まるでヤマさんとゴリさんだ。まてまて、どーせなら、ドッグ（神田正輝）かジプシー（三田村邦彦）と呼ばれたい。

「いたわッ」

ついに、ヤマさんは犯人（患者）を追いつめた。

「待てッ。待たないと撃つぞ！」

私たちはナース。残念ながらピストルがないので、注射器を……。

「待ちなさいッ」

ヤマさんの声で、びっくりして振り向いた千葉さんは、今まさに病院の

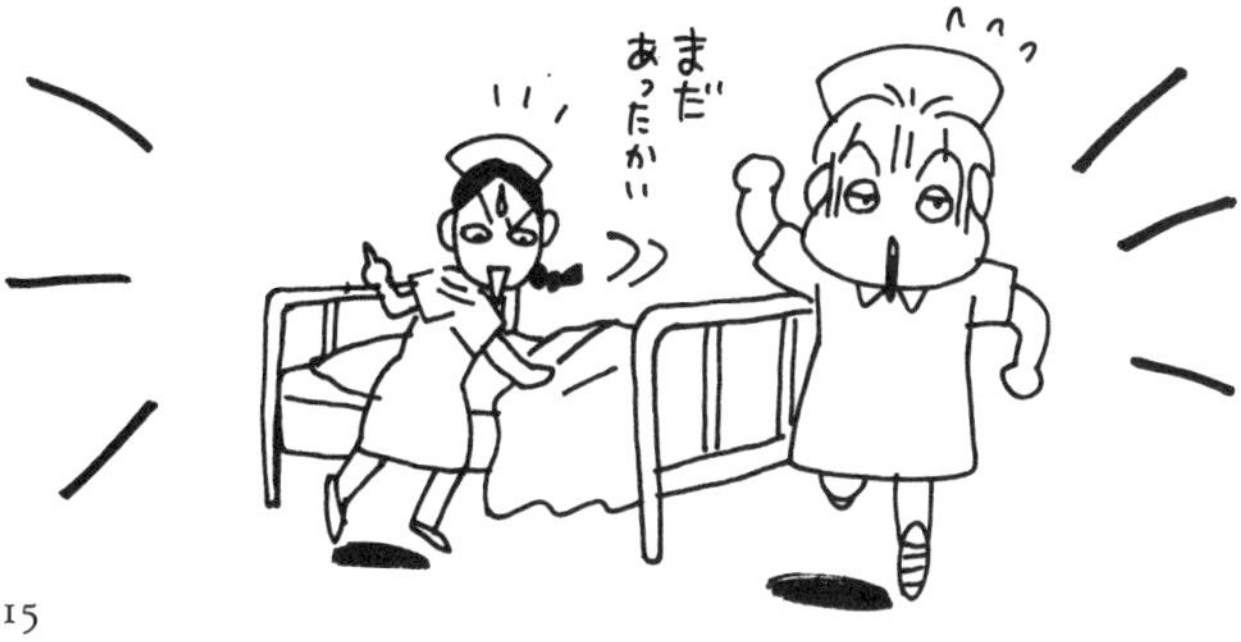

塀にのぼろうとしていた。塀の外はシャバ。千葉さん、自由の身まであと数メートル、健闘むなしくお縄となるか?

とその時、塀の上からひょっこりと、寺内さんが顔を出した。

「バカ、早くしろ」

寺内さんは、一足先に自由の身になっていたのだ。

「ちょっと!」

「どーいうこと!?」

私たちがひるんだスキに、千葉さんは塀をよじのぼった。

ストン。

それきり二人の姿は病院から消えた。

私たちはただ、呆然《ぼうぜん》と立ちつくすだけ。

「あの体力……やっぱり三〇代かもね」

ああ、せめて年だけでも聞きたかった。


その後……。

私たち夜勤ナースは、監督不行き届きについて婦長さんよりお目玉を頂

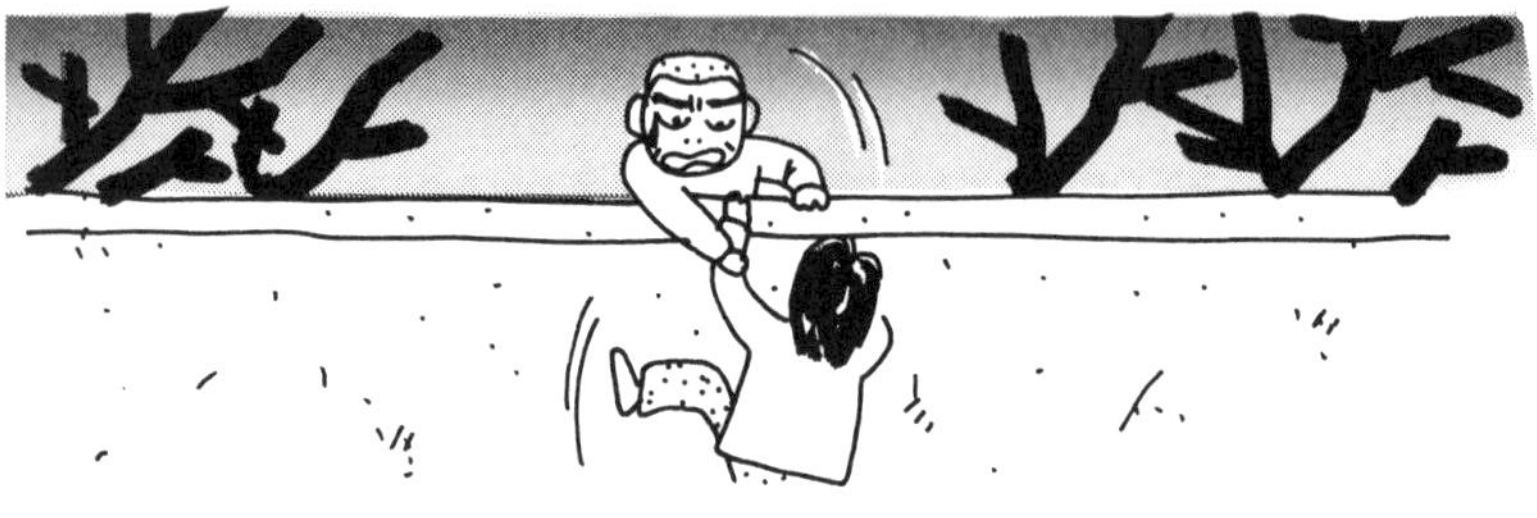

いた。

「保険証もないし、この三日間かかった入院費、どこに請求すればいいのよッ。今後あのテの患者さんには、充分注意してよ」

いやはや、病院も商売ということだ。

「あの人たち、きっと治療費払えなかったから逃げたんじゃないかな」

相棒ナースは言う。

「今の日本でもそんなことあるの？」

「わかんないけど、治療費払うくらいなら酒飲みたい、とかさ」

「じゃあ、自由になったらさっそく……」

「飲んでるかもね」

それも人生、か。

「それにしてもわかんないのは、二人同時に逃げたことよね。どこかで密談でもしてたとか？　でも二人は病室離れてたし、一緒にいるところ見なかったよね。なにせずっと寝てたんだし」

意を決しての逃亡が、偶然にも二人同時だったのか。

「でも、袖すり合うも多生の縁って感じで、助けあっちゃったりしてさ」

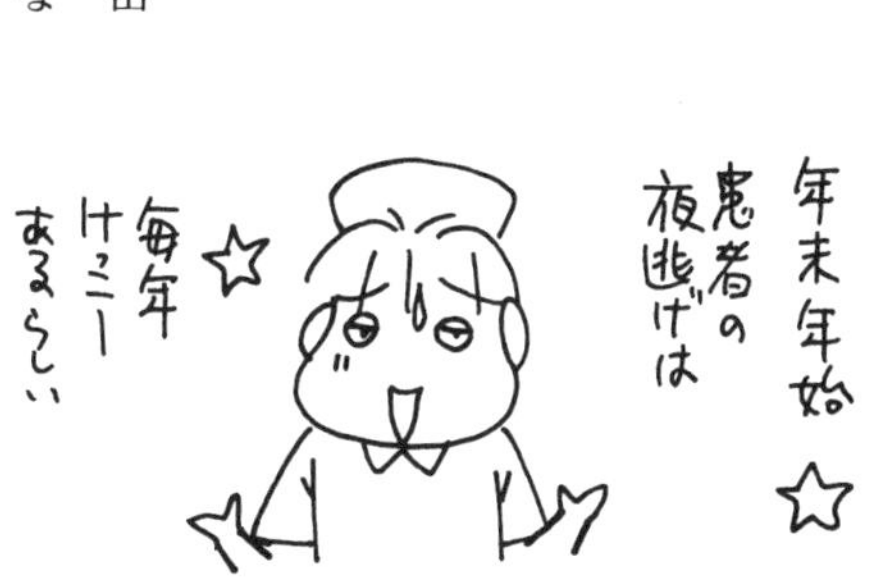
年末年始☆
患者の
夜逃げは
毎年
けっこー
あるらしい

「同じ目的を持つ同志って感じかな？」

「男の友情が芽生えたりして」

なんだか今日はハード・ボイルドしちゃったな。病室でマイペースに闘病する男患者さんの中にも、ハード・ボイルダーはいるのかもしれない。彼らは無駄にはつるまない。そう、『大江戸捜査網』のように。彼らは一つの目的のため集まり、散っていく。死して屍《しかばね》拾う者なし。

ホワイト・コンプレックス野郎

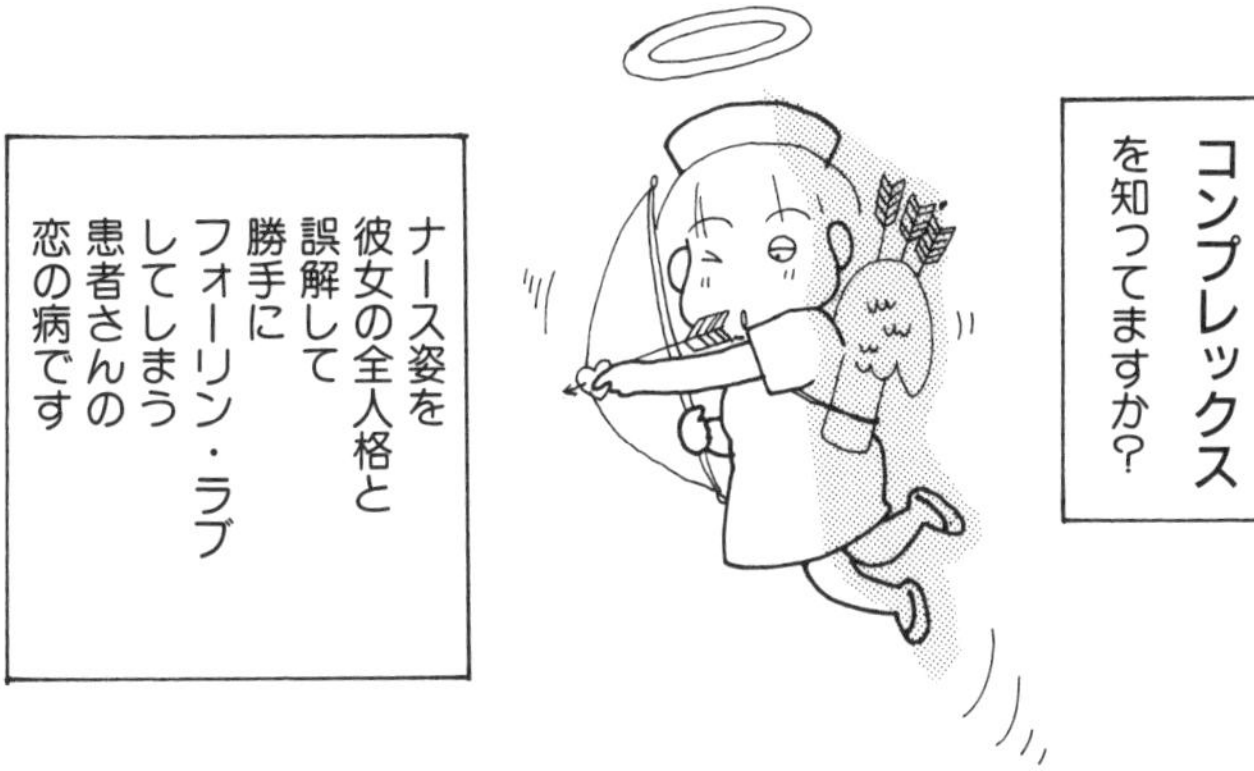

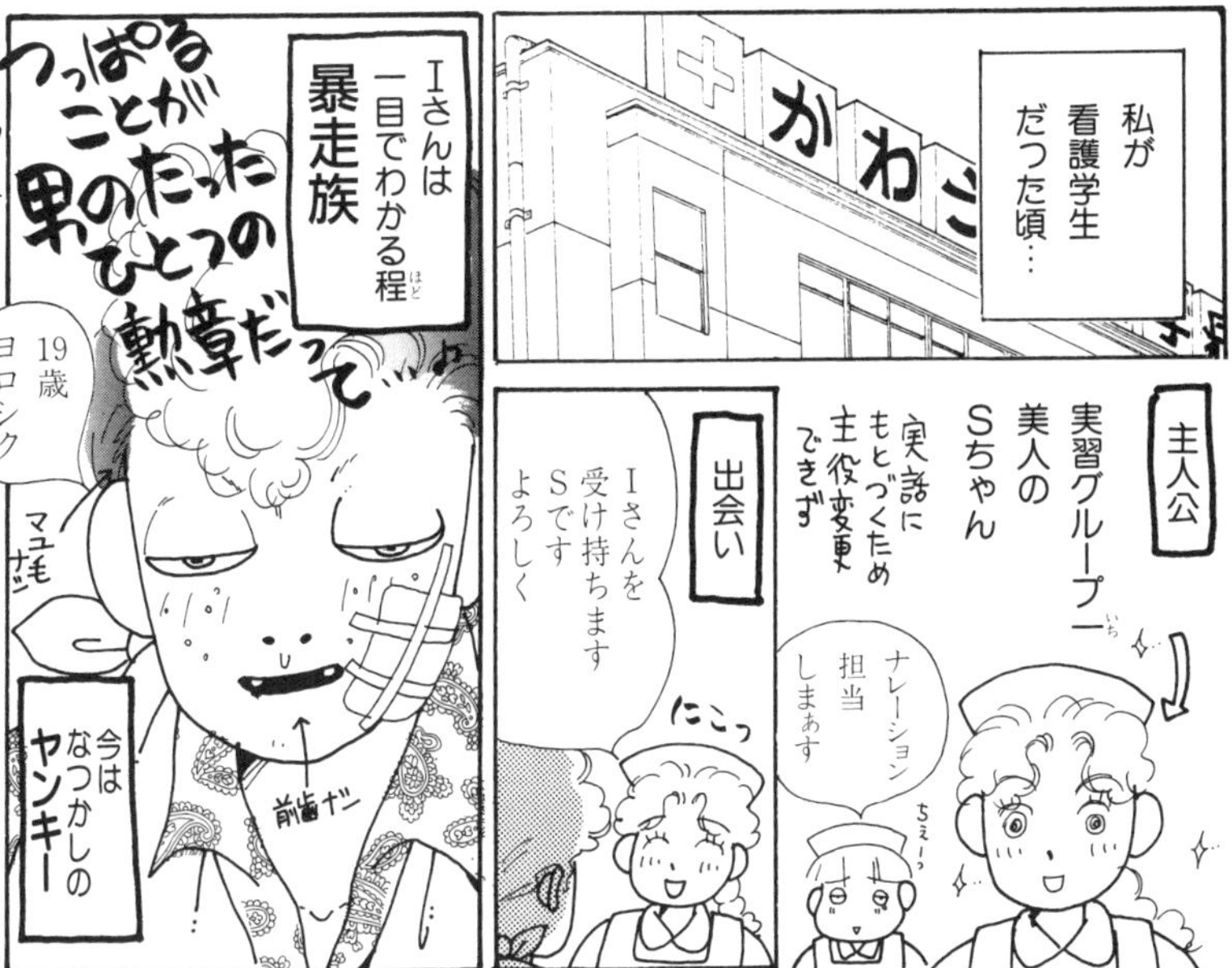

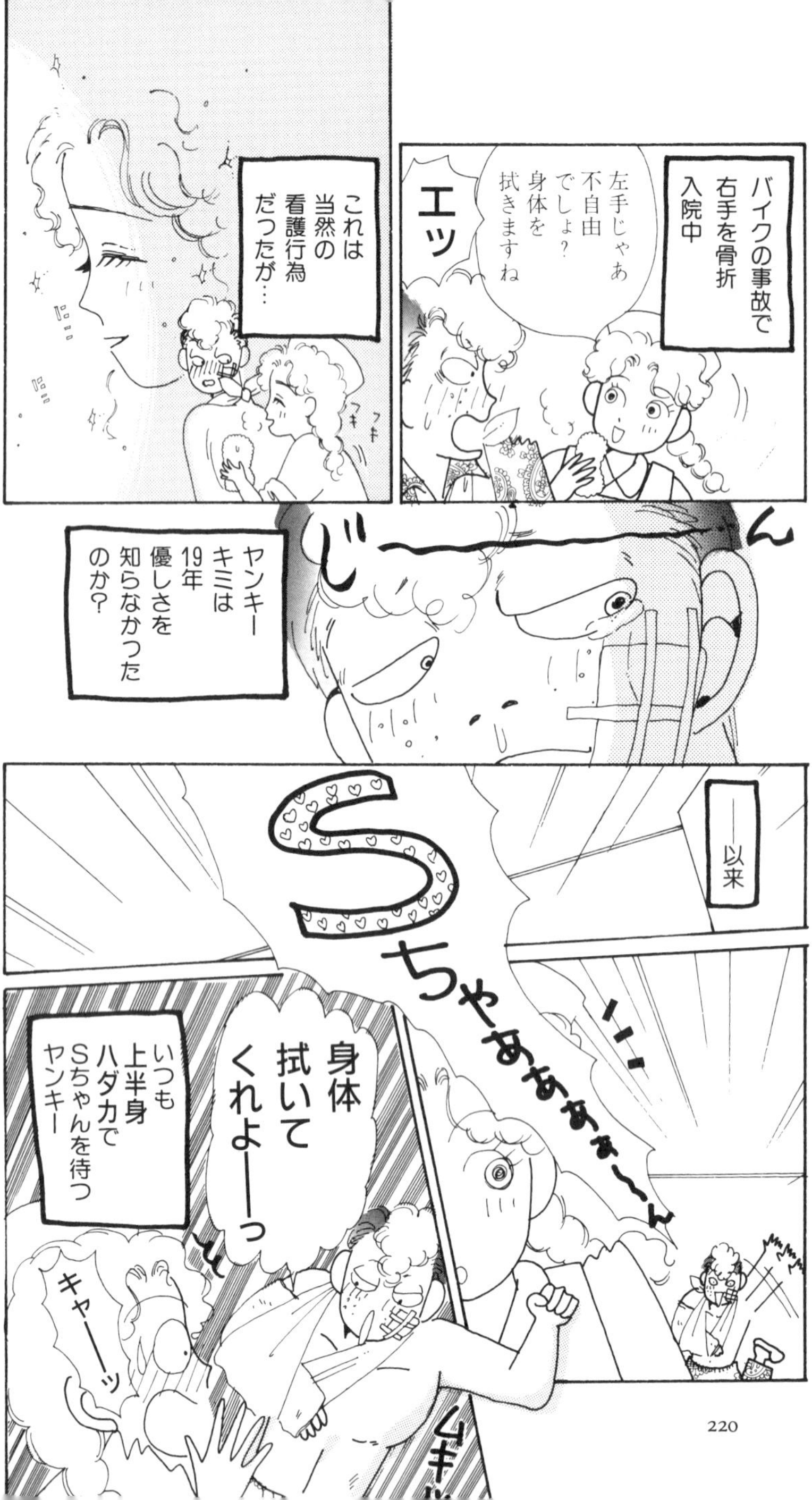

バイクの事故で右手を骨折入院中
左手じゃあ不自由でしょ？身体を拭きますね
エッ
これは当然の看護行為だつたが…
フキ フキ
じ————ん
ヤンキーキミは19年優しさを知らなかったのか？
——以来
Sちゃあああぁ〜ん!!
身体拭いてくれよ——っ
いつも上半身ハダカでSちゃんを待つヤンキー
キャ——ッ
ムギ

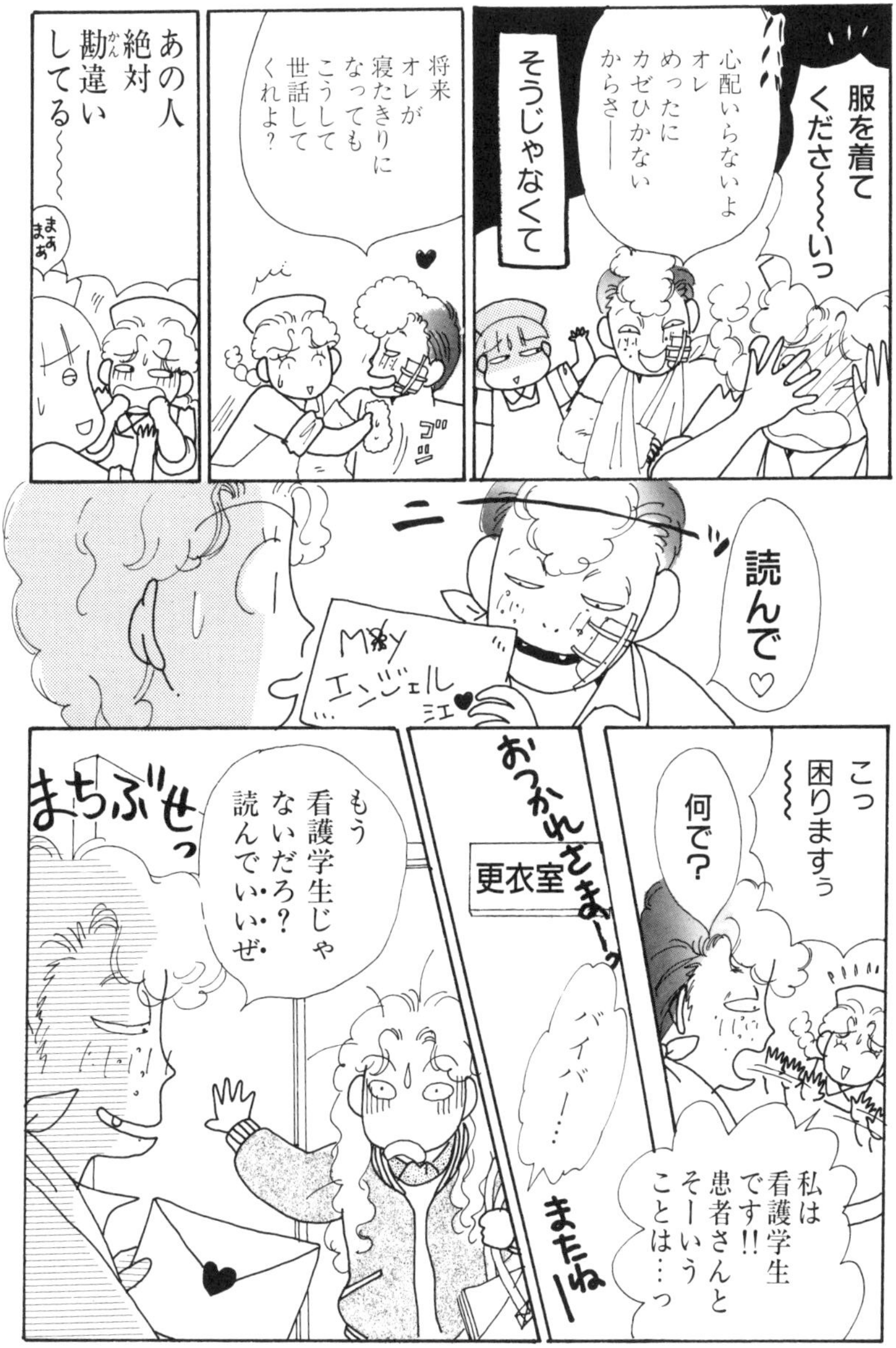
服を着てくださ〜〜〜いっ
心配いらないよ オレ めったに カゼひかない からさ——
そうじゃなくて
将来 オレが 寝たきりに なっても こうして 世話して くれよ？
ゴゴ
あの人 絶対 勘違《かん》い してる〜〜〜
まぁ まぁ
読んで♡
エンジェル江♥
こっ 困りますぅ
何で？
私は 看護学生 です!! 患者さんと そーいう ことは…っ
おつかれさまーっ
更衣室
バイバーイ……
またねー
まちぶせっ
もう 看護学生じゃ ないだろ？ 読んでいいぜ

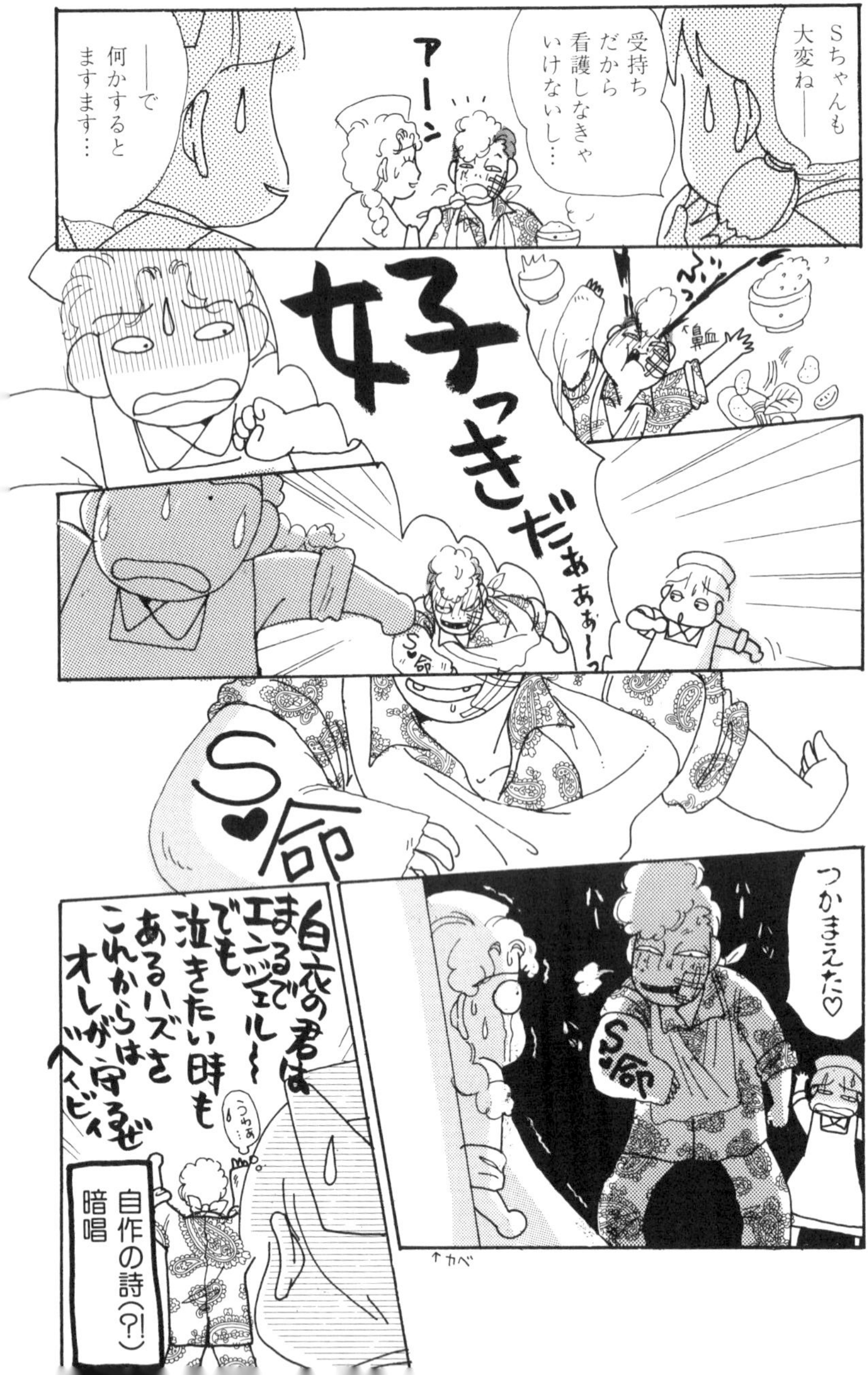

Sちゃんも大変ね——
受持ちだから看護しなきゃいけないし…
アーン
——で何かするとますます…
ぶりっ
鼻血
好っきだぁぁぁ〜っ
S♥命
つかまえた♡
S命
↑カベ
白衣の君は
まるでエンジェル〜
でも
泣きたい時も
あるハズさ
これからは
オレが守るぜ
ベイビィ
うらあ…
自作の詩(?!)暗唱

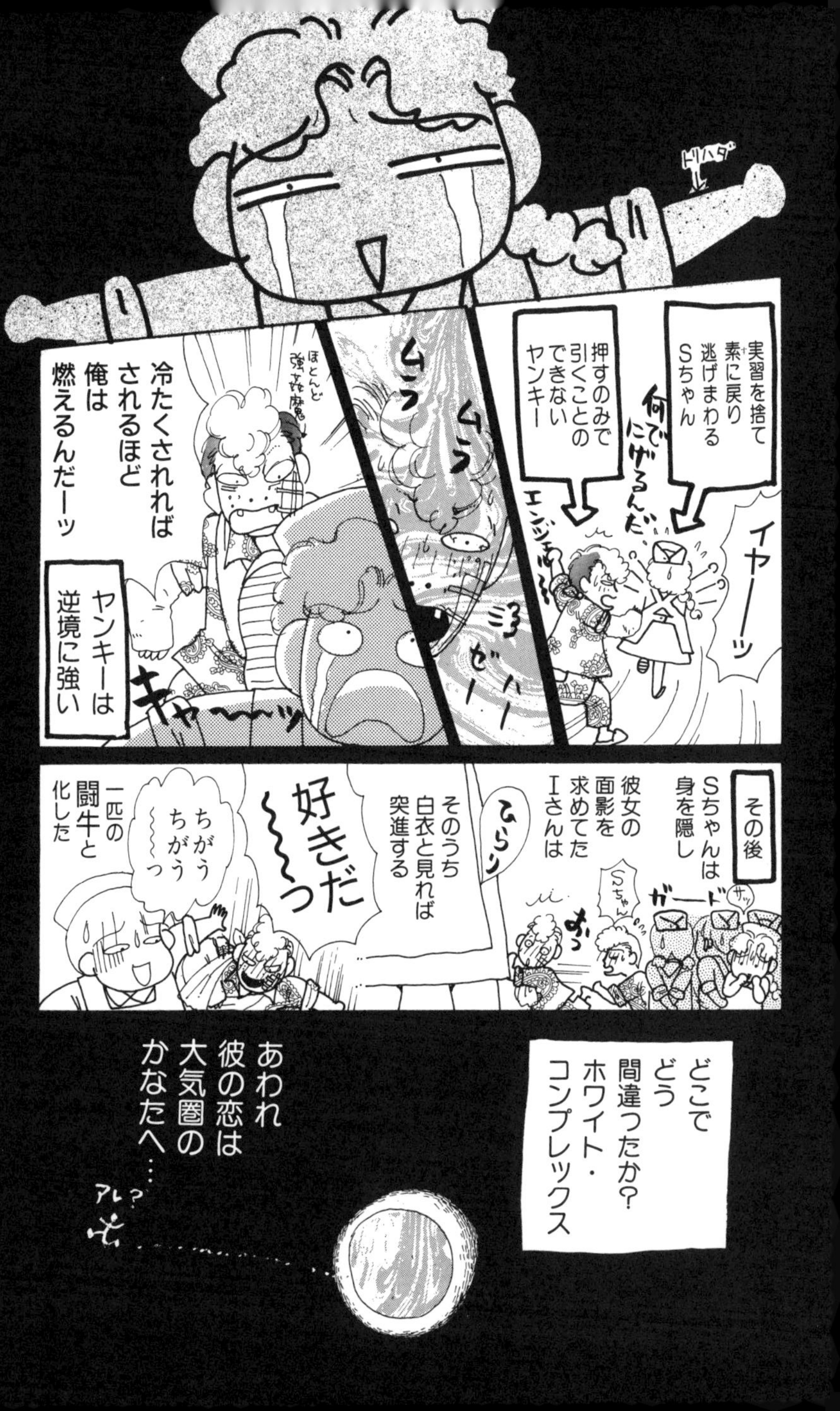
ドリハダ
実習を捨て
素《す》に戻り
逃げまわる
Sちゃん
何でにげるんだ
イヤーーッ
押すのみで
引くことの
できない
ヤンキー
エンジェル～
ムう
ムう
ぜハー
ほとんど
強姦魔
冷たくされれば
されるほど
俺は
燃えるんだーッ
ヤンキーは
逆境に強い
キャ～～～ッ
その後
Sちゃんは
身を隠し
彼女の
面影を
求めてた
Iさんは
ガードッ
Sちゃん
そのうち
白衣と見れば
突進する
ひらッ
好きだ～～っ
一匹の
闘牛と
化した
ちがう
ちがう
～～っ
どこで
どう
間違ったか？
ホワイト・
コンプレックス
あわれ
彼の恋は
大気圏の
かなたへ…
アレ？

ナースでもバレンタイン

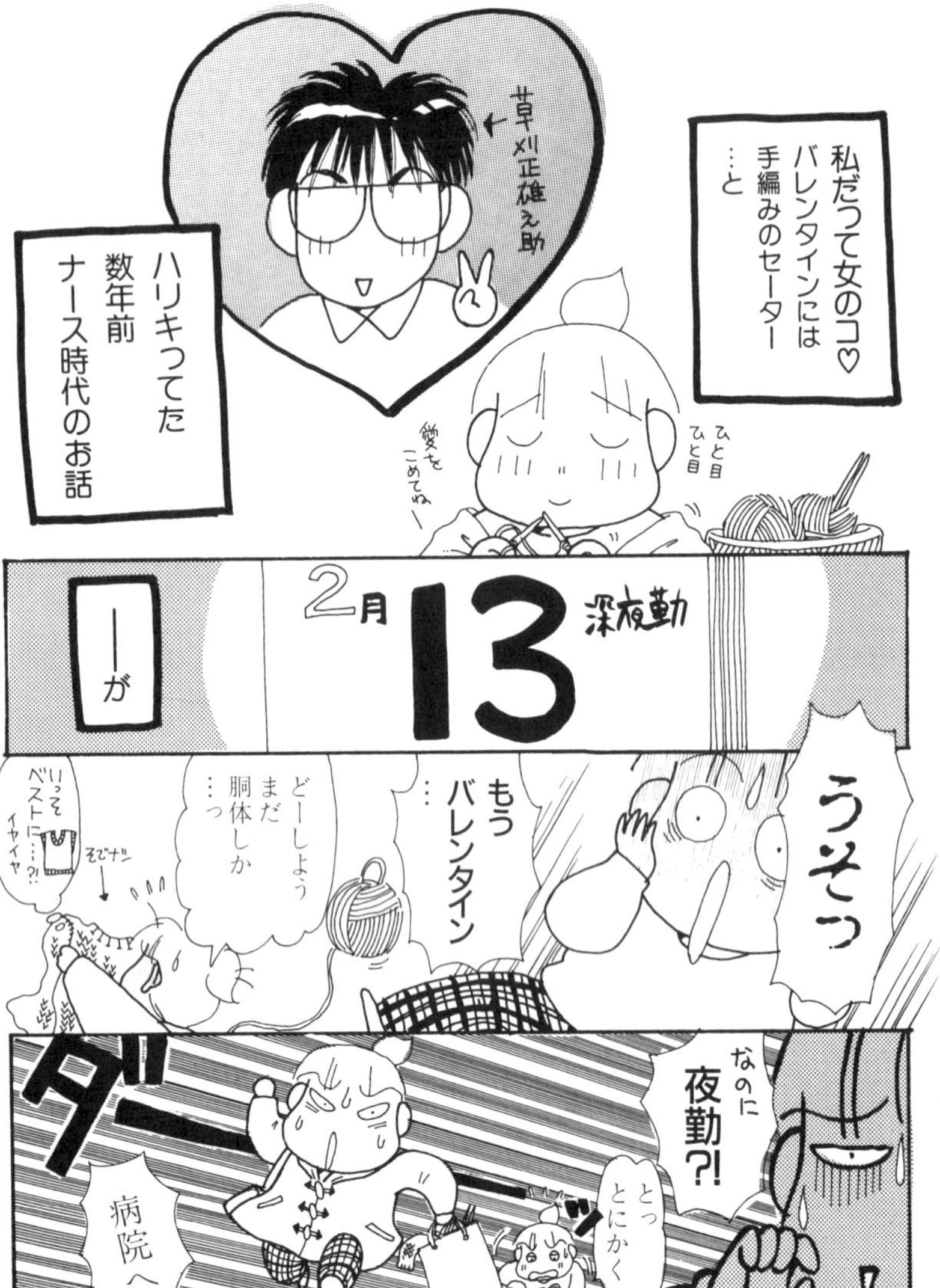

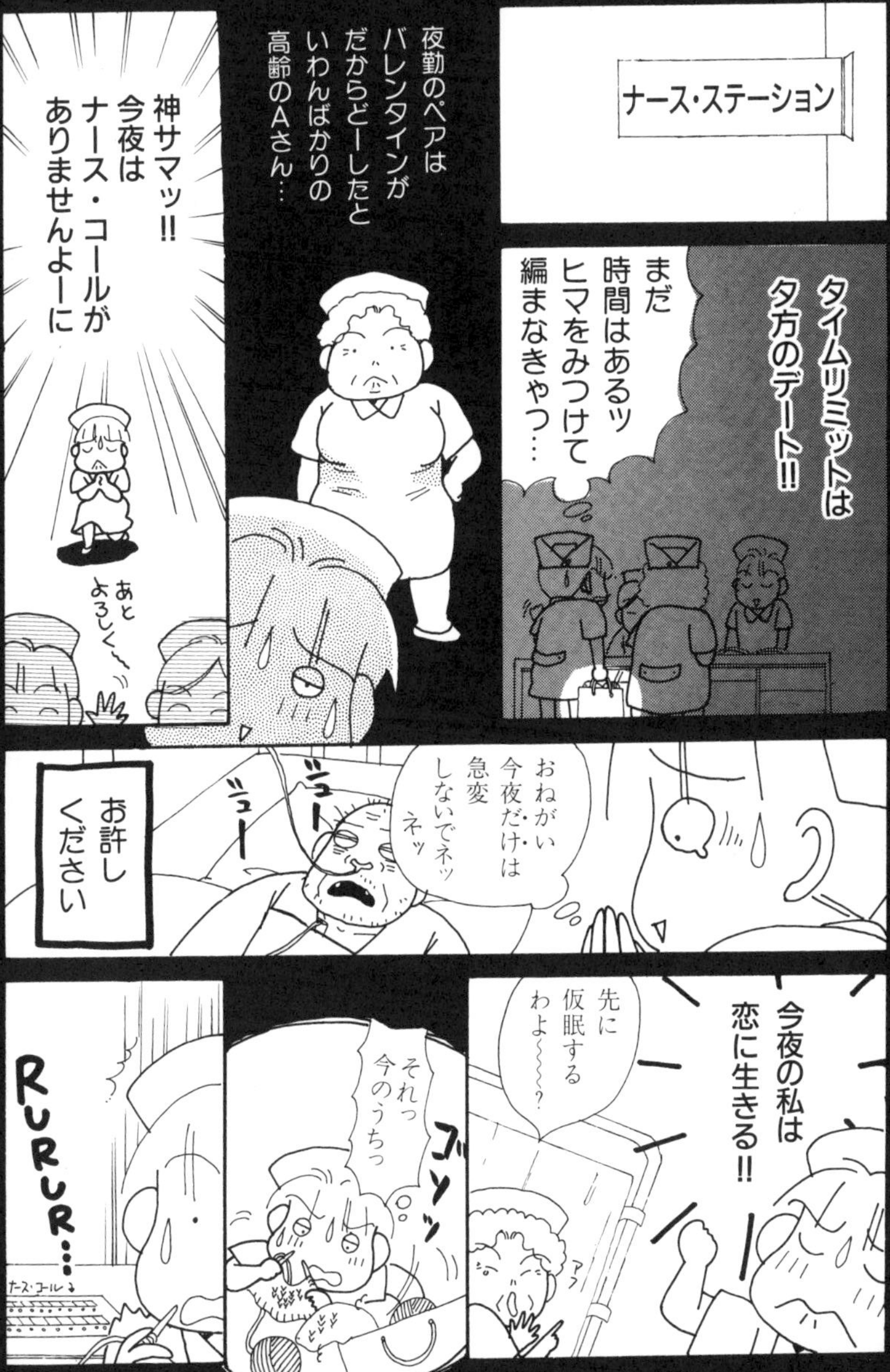
ナース・ステーション
タイムリミットは夕方のデート!!
まだ時間はあるッ ヒマをみつけて編まなきゃっ…
夜勤のペアはバレンタインがだからどーしたといわんばかりの高齢のAさん…
神サマッ!! 今夜はナース・コールがありませんよーに
あとよろしく〜〜
おねがい今夜だけは急変しないでネッ
ネッ
シュー
シュー
お許しください
今夜の私は恋に生きる!!
先に仮眠するわよ〜〜〜?
アフ
ゴソッ
それっ今のうちっ
RURUR…
ナース・コール→

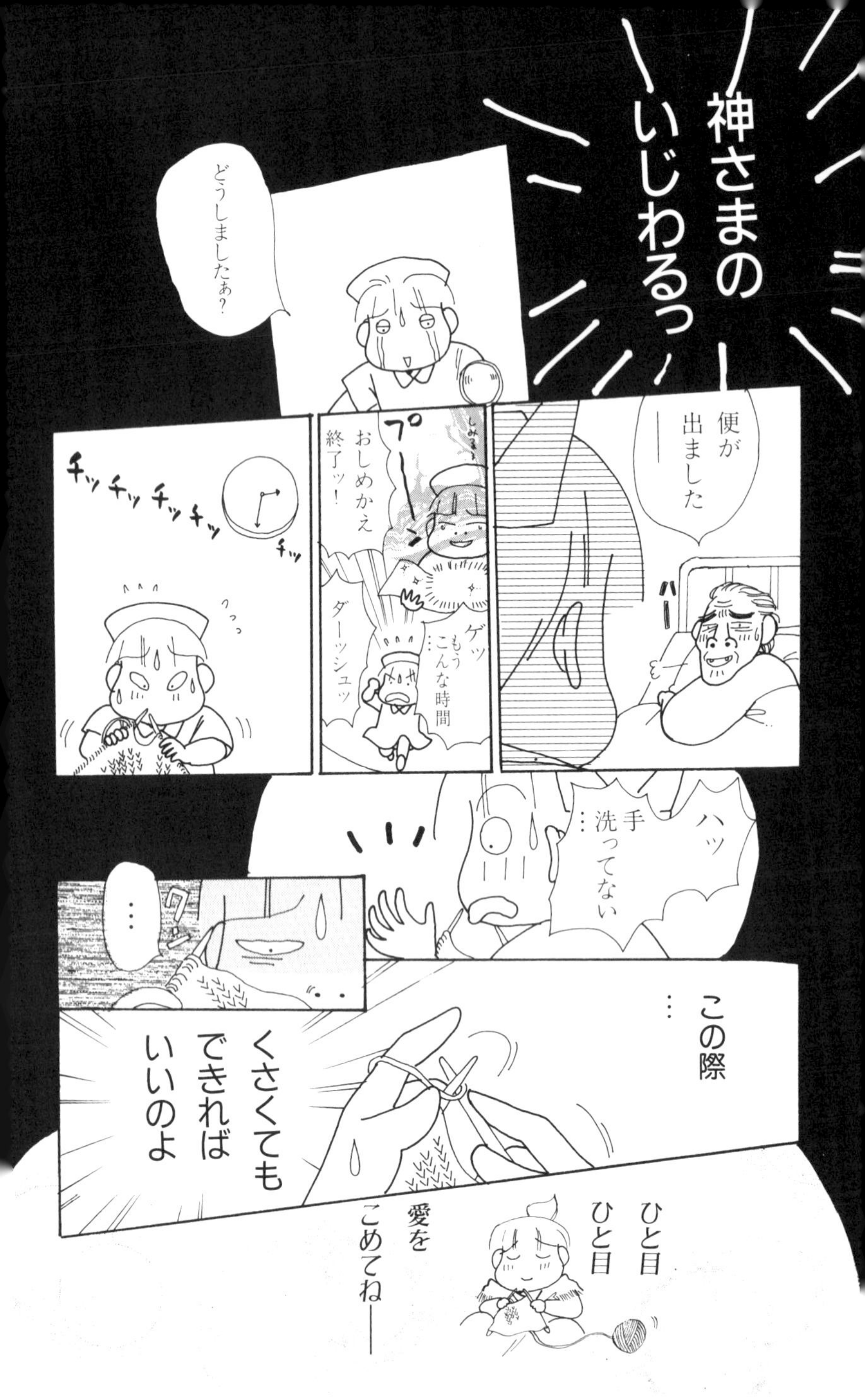
神さまのいじわるっ
どうしましたぁ?
便が出ました――
ハー
プーーン
おしめかえ終了ッ!
ダーッシュッ
ゲッもうこんな時間…
チッチッチッチッチッ
チッ
ハッ
手洗ってない…
…
この際…
くさくてもできればいいのよ
ひと目ひと目
愛をこめてね――

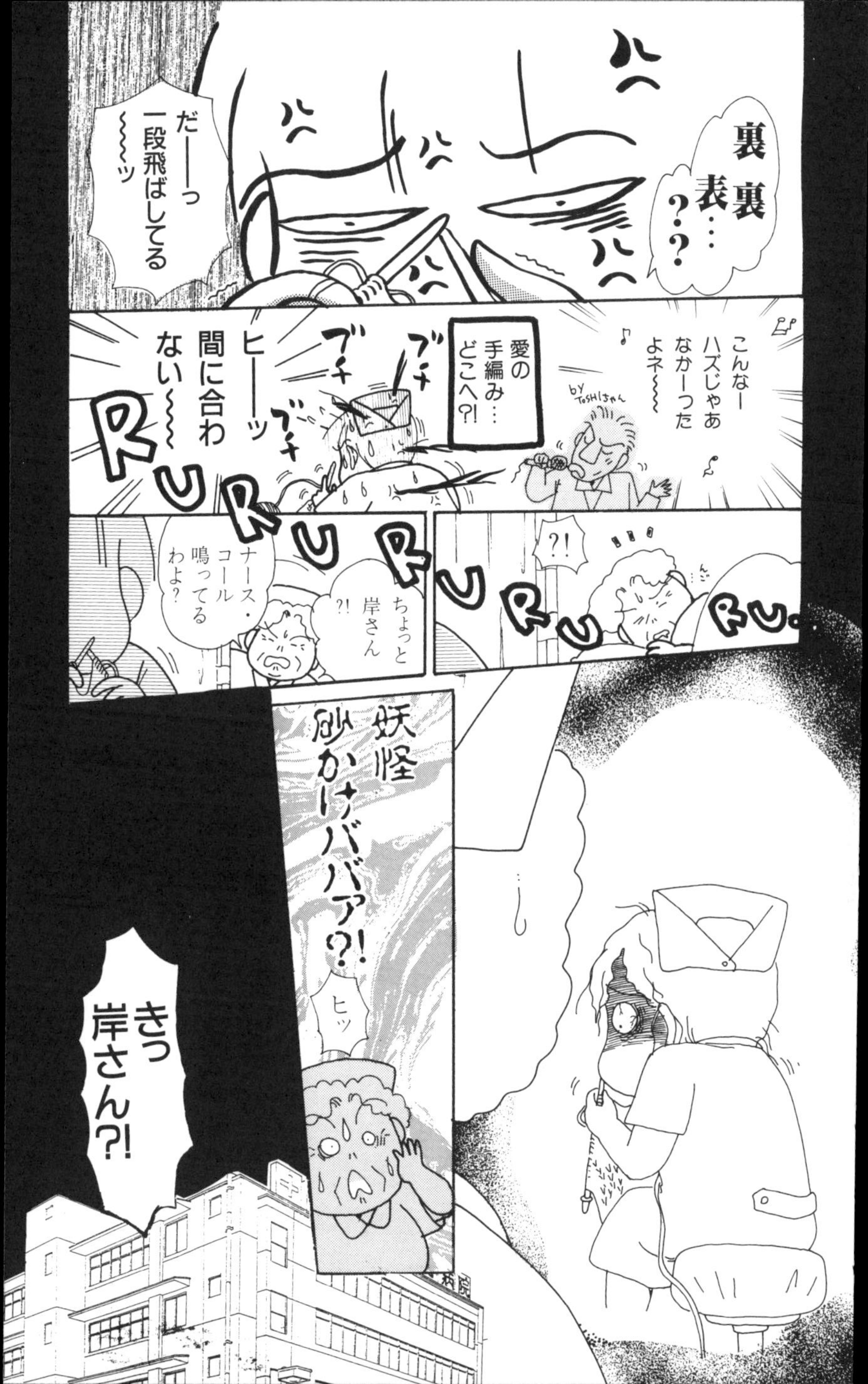
裏裏表……??
だーーっ一段飛ばしてる〜〜〜ッ
こんなーハズじゃあなかーつたよネ〜〜
by TOSHIちゃん
愛の手編み…どこへ?!
ブチ
ブチ
ブチ
ブチ
ヒーーッ
間に合わない〜〜〜
RURURURURU…
?!
ちょっと岸さん?!
ナース・コール鳴ってるわよ?
妖怪砂かけババア?!
ヒッ
きっ岸さん?!
病院

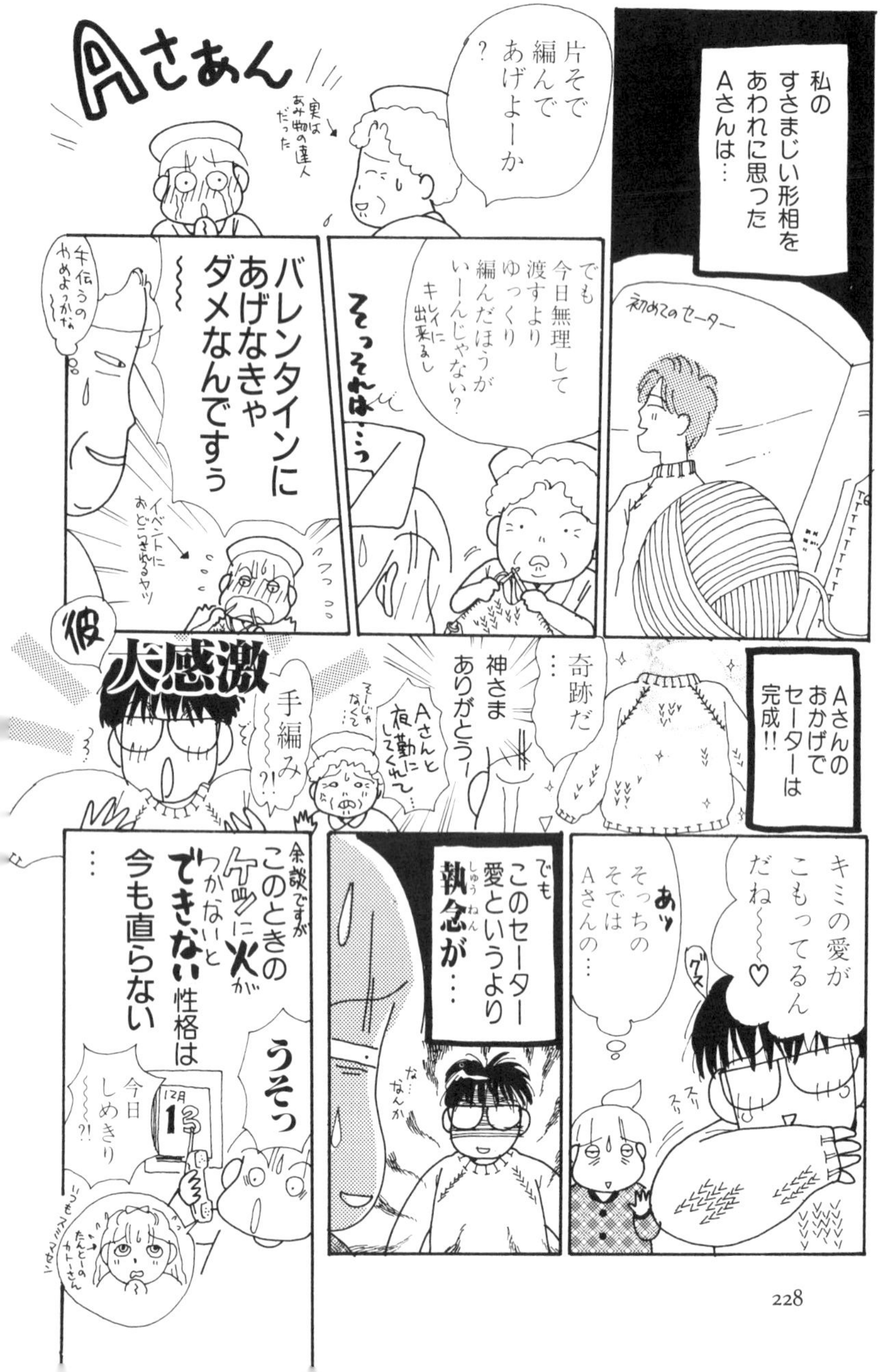
私のすさまじい形相をあわれに思ったAさんは…
初めてのセーター
片そで編んであげよーか？
実はあみ物の達人だった
Aさぁん
でも今日無理して渡すよりゆっくり編んだほうがいーんじゃない？
キレイに出来るし
そっそれは…っ
バレンタインにあげなきゃダメなんですぅ〜〜
手伝うのやめよっかな〜
イベントにおどらされるヤツ
Aさんのおかげでセーターは完成!!
奇跡だ…
神さまありがとう！
Aさんと夜勤にしてくれて…
そーじゃなくて…
手編み〜〜?!
彼 大感激
キミの愛がこもってるんだね〜〜♡
グス
あっそっちのそではAさんの…
スリスリ
でもこのセーター愛というより執念《しゅうねん》が…
な…なんか
余談ですがこのときのケツに火がつかないとできない性格は今も直らない…
うそっ
今日しめきり〜〜?!
12月 13
たんとーのカトーさん
いつもスミマセン

メダカの勘平さん

内科病棟に、入れ墨者のじいさんがいた。若い頃は相当の遊び人だったらしく、放蕩《ほうとう》生活がたたって、カルテの家族歴の欄は真っ白、七二歳にして独身、親、兄弟ナシの孤立無縁、天涯孤独の身の上だ。

これだけ聞くと、どんなコワモテのじい様かと思うが、勘平さんはみんなに愛されていた。

「勘平さんが昔不良だったなんて信じられない、って岸さんも言ってるよ」

病棟勤め十数年の超先輩ナースが、勘平さんに問いかける。勘平さんはニコニコ笑いながら、超先輩ナースのさし出すスプーンの上のキザミ魚をモグモグする。

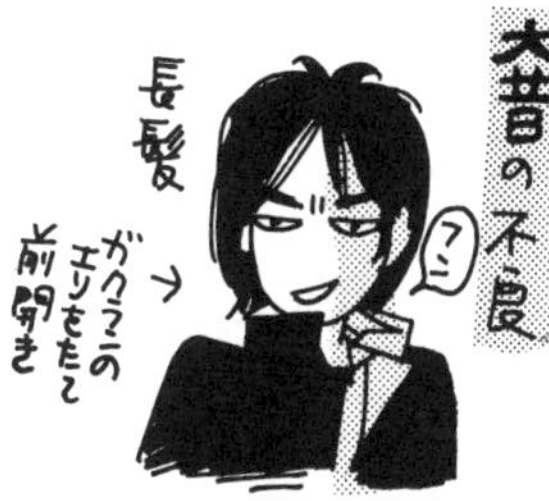
大昔の不良
長髪
ガクランのエリをたてて前開き
フン

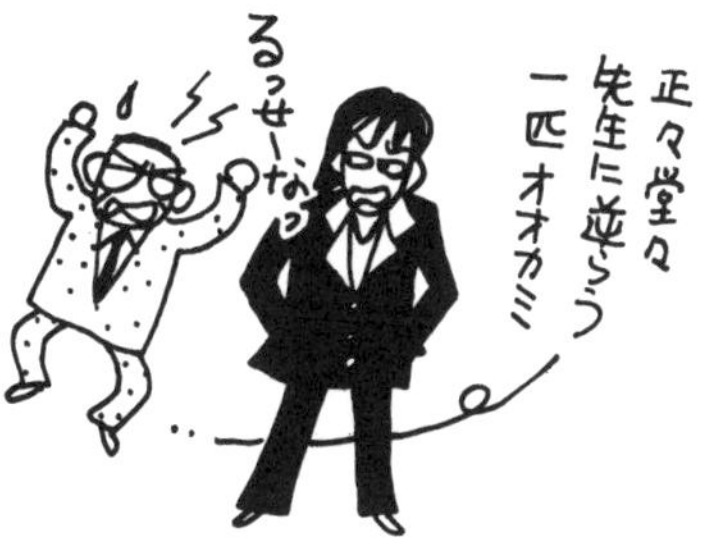
正々堂々先生に逆らう一匹オオカミ
るっせーなっ

「本当にもう、すっかりボケちゃってねえ。一〇年前交通事故で入院してきた時は、やさぐれた感じでさあ、目つきも悪くて。それが事故の後遺症で、だんだんしゃべれなくなって、動けなくなって、すっかり毒気が抜けちゃったわね」

勘平さんは、みそ汁をズルズル。

「聞いてんの?」

口の端から、ごはん粒がポロポロ。あわてて拾おうとするが、手は麻痺《まひ》してうまく動かず、転がるごはん粒を目で追うしかない。

「勘平さんの話してるっていうのに、ちっともわかんないんだから」

超先輩ナースは、肩をすくめるようなしぐさの後、思い出したように、

「そうそう、この人の腕の入れ墨、コレ、何だと思う?」

勘平さんの腕の付け根のあたり、直径三センチの青インクの染みを指さした。これが勘平さんの極悪入れ墨か……?

「竜よ、竜!」

どう見たって、メダカだった。

「笑っちゃうでしょ? これね、若い頃イキがって入れてみたんだけど、

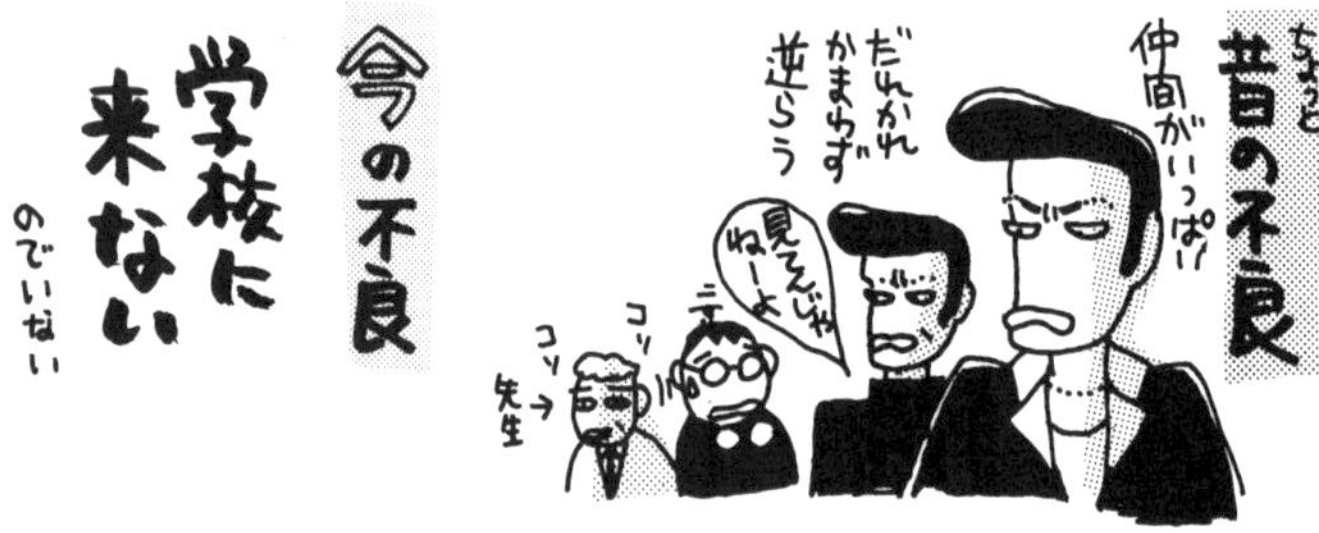
ちょっと
昔の不良
仲間がいっぱい!
だれかれかまわず逆らう
見てんじゃねーよ
ニヤ
コッ
コツ
先生
今の不良
学校に来ない
のでいない

あまりの痛さにやめちゃったんだって。情けないわよねえ、勘平さん？」

自分の恥ずかしい過去を肴《さかな》にされて笑われても、勘平さんはマイペース。

「フォッフォッ」

口をパクパクさせて、さも楽しそうに笑う。

「やだわ。この人、つられて笑ってる。ちょっと勘平さん、何がおかしいのかわかってんの？」

超先輩ナースの言葉に、勘平さんは目をキョトキョト回す。そして歯のない口で、歯肉を満面にうかべて、ニーッと笑う。

勘平さんの笑顔は子供のようなのだ。事故で陥没したままになっているいびつな側頭部でさえ、痛々しいというより、ユーモラスで、愛敬《あいきょう》さえある。

「いっつもニコニコと、気楽でいーねぇ。じーさん、オレも早くボケてえよ」

通りがかりに、そう声をかける患者さんもいた。

今日も病棟は、ナース・コールの花盛りだ。患者さんの「あーしてくれ」

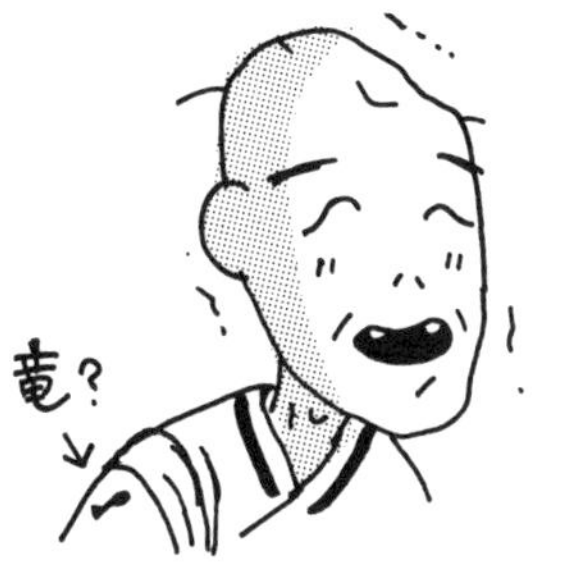

「こーしてくれ」がてんこ盛り。その「してくれ節《ぶし》」に、ほとほとウンザリすると、私は勘平さんに会いたくなる。

「勘平さん、具合どう？」

聞いてもしゃべれない勘平さんは、ただニーと笑う。私たちの間には静けさがただよい、私は深いため息の後、

ボ――――。

勘平さんの横で、何だかちがうことを考えている。そんな私を、勘平さんは怒らない。何もしゃべれない勘平さんは、ただ笑っている。

（これって、ヒドイかな）

他の患者さんのように、無理して世間話をする必要もなく、「してくれ節」を聞かされることもない。勘平さんといると、楽なのだ。

（だいたい、患者さんは、しゃべり過ぎだと思わない？）

（自分の意志を持ち過ぎてるのよねっ）

などと、ナースにあるまじき、暗黒の本音がでる。患者さんに振り回され、グルグル状態の私にとって、何も言わず、ニコニコ笑っている勘平さんは、オアシスだったのだ。

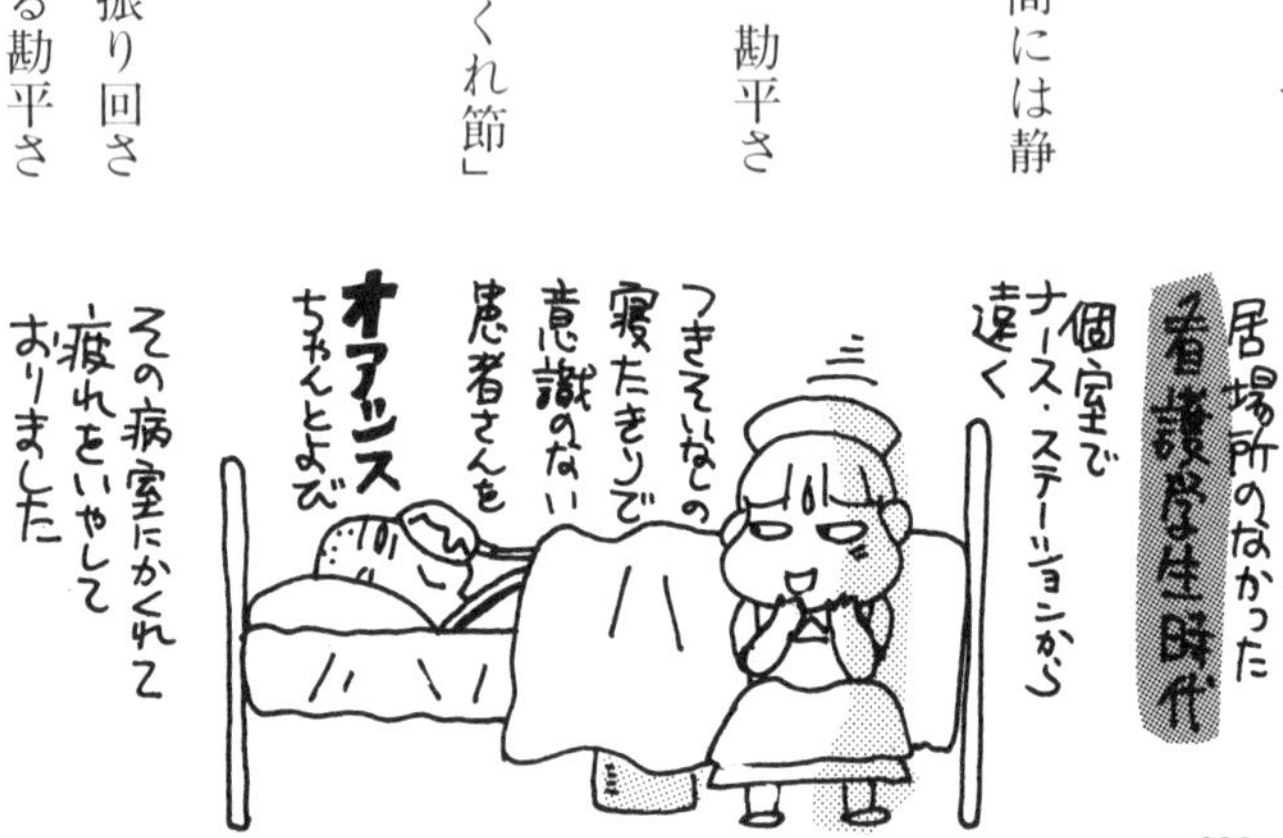
居場所のなかった
看護学生時代
個室で
ナース・ステーションから
遠く
つきそいなしの
寝たきりで
意識のない
患者さんを
オアシス
ちゃんとよび
その病室にかくれて
疲れをいやして
おりました

「じーさん、アイスクリーム買ってきてやったぜ、食うかい？」

同室の高木さんが、声をかける。

「ウッアッアー」

勘平さんは目を細めて、お辞儀だか手拍子だかわからないような、引きつった動きをする。

「ハハハッ。礼なんかいーよ」

高木さんは、アイスの包み紙を破ると、勘平さんの口許にもっていった。そのまま食べやすいように回転させてやる。

「高木さん、あとは私がかわろうか？」

声をかけると、

「いいって、いつもこーして、オレが食べさせてやってんだよ。な、じーさん」

「フーフー」

勘平さんは、うれしそうに鼻をならす。

「あらぁ、まるで親子みたいねえ」

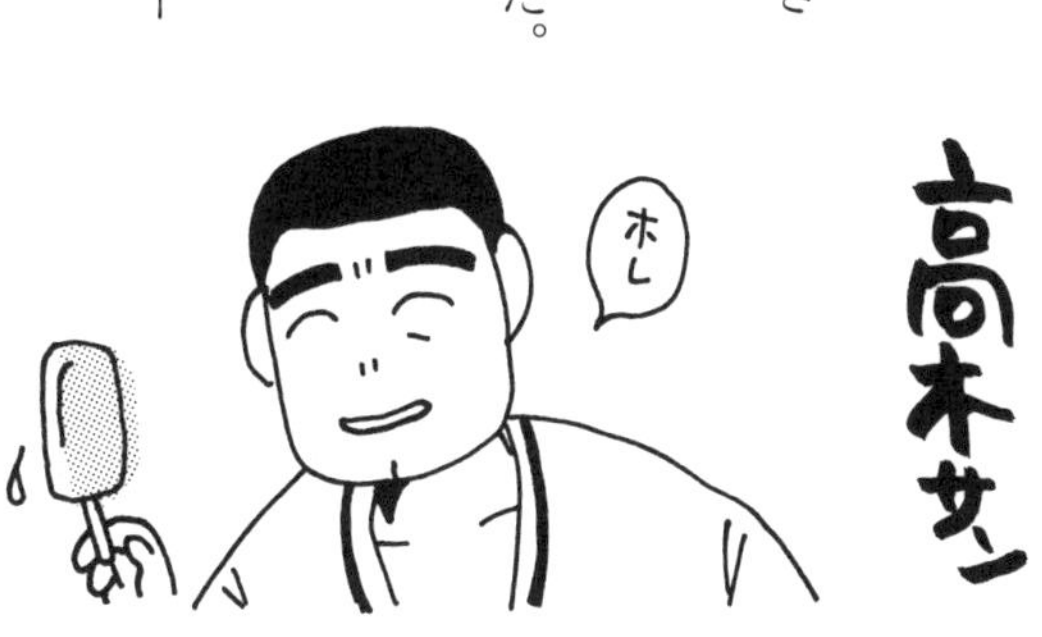

仲むつまじい様子を見た超先輩ナースがからかうと、

「やめてくれよ」

高木さんは、真っ赤になって照れた。


高木さんは、肝硬変で二か月前入院してきた患者さんだ。土気色の顔、濁った目。体格のいい身体だったが、下腹がタプタプとふくれていた。太っているワケではなく、腹水がたまっているのだ。

「長くないかもな」

医師はそう言った。もちろん本人は知らず、自覚症状をカラ元気でごまかして、病棟中を歩きまわる。「絶対安静」を聞く人ではなかった。同室の人とトラブルもあり、病室を転々とした後、勘平さんの隣のベッドに越してきたのだ。

「じーさん、桃食うか?」

「朝メシもってきたぞ」

「あーあ、ちゃんとフトンかけなきゃ、ダメだろ」

高木さんが何を言っても、勘平さんはヘラヘラと笑っている。

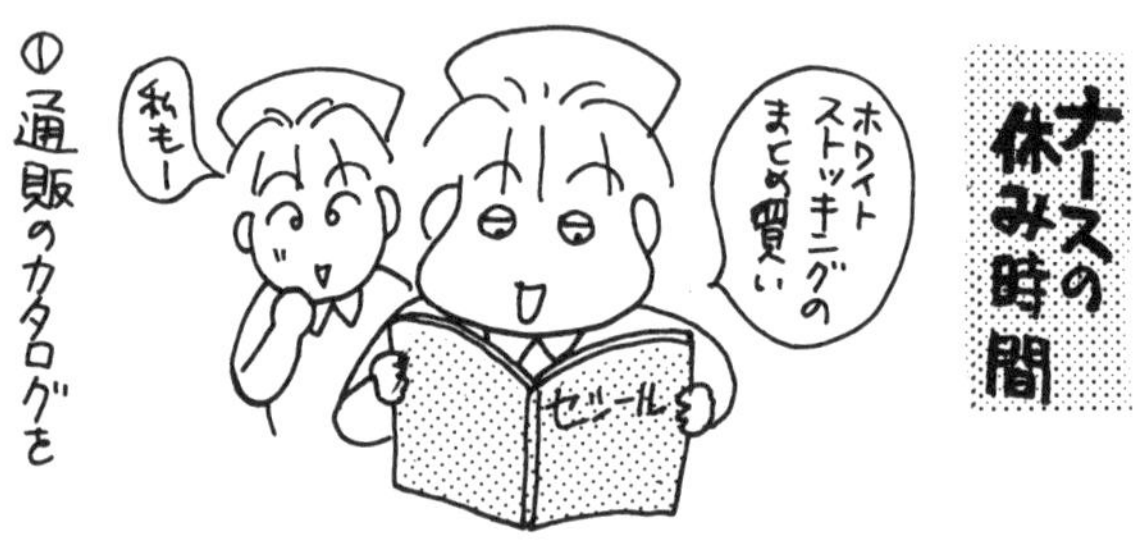
ナースの休み時間
ホワイトストッキングのまとめ買い
私もー
セシール
①通販のカタログを見る

「ったく、わかってんのかねぇ」

高木さんはブツブツ言いながらも、気がつくと、勘平さんの世話をやいていた。

「あの二人、何だか似てるわね。二人とも若い頃不良だったからかな？」

ナース・ステーションで、そんな話もでた。みんな、ほのぼのしてた。


冬も近くなったある日を境に、高木さんの容体が急変した。夜間何度も寝返りをうち、

「うー、うー」

無意識のうめき声が響く。その場しのぎの治療が続く中、高木さんはやせこけ、小さくなっていった。

ある夜、ナース・コールが鳴った。

「高木さんの病室よ」

急いでかけつけ、懐中電灯で病室を照らし、目をこらす。

「ハアッ……ハアッ」

高木さんの荒い息。下顎《したあご》を突き出すような呼吸は、かなり危ない状況だ。

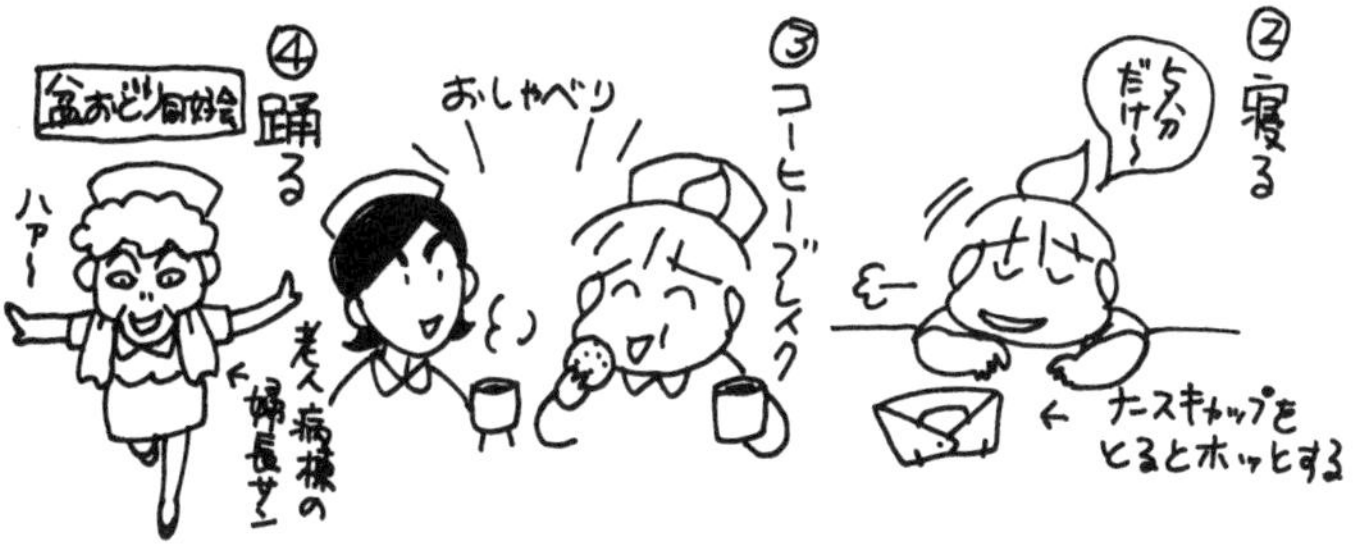

かけようとして、隣のベッドの勘平さんに気がついた。

「勘平さん？　起きてたの？　大丈夫だか……」

言いかけてハッとした。勘平さんの身体は汗でぐっしょりと濡れ、不自由な両手には、ナース・コールが握られていた。

「ウー、ウー」

勘平さんは震えながら、汗だくの顔をあげた。

「勘平さんなの⁉　勘平さんが知らせてくれたの⁉」

胸がカアッとなった。

「ありがと、ありがとね。きっと大丈夫だから」

うなされるように早口で言うと、高木さんのベッドにもどった。心電図、血管確保、気道確保……当直医の指示で、できるだけの処置がおこなわれた。こんな時いつも、助かってほしいと思って介助するのは当然だが、特に今日は、

「勘平さんのためにも」

と心から思った。いつもヘラヘラ笑って、ほとんど寝たきりで、全介助が必要な勘平さんが、麻痺した手で、汗だくで、ナース・コールをしてく

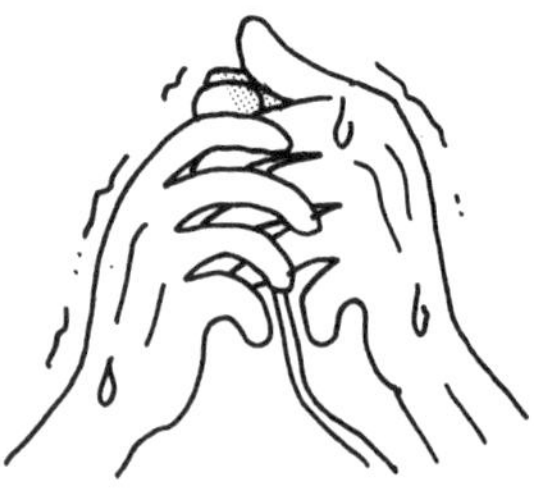

れたのだ。

「がんばって、高木さん」

知らずに声が出ていた。

「がんばって」


一時間半の救命処置もむなしく、高木さんは、亡くなった。

「死後の処置は、夜中だから処置室に移してからね。他の患者さんに悟られないように……」

超先輩ナースが耳うちする。夜勤は、ナース二人きりだ。とにかく、動かさなければならない。私たちは静かに、亡くなった高木さんのベッドを病室から出そうとした。

その時、

「うぉっ、うぉぉん」

くぐもった声が響いた。

「勘平さん?」

カーテンを開けると、勘平さんはエビのように丸くなって、身体を震わ

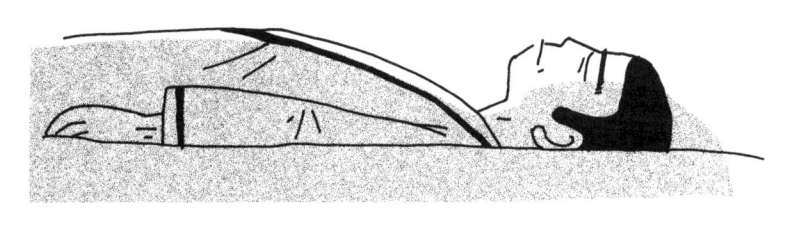

せていた。

泣いている。

ボロボロと目に一杯涙をためて、あの勘平さんが。

「へえ、この人でも、悲しいとか、わかるのねぇ」

超先輩ナースが、感心したように言った。


勘平さんは、手のかからない患者さんだった。いつも笑ってる。しゃべれないので、めんどーな要求もしない。面とむかって、

「ボケてる」

と言われても、怒ったりしない。「してくれ節」大流行の病棟の中で、唯一それを歌わないでいてくれる人だった。だから、安心して勘平さんのそばにいられた。そばにいながら、勘平さんのことなら考えなくてもいいなんて、思ってたのかもしれない。あの時、勘平さんは、高木さんを助けたくて、ナース・コールを押した。そして、失って悲しくて泣いたのだ。当たり前のことだ。当たり前の感情なのに、私は勘平さんにはないとでも思っていたのだろうか。

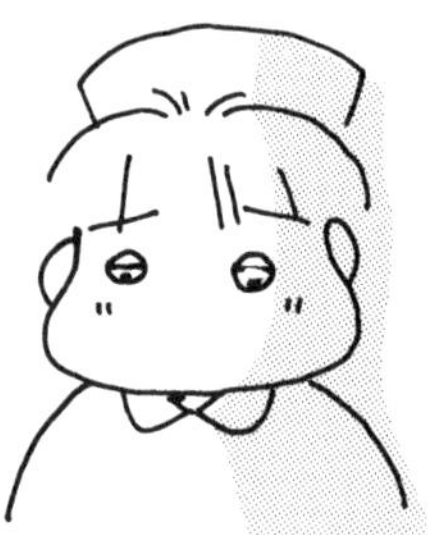

次の朝、勘平さんはご飯を食べなかった。

「さみしいね……？」

聞くと、肩を震わせて泣いた。

若い頃、グレて入れ墨をいれた勘平さん。あまりの痛さにリタイヤした、メダカの心臓の勘平さん。六〇歳過ぎてもチンピラで、着のみ木の実ナナ人生だった勘平さん。ただニコニコしてるだけじゃなく、そういう味のある、おじいさんだったのだ。

「勘平さんは、ちっともボケてないよ。高木さんはそのこと、わかってたんだね、きっと」

勘平さんは、不自由な手で涙をふき、ガクガクッと肩をゆすって、こくんと頭を下げた。

うなずいたんだと、思う。

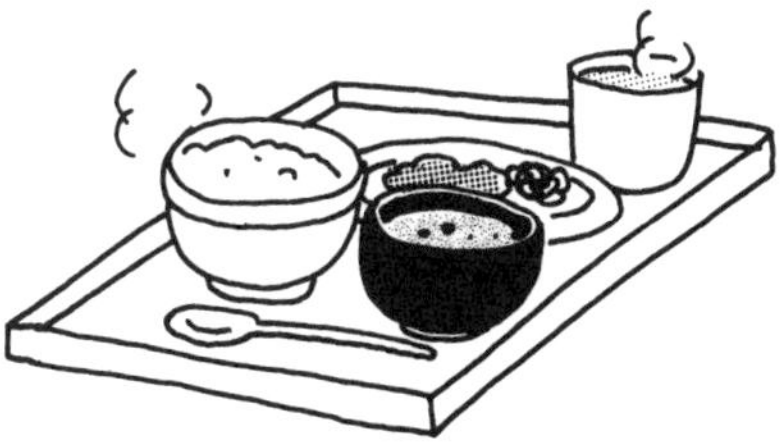

2週間の奇跡

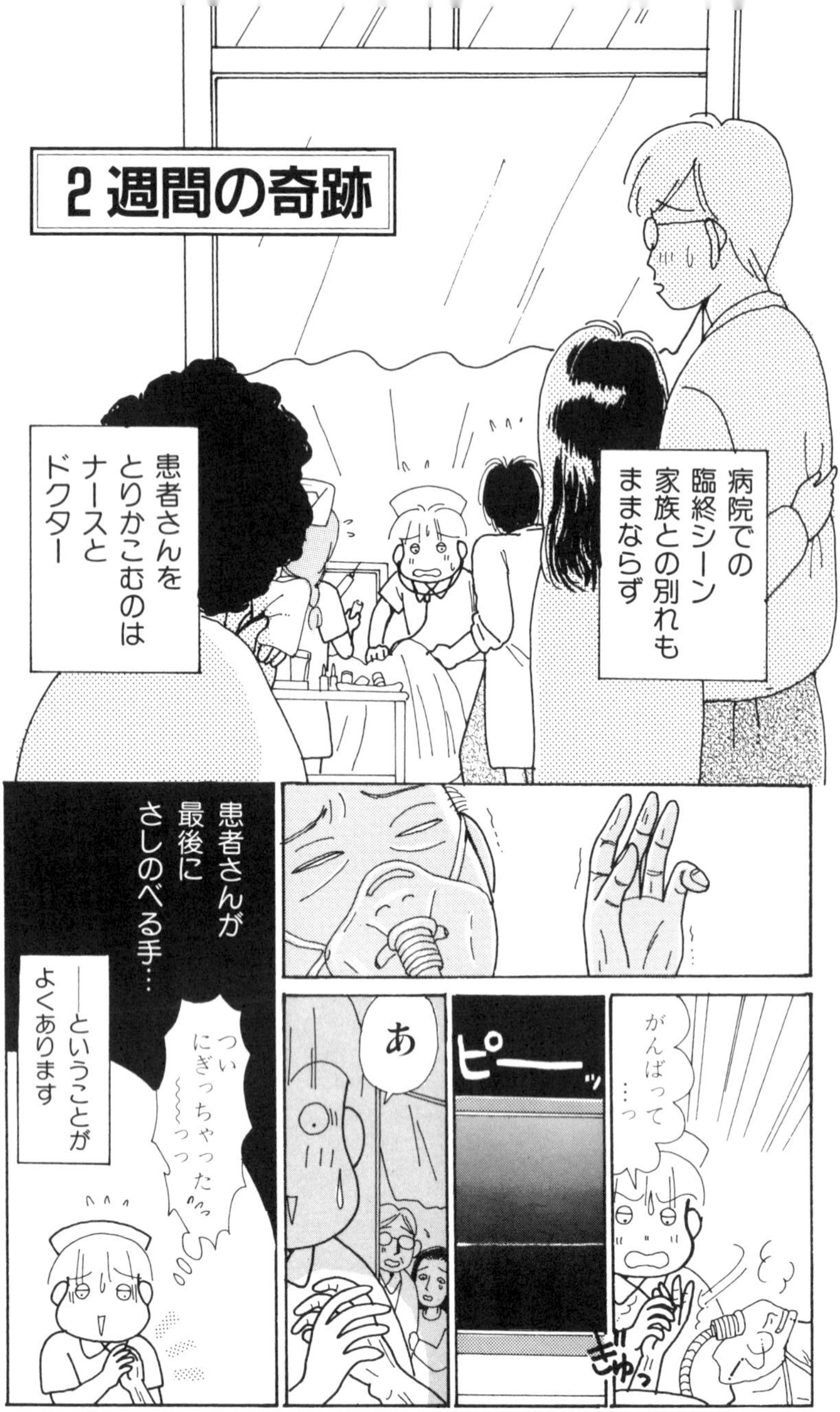

病院での
臨終シーン
家族との別れも
ままならず
患者さんを
とりかこむのは
ナースと
ドクター
患者さんが
最後に
さしのべる手…
あ
ピーーッ
がんばって
…っ
ぎゅっ
——ということが
よくあります
つい
にぎっちゃった
〜〜っっ

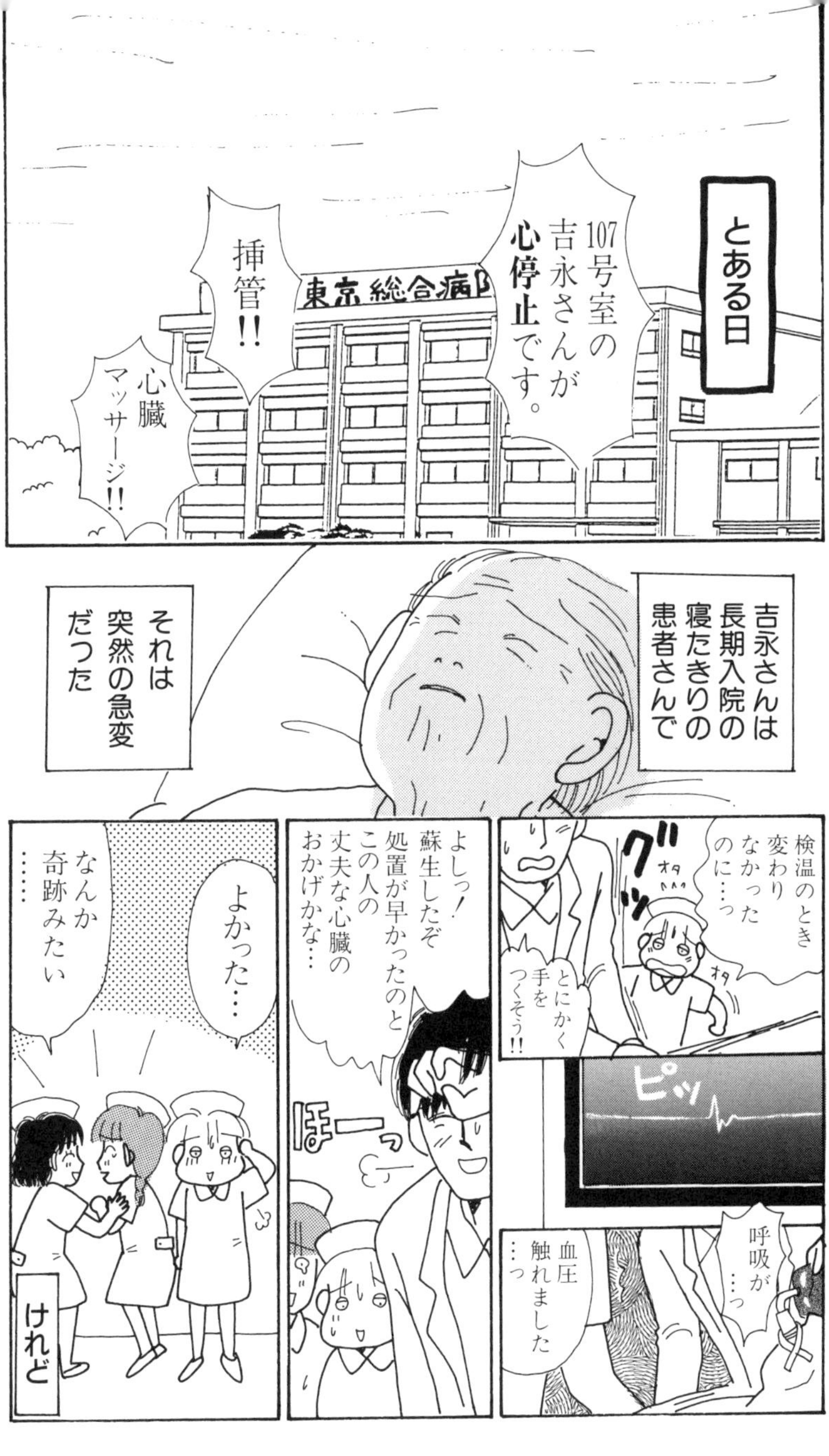
とある日
107号室の吉永さんが心停止です。
挿管!!
心臓マッサージ!!
吉永さんは長期入院の寝たきりの患者さんで
それは突然の急変だった
検温のとき変わりなかったのに…っ
グッ
とにかく手をつくそう!!
ピッ
呼吸が…っ
血圧触れました…っ
よしっ! 蘇生したぞ 処置が早かったのとこの人の丈夫な心臓のおかげかな…
ほーっ
よかった…
なんか奇跡みたい……
けれど

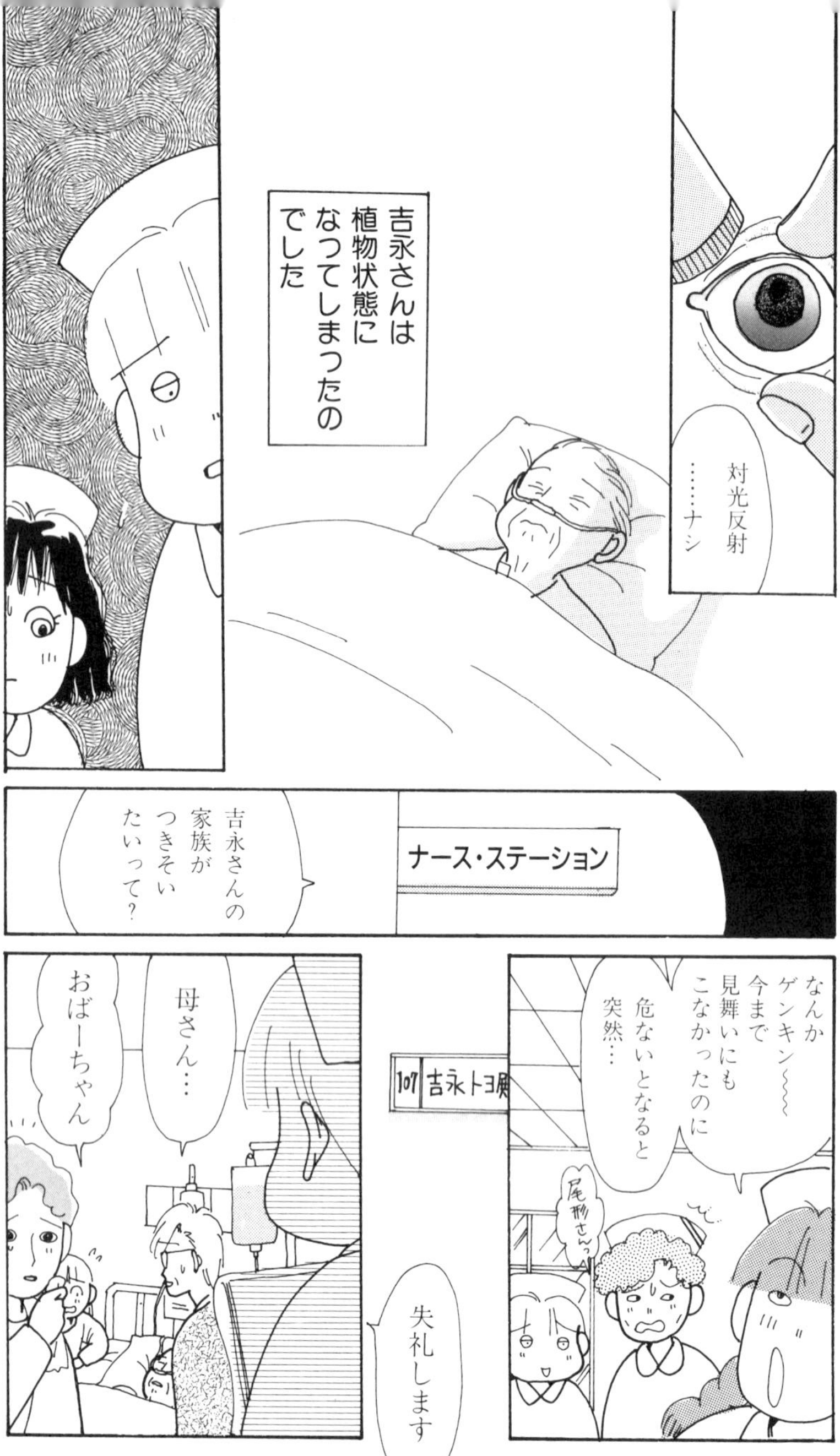
対光反射……ナシ
吉永さんは植物状態になってしまったのでした
ナース・ステーション
吉永さんの家族がつきそいたいって？
なんかゲンキン〜〜〜 今まで見舞いにもこなかったのに
危ないとなると突然…
107 吉永トヨ
尾形さんっ
失礼します
母さん…
おばーちゃん

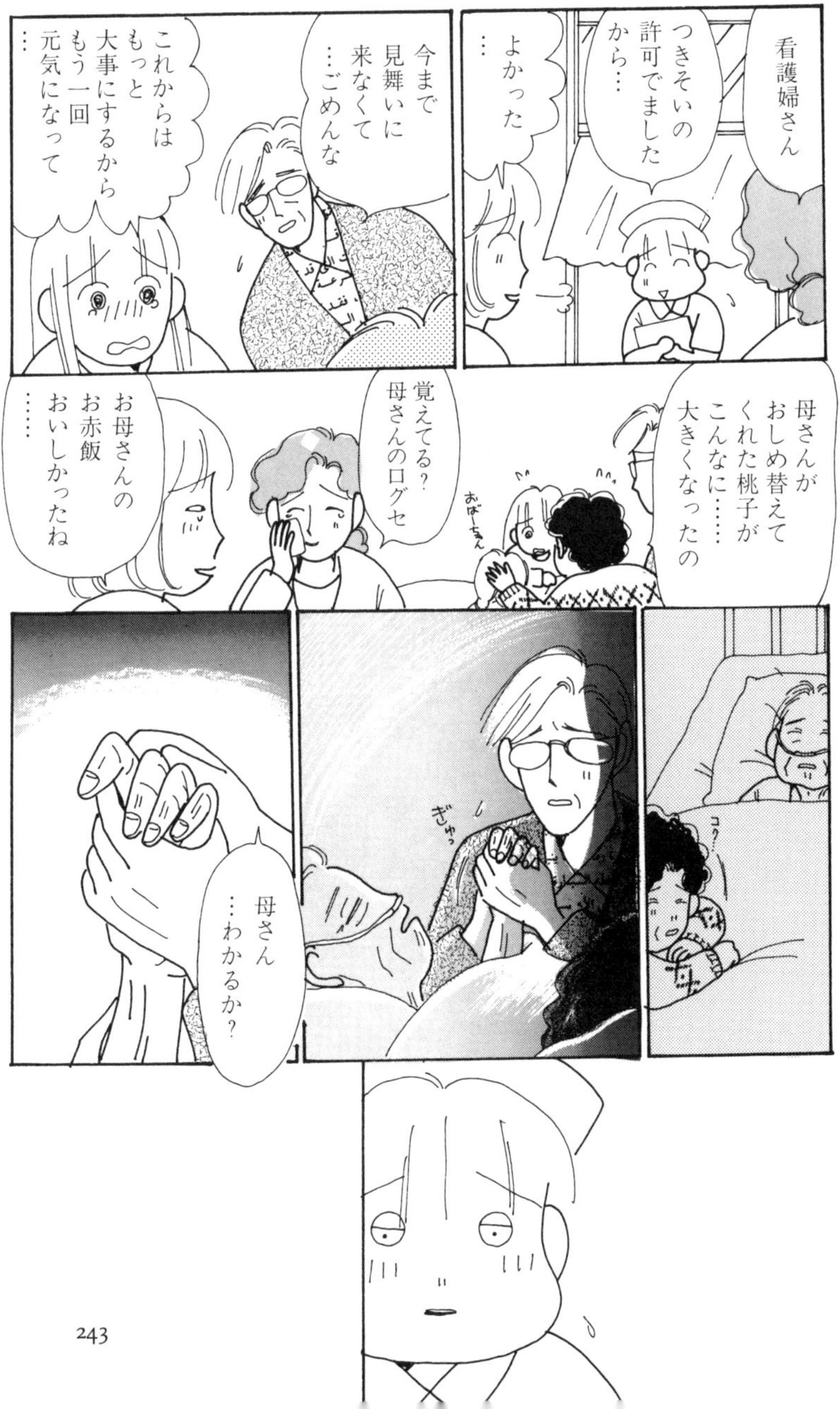
看護婦さん
つきそいの許可でましたから…
よかった…
今まで見舞いに来なくて…ごめんな
これからはもっと大事にするからもう一回元気になって…
母さんがおしめ替えてくれた桃子がこんなに……大きくなったの
おばーちゃん
覚えてる? 母さんの口グセ
お母さんのお赤飯おいしかったね……
ぎゅっ
母さん…わかるか?

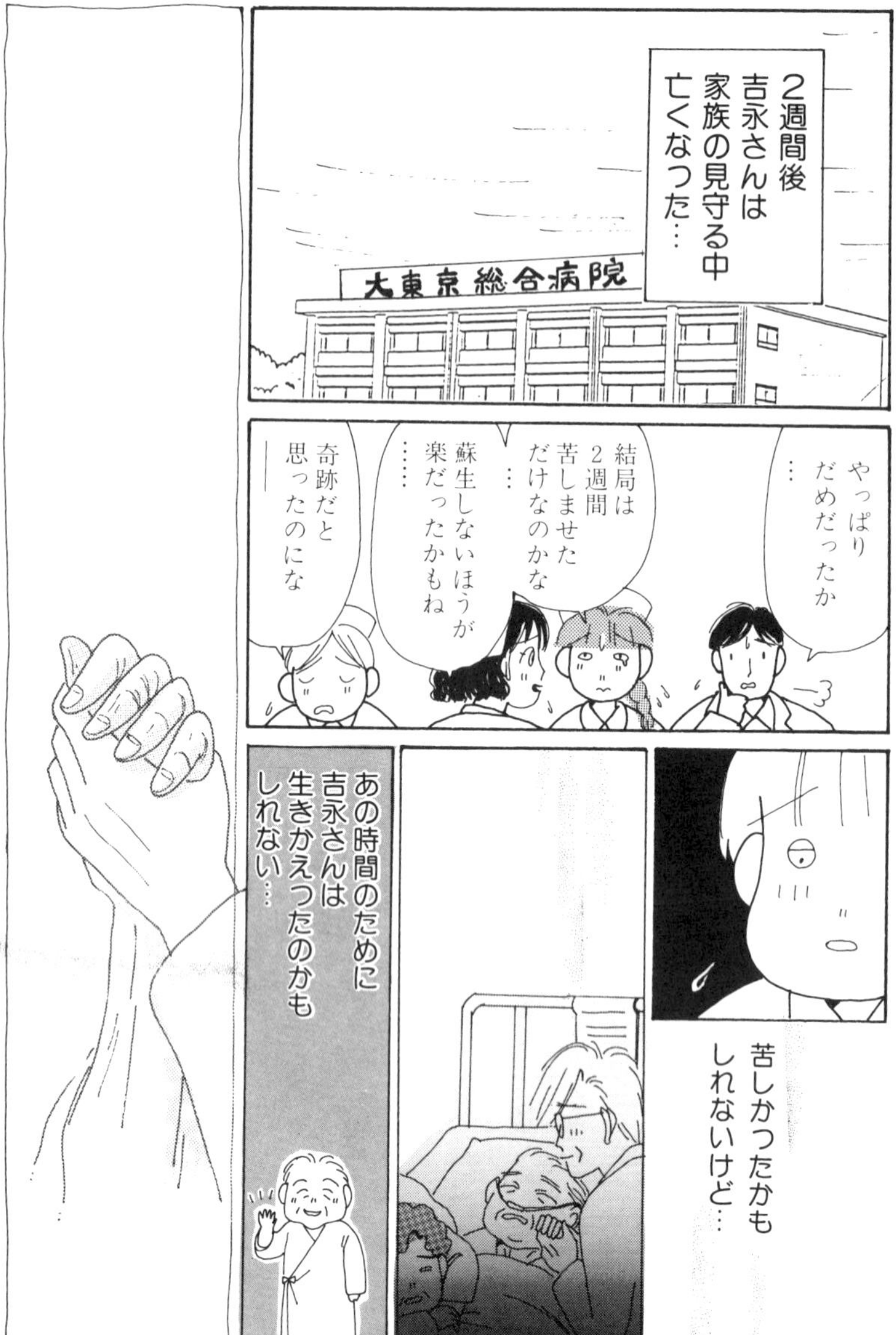
2週間後 吉永さんは 家族の見守る中 亡くなつた…
大東京総合病院
やっぱり だめだったか…
結局は 2週間 苦しませた だけなのかな…
蘇生しないほうが 楽だったかもね……
奇跡だと 思ったのにな—
苦しかつたかも しれないけど…
あの時間のために 吉永さんは 生きかえつたのかも しれない…

患者さんが飛んだ日

その患者さんとは初対面だった。夜勤専門のパート・ナースの私は、今日一週間ぶりにこの病棟に来たのだった。

彼は白髪まじりの寝グセ頭を振り振り、ナース・ステーション前のエレベーターに向かっていた。手にはヨレヨレの紙袋を持っている。中には着替えや歯ブラシが雑に詰めこまれていた。

「今晩帰ります。お世話になりました」

そう言って、私に頭を下げた。そのままエレベーターに乗り込もうとするのをあわてて止めて、

「ちょっと、待って！　ここの患者さんでしょ!?　ちょっと、誰か」

私は応援のナースを呼んだ。なにせ出会いがしらで、はたしてこの人が誰なのか、病名も、本当に入院してるかどうかもわからないのだ。

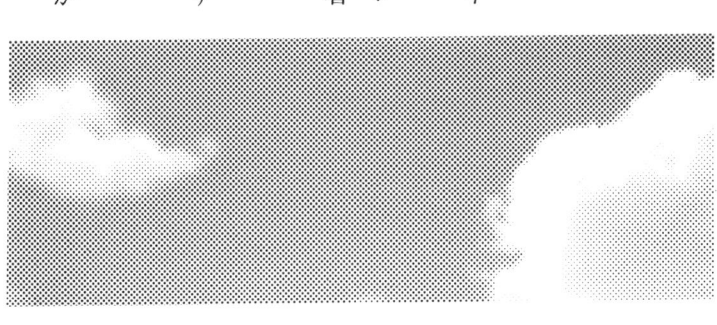

（もしかして、本当に退院する患者さんかも。でも、それにしては様子が変だ）

　私が立ちはだかると、その人は鼻までずれた度のキツそうな黒ぶちメガネの奥から私をのぞくように見て、言った。

「このままじゃダメになる」

　変な感じだった、なんだか……。

「気味悪いでしょ？　あの人」

　患者さんを病室につれて帰った後、今夜ペアを組む同い年のナースが言った。

「ちょうど、岸さんが夜勤明けの日に入院したから、知らないよね。名前は木下三郎さん。六二歳。肝炎の患者さんなんだけど、精神科に通院してたこともあるんだって。ウツ気味なのよ。入院してからずっとあんな感じ。なんかさぁ、気持ち悪くって」

「……そーだね」

　ナースに病室に連れもどされた木下さんは、説得され、しぶしぶ紙袋の中身を出した。

そのことはすべて、日勤のあいだに起こった出来事として処理され、記録された。

『午後、四時三〇分、許可を得ず離院しようとしたため、説得する。入院を続け、治療を受けることを納得した』

記録上では一応解決した形になった木下さんの事件だったが、

(なんだかなあ……)

不安な気持ちは消えなかった。

そして夜勤。表面上、木下さんはおとなしく、落ちついて見えた。紙袋の中身はすべて出され、夕食も平らげて就寝した。

(やれやれ、一安心)

忙しさにまぎれ、木下さんのことはそれきりになった。

午前五時。

私はペアのナースと交替し、ナース・ステーションの奥で仮眠をとっていた。

バタバタバタ、ペアのナースのあわてふためいた足音で目が覚めた。

「ごめん、寝過ごしちゃった?」

あわてて出ていくと、同い年のナースは青い顔で息を切らしていた。

「木下さんが、いない……」

「え?」

「どこにもいないの。今、男子トイレも病室も、全部見たんだけど」

彼女の顔が不安にゆがむ。

(嫌な感じ……)

「退院したがってたから、まさか……エレベーター?」

私たちはエレベーターを上下して全階くまなく走りまわった。けれどいない。

「もう外に出たのかも!?」

玄関まで行ってみた。夜は白々と明け、あたりにはもやが立ちこめている。

「これだけ探しても見つからないんだもの。きっと逃げちゃったのよ。この病院、毎年何人かは逃げ出す患者がいるらしいし。とにかく仕事やんなきゃ。夜明け前に採血と洗面。検温も、記録もあるし」

私たちは木下さん探しを一時保留にして、ノルマをはたすべく夜勤を続

行した。心に、重い不安を抱えながら。

夜が明けた。夜勤のノルマもほぼ終わり、私はなにげに内庭を見た。ナース・ステーションに面した内庭は、草ぼうぼうだ。朝露を含んでキラキラとした、

「!?」

そのまん中に茶色のジャンパーが見えた。

「木下さん！」

あわててかけよった。木下さんはうつぶせに倒れていた。病室を抜け出し、内庭を抜けようとしてコケたのか。そんな格好だった。肩に手をかけると、ゾッとするほど冷たい。身体を引っくり返してみた。唇までまっ白だった。そして耳からの出血。

(脳の損傷がヒドイってことだ。地面は草に覆われてやわらかかった。普通に転んだのではない。ということは……)

自然と目線は上へ行く。病棟は三階建てだ。

「とにかく、婦長と院長に連絡しなくちゃ……」

足が宙を浮いてるようだった。

(自殺……)

恐れていた不安が的中してしまった。

「今晩帰ります。お世話になりました」

出会いがしらの木下さんの言葉をやけに生々しく思い出した。

警察が来て、朝の病棟はごったがえした。死因はやはり、病院の屋上からの飛び降りだった。木下さんの入院生活について、婦長やペアのナースが警察に説明する。

「変な様子だった」

「落ち込んでいた」

「精神科の患者だった」

私は、最後に木下さんに何て声をかけただろうか? 話したことは二言、三言だった。木下さんの看護記録を見てみる。

(あの人、身寄りがなくて離婚経験者だったのか)

そんなことも、初めて知った。一週間ぶりに来て、一晩だけ看護婦をして、「また一〇日後に」――今の私はそういう看護婦さんだった。

木下さんのことを、私は本当に何も知らなかったのだ。

「検死をしてみないと何とも言えないが、死亡したのはたぶん、朝四時三〇分から五時くらいのあいだかな」

警察官の一人が言った。

「ええ。おかしな行動もあったので気になって、三〇分間隔で様子を見に行ってましたから、四時三〇分まではたしかにベッドにいました」

ペアのナースが言った。まだ暗い、午前四時三〇分過ぎ、木下さんは一人エレベーターで屋上に昇ったのだ。

(このままじゃダメになる)

そう思ったのだろうか。木下さんの下に広がる夜明け前の内庭は、暗い海のように見えたのか。なぜ、飛び込んだのだろう。木下さんは、たしかに変だった。何かを思いつめていた。きっとどうしようもないほどに。でも、私がもっと気をつけていれば、とか、話を聞いていれば自殺を止められたのに、などとは思わない。

そういうことじゃなくて……。

やりきれないのは、木下さんが屋上から足を踏み出した瞬間、私がナー

ス・ステーションの奥で寝ていたことだ。何も知らず、気づきもせず、木下さんとまったく無縁のところで、ヨダレなんかたらしてたかもしれない。

「岸さんはもういいわ。あとは私たちでやるから。時間過ぎちゃって、ごめんなさいね。お疲れさま」

婦長は、さも私をかばうように警察官に言った。

「この人は、パートですから。くわしいことは、もう一人の看護婦のほうに聞いてください」

私は病棟を後にした。長い廊下を通って正面玄関から病院を出た。門のところまで来て振り返る。病院の全景が目の前に広がった。

(私の病院じゃないんだな)

突然、そう思った。たとえパートでも、看護婦は看護婦と思って働いていたけれど、看護婦さんは一〇日に一度じゃダメなんだ……。入院病棟に勤めるからには、昼も夜もみっちり患者さんにつきあわなければ、本当のことは何もわからない。

(私って中途半端なんだ)

駅への道を下を向いて歩いた。

「このままじゃダメになる」

木下さんの言葉が、追いかけてくる。

(うん)

一歩、踏み出さなければ。

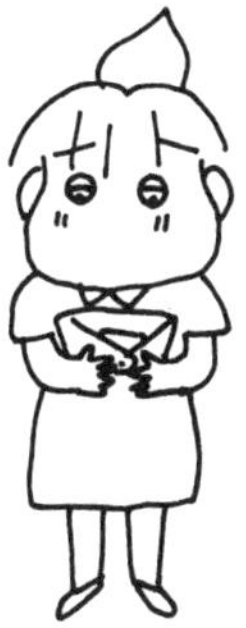

あとがき

読んでくださったあなた、
最後までおつきあいくださってありがとう。
あとがきから読んでいる方、こんにちは。
岸《キシ》香里《カオリ》と申します。
もとナースで、マンガを描いています。
調子に乗って今回はエッセイを書いてしまいました。
字を書くっておもしろい。字のノリってマンガとは
ちがうんですねー。新鮮でした。

さて、
「エッセイをやってみない？」
いそっぷ社の首藤さんから声をかけていただいたのは
5年前。原稿を書きあげたのが４年前。

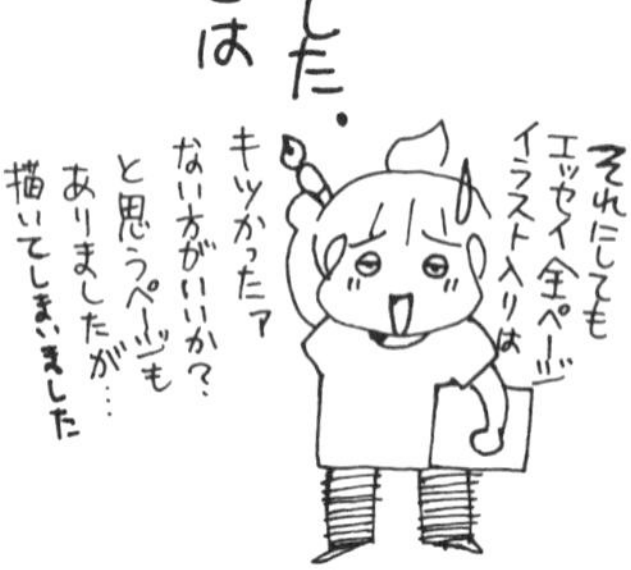
それにしても
エッセイ全ページ
イラスト入りは
キツかったァ
ない方がいいかな？
と思うページも
ありましたが…
描いてしまいました

それから今までいろんな事情からお蔵入りしておりました。が、
今回、お蔵出しできて、はしゃいでおります。よかったなあ。
ねかしにねかしたエッセイですから、ちょーど飲み頃では
ないでしょーか。

一冊の本を出すことの楽しさ、むずかしさ、そして私が
自分で思うよりずっとガンコでこだわる人間だということも
この本が教えてくれました。
0《ぜろ》から本を作る、文字通りの作業を、ずっといっしょに
やってくださった首藤さん、本当にありがとうございました。
本を愛するということを教わった気がします。
これからは、もっと本を読もう！
装丁をしてくださった鈴木成一さん、会えてよかったです。
ありがとうございました。 みんなで育てたかわいい本です。
心に咲くとうれしいな。

岸　香里

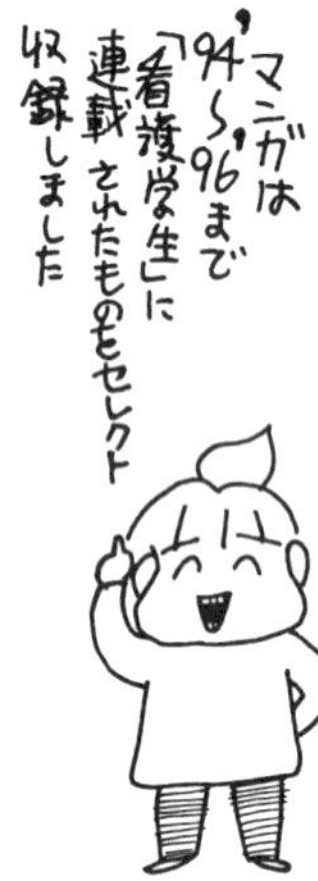
'マンガは'94〜'96まで「看護学生」に連載されたものをセレクト収録しました

本書は、一九九七年発行の旧版に「天使の卵ごはん」第9話・第10話（月刊ナーシング連載）を加えたものです。

笑うナース 新装増補版

二〇一二年四月十日　第一刷発行
二〇一七年三月十日　第七刷発行

著者　岸 香里
発行者　首藤知哉
発行所　株式会社いそっぷ社
〒一四六―〇〇八五
東京都大田区久が原五―五―九
電話　〇三（三七五四）八一一九

ブック・デザイン　鈴木成一デザイン室
装画　岸香里
印刷・製本　シナノ印刷株式会社

ISBN978-4-900963-55-9 C0095
定価はカバーに表示してあります。